Dr. Haas Top-Diät

für Erfolg und persönliche Bestleistung

Robert Haas

Dr. Haas TOP DIÄT

für Erfolg und persönliche Bestleistung

Rezepte von Hilarie Porter

BLV Verlagsgesellschaft
München Wien Zürich

Für meine Eltern und Hilarie

CIP-Kurztitelaufnahme der Deutschen Bibliothek

Haas, Robert:
D[okto]r-Haas-Top-Diät für Erfolg und persönliche Bestleistung / Robert Haas. Rezepte von Hilarie Porter. [Übers. u. dt. Bearb.: Ingeborg Andreas-Hoole; Ursula Matzke]. – München; Wien; Zürich: BLV Verlagsgesellschaft, 1986.
Einheitssacht.: Eat to succeed – the Haas maximum performance program ⟨dt.⟩
ISBN 3-405-13287-8

NE: Andreas-Hoole, Ingeborg [Bearb.]

Titel der amerikanischen Originalausgabe: »Eat to succeed – the Haas maximum performance program«

Übersetzung und deutsche Bearbeitung: Ingeborg Andreas-Hoole, Ursula Matzke

Satz: Typodata GmbH, München
Druck und Bindung: May + Co, Darmstadt

Printed in Germany · ISBN 3-405-13287-8

Wir danken den Firmen Pfrimmer & Co. Pharmazeutische Werke Erlangen GmbH, Wander GmbH, Osthofen, die uns mögliche deutsche Austauschprodukte genannt haben für die amerikanischen Nahrungsergänzungen und Nahrungszusätze. Im Anhang wird darauf verwiesen.

Dieses Buch soll nicht den medizinischen Rat eines Arztes ersetzen. Seiner Gesundheit zuliebe sollte der Leser regelmäßig einen Arzt aufsuchen, besonders beim Auftreten von Symptomen, die eine Diagnose und ärztliche Untersuchung erfordern.

Inhalt

Mein Dank gilt all jenen, die mir bei der Zusammenstellung dieses Buches so tatkräftig geholfen haben, vor allem aber
Hilarie Porter für ihre stets geduldige Mitarbeit bei der theoretischen Zusammenstellung und praktischen Erprobung all der hervorragenden *Top-Diät*-Rezepte.
Ebenfalls danken möchte ich Steve Diamond für die Erstellung und Überwachung der Computerprogramme sowie für die Analyse der *Top-Diät*-Rezepte.
Cher danke ich dafür, daß sie mich ihr Kinderzimmer in eine Computerzentrale und ihre Küche in ein Labor verwandeln ließ.
Weiter danke ich Kennett und Eleanor Rawson für ihre ausgezeichneten Anregungen, ihre redaktionelle Kritik und ihre fortwährende Ermutigung während der Niederschrift dieses Buches.
Ich danke Connie Clausen für ihre fachkundige Anleitung und ihre Freundschaft sowie
Steve Blechman, der das ernährungswissenschaftliche Untersuchungsmaterial beigesteuert hat.
Ich danke den Gesellschaften der American, Eastern, Delta und Pan American Airlines, die mir die Informationen über ihre Bordverpflegungen überließen.
Und ich danke auch meinen Eltern, die all das erledigten, wozu ich keine Zeit hatte.

Teil I
Die Top-Diät

Richtig essen, um Erfolg zu haben

Thema dieses Buches ist der Erfolg – Ihr Erfolg – in allen wichtigen Lebensbereichen. Es wird Ihnen dazu verhelfen, ebenso wie es den Superstars, Athleten, Film- und Fernsehstars, Ärzten, Anwälten und all den Menschen, die ich beraten habe, geholfen hat. Das neue Höchstleistungsprogramm, welches ich während der letzten Jahre wissenschaftlich untersucht und erstellt habe, liefert Ihnen den Schlüssel für ein erfolgreiches und gesundes Leben. Und genau das ist der Inhalt der *Top-Diät.*

Wenn Sie bereits einer von den über zwei Millionen Anhängern der *Leistungs-Diät* sind, dann haben Sie wahrscheinlich die Freude und Begeisterung über persönliche Bestleistungen und wirklich gute Gesundheit, die ich Ihnen durch diese Diät versprochen hatte, wiederentdeckt. Jene Erfolge sind jedoch erst der Anfang von dem, was Sie erreichen können, wenn Sie das neue Ernährungsprogramm, die *Top-Diät,* mit einbeziehen.

Inzwischen haben sich viele Sportamateure und Profis der *Leistungs-Diät* verschrieben und befolgen sie energischer als jede andere Diät. Viele Leute wissen aber nicht, daß meine Ernährungstips für jedermann gültig sind. Sie müssen kein Wimbledon-Tennisstar oder Boston-Marathonläufer sein, um die Vorzüge der *Top-Diät* zu genießen. Richter, Chirurgen, Rechtsanwälte, Autoverkäufer und Büroangestellte werden gleichermaßen von der *Top-Diät* profitieren.

Ihr Erfolg im Leben hängt zu einem Großteil von Ihrer Ernährung ab. Ich werde Ihnen zeigen, welche Auswirkungen die Ernährung auf den Sport und auch auf viele andere Lebensbereiche hat – sei es bei der Arbeit, während des Urlaubs, in der Schule oder beim Studium, wenn Sie Fett verbrennen und Ihre Muskeln ausbilden wollen, sei es vor und nach einer Operation oder auch, wenn Sie fliegen, ja sogar bei sexuellen Aktivitäten oder während Sie schlafen.

Ich werde Ihnen sagen, wie Sie sich ernähren müssen, um gleichzeitig Ihre Produktivität und Ihre Kreativität zu steigern. Sie bekommen Tips zur gesunden Ernährung, die Ihre Erfolgschancen, was Sie auch tun, verbessern werden. Dazu gehören Informationen darüber, was Sie essen sollten, um sich vor Strahlungen zu schützen, um sich richtig auf eine Operation vorzubereiten und die anschließende Heilung zu beschleunigen, aber auch darüber, wie Sie den Alterungsprozeß hinausschieben und Ihre jugendlichen Kräfte wiedererlangen können. Ich werde Ihnen die wichtigsten neuen Erkenntnisse auf dem Gebiet der Sporternährung aufzeigen, die sich nach dem Erscheinen der *Leistungs-Diät* herauskristallisiert haben. Hilarie Porter hat mehr als 100 Feinschmecker-Rezepte für Sie zusammengestellt und erprobt, die auch Sie auf den Weg zum Erfolg führen werden.

Gerade auf dem Gebiet der Ernährungswissenschaften ergeben sich andauernd neue Erkenntnisse, das Wissen verdoppelt sich etwa alle fünf bis zehn Jahre. Dieses Buch ist also eine gute Gelegenheit für Sie, sich über den neuesten Stand der Wissenschaft in diesem lebenswichtigen Bereich zu informieren. Ich habe die neue *Top-Diät* entwickelt, um Ihnen mit Hilfe der Ernährung die Mittel an die Hand zu geben, Ihre Leistungen in allen Lebensbereichen zu steigern – bei der Arbeit, in der Freizeit, beim kreativen Denken, beim Lernen, bei sexuellen Aktivitäten, beim Schlaf und bei musikalischen und schauspielerischen Darbietungen.

Ein neues, wissenschaftlich ausgearbeitetes Programm für Höchstleistungen und Gewichtsverlust

Wohl kaum ein Aspekt der Ernährung interessiert so viele Menschen wie der der Gewichtskontrolle durch Diät. Tausende stürzen sich auf spleenige Diäten, die schnellen Gewichtsverlust versprechen – und werden enttäuscht, wenn sie sich den oftmals ungesunden, manchmal sogar gefährlichen Ernährungsvorschriften unterwerfen. Bestenfalls sehen sich die Diäthaltenden auf ein so begrenztes Angebot von erlaubten Nahrungsmitteln eingeschränkt, daß die pure Eintönigkeit ihren Vorsatz abzunehmen schon bald unterwandert.

Diejenigen, die bereits feststellen mußten, daß sie ihre Energie einbüßten, als sie eigentlich Körperfett opfern wollten, werden über das Dr. Haas-Programm für Höchstleistungen und Gewichtsverlust frohlocken. Hier ist eine wissenschaftlich fundierte, ausgewogene Diät, die Ihrem Energiebedarf Rechnung trägt, und es Ihnen gleichzeitig möglich macht, die überflüssigen Zentimeter abzustreifen. Diese Diät bietet Ihnen die Gewähr, die ganze Palette der notwendigen Nährstoffe zu beinhalten, damit Sie sich bester Gesundheit erfreuen können, sie erlaubt Ihnen eine leckere, vielseitige Kost. Sie werden über 100 neue, Haas-erprobte Rezepte vorfinden, die Sie auf Ihrem Weg zum Erfolg begleiten werden. Und Sie werden lernen, wie Sie Ihre Nahrungsaufnahme richtig steigern, wenn Sie Ihr Wunschgewicht erreicht haben und auch beibehalten möchten – und dabei nicht auf Mahlzeiten im Restaurant, im Schnellimbiß oder auch auf geliebte kleine Zwischenmahlzeiten verzichten können oder wollen.

Die Top-Diät für häufig Flugreisende, Flugzeugpiloten und das Bordpersonal

Wenn Sie beruflich oder privat häufig fliegen, werden Sie lernen müssen, wie Sie sich durch richtiges Essen vor den Gefahren auf einem Flug schützen können. Viele Passagiere, Piloten, Flugpersonal und Flugverkehrskontrolleure essen bereits regelmäßig nach meinem Schutzprogramm, um möglichen Gefahren und Schwierigkeiten – zum Beispiel Sauerstoffmangel, Rückenschmerzen, Blaseninfektionen, Strahlung oder auch Zeitumstellung und wechselnden Druckverhältnissen im Kabineninneren – wirksam zu begegnen. Derselbe Plan wird Ihnen auf jedem Flug dabei helfen, Ihre Gesundheit auch in großen Flughöhen zu schützen.

Fit bleiben im Büro

Viele Leute glauben sich fälschlicherweise in ihrem Büro relativ gut und sicher aufgehoben. Leider lauern Gesundheitsschädigungen jedoch in fast jedem Bürogebäude, ganz egal, wie neu oder technisiert es auch sein mag. Tatsächlich stellen neuere Bürogebäude im allgemeinen sogar ein größeres Gesundheitsrisiko dar als ältere. Warum?

Hauptsächlich deshalb, weil in neueren Gebäuden die natürlichen menschlichen Bedürfnisse nach Tageslicht und frischer Luft zu kurz kommen. Außerdem können Sie durch die übliche Büroausstattung, die beispielsweise aus Fotokopierer, Computer und anderen elektronischen Geräten besteht, vielen schädlichen Substanzen ausgeliefert sein: Giftstoffen nämlich, die Kopfschmerzen, Übelkeit, Allergien, Schwindelanfälle, unerklärliche Krankheiten und ein erhöhtes Krebsrisiko verursachen können. Richtige Ernährung kann Ihnen dabei helfen, diese versteckten Gefahren im Büro auf ein Minimum zu beschränken.

Sie trägt auch dazu bei, Ihre Leistungsfähigkeit (und damit den Profit) zu steigern, und verringert außerdem Ihre krankheitsbedingten Abwesenheitstage. So kann also die *Top-Diät* allen Büroangestellten und Geschäftsführern gleichermaßen von Nutzen sein, und es gibt kaum eine Firma – egal welcher Größe –, die es sich leisten kann, diese wichtige Tatsache einfach zu ignorieren.

Zusatznährstoffe für maximale Leistungsfähigkeit

Ich habe viele Jahre gebraucht, um ein pharmazeutisches Unternehmen zu finden, das wirklich gute Nährstoff-Zusatzpräparate entwickelt, die meinen Ansprüchen gerecht werden. Sie sollten reine, pharmazeutisch hochwertige

Nährstoffe enthalten, einzeln in durchsichtigen, festen Gelatinekapseln verpackt sein und keine Farb- und Geschmacksstoffe usw. enthalten, wie es heute bei so vielen Produkten üblich ist. Schließlich fand ich eine Firma, deren Produkte meinen Anforderungen entsprachen. Und dann testete ich diese Produkte mit meinen Freizeit- und Weltklasse-Athleten.

Als ich begann, mich mit der Herstellung von Vitaminen zu beschäftigen, glaubte ich, naiv wie ich war, daß alle Firmen die besten und reinsten Stoffe verarbeiten. Ich fand jedoch bald heraus, daß nicht alle Firmen dieselben Qualitätsstandards, Materialien, Tests, Verarbeitungsprozesse oder auch nur dieselbe Reinheit der Rohprodukte für ihre Erzeugnisse verwenden bzw. anwenden. Daraus ergeben sich entscheidende Unterschiede zwischen den einzelnen Präparaten, von denen Sicherheit und Effektivität der jeweiligen Ergänzungsmittel abhängen.

Ich setzte mich also in Verbindung mit den Twin Laboraties (im Staat New York), einer Firma, die den Ruf genießt, nur Nährstoffzusätze von höchster Qualität herzustellen. Die dortigen Wissenschaftler kamen zu der Überzeugung, daß sich meine Diät wissenschaftlich fundieren ließ und mit ihren eigenen Untersuchungen und Gesundheitsforschungen übereinstimmte.

Über zwei Jahre dauerten die Untersuchungen und Entwicklungen. Dann hatten die Wissenschaftler eine besondere Art von Nahrungsprodukten entwickelt, um den Bedürfnissen aktiver Menschen Rechnung zu tragen. Sie schätzten die Bedeutung dieser absolut neuen Produkte so hoch ein, daß sie eine eigene Firma, die TwinSport, gründeten, die sich nur mit der Herstellung und dem Verkauf von Nährstoffzusätzen beschäftigen sollte. Ich arbeite nun mit dieser Firma zusammen (und werde dafür auch bezahlt) und empfehle ihre Produkte jedem, der daran interessiert ist, seine Gesundheit zu verbessern und Spitzenleistungen zu erzielen (in Anhang I finden Sie weitere Informationen über diese Produkte).

Fit bleiben unterwegs

Bis vor kurzem hatten Rock 'n' Roll-Musiker generell einen ziemlich schlechten Ruf. Drogen, schlechtes Essen und schnellebige Unstetigkeit schienen einfach zu ihrem Lebensstil zu gehören. Nun, eine gewisse Unstetigkeit wird wohl auch weiterhin fester Bestandteil im Leben der meisten Rock 'n' Roll-Stars bleiben. Ein Freund aus der Musikbranche bat mich jedoch, einen besonderen Lehrgang für Rock 'n' Roll-Musiker abzuhalten. Das darin erworbene Wissen sollte den Musikern dabei helfen, gesund zu leben und Höchstleistungen auf der Bühne zu erzielen.

Nun kann man davon ausgehen, daß es im Leben von Musikern und Athleten viele Gemeinsamkeiten gibt, und entsprechende Ähnlichkeiten bestehen auch in den Nahrungsbedürfnissen beider Berufsgruppen. Musiker sind auf nationalen und internationalen Tourneen oftmals ein Jahr oder länger unterwegs, sie reisen mindestens genausoviel wie Berufssportler. Sie verbringen einen Großteil ihres Arbeitslebens unterwegs, essen schlecht, schlafen wenig und nehmen allgemein nicht viel Rücksicht auf die Bedürfnisse ihres Körpers. Gymnastik betreiben sie häufig nur auf der Bühne oder auf den Parties nach der Show.

Im Mai 1984, ein paar Minuten nach seinem Auftritt in der »Phil Donahue Show«, forderte mich ein alter Freund auf, einen Lehrgang unter dem Motto »Fit bleiben unterwegs« zu halten. Der Ex-Musiker in mir begriff sofort, wie wichtig solch ein Lehrgang tatsächlich war. Ich sprach mit vielen Experten, und alle stimmten mir darin zu, daß die Musikindustrie solch einen Service sehr begrüßen würde. Ich begab mich also in die »ungesunde« Welt der Rock 'n' Roll-Musiker und unterrichtete sie darin, wie man ißt, um Erfolg zu haben. Ich erläuterte ihnen, welche Nahrungsmittel für das Erzielen von Höchstleistungen erforderlich sind und wie sie durch bestimmte Nährstoffzusätze vervollständigt werden können.

Die Ergebnisse waren verblüffend. Im nächsten Kapitel werden Sie etwas über die erstaunlichen Einzelheiten dieses Erfolges erfahren. Mein Ernährungsplan hat wesentlich dazu beigetragen, das Image, die Gesundheit und die Bühnenleistung einiger bekannter Musikstars zu verbessern. Und wenn Sie ebenfalls musikalische oder sonstige künstlerische Ambitionen haben, so werden diese grundlegenden Diät-Informationen auch für Sie von größtem Nutzen sein. Vielleicht trennen Sie ja nur noch einige wirklich gesunde Happen von Ihrer ersten goldenen Schallplatte oder Ihrem Platinalbum.

Das Neueste aus der Sporternährung

Ich werde Ihnen von den wesentlichen neuen Erkenntnissen in der Sporternährung berichten, die die Wissenschaft in den letzten zwei Jahren gewonnen hat. Diese Erkenntnisse können den Unterschied zwischen Mittelmäßigkeit und Vortrefflichkeit, zwischen Erfolg und Mißerfolg für Sie bedeuten, welche Sportart oder sonstige körperliche Aktivität Sie auch betreiben mögen. Die beiden Kapitel über Ernährungsneuheiten (High-Tech-Proteine, Die neuen Fettvernichter und Energielieferanten) sind eine wichtige Lektüre für jeden, der auf dem neuesten Stand der Sporternährung sein möchte, unabhängig von persönlichen Faktoren wie Alter, Geschlecht und körperlicher Leistungsfähigkeit.

Richtige Ernährung während eines Krankenhausaufenthaltes

Ich werde Ihnen zeigen, wie man die Gefahr einer Fehlernährung im Krankenhaus ausschalten kann. Dieser absolut vermeidbaren Gefahr, die bleibende Gesundheitsschäden, ja manchmal sogar den Tod bedeuten kann, müssen Sie bei jedem Krankenhausaufenthalt begegnen. Wenn Sie sich nicht mit unzulänglicher Krankenhauskost, die den Heilungsprozeß tatsächlich verzögern kann, zufrieden geben wollen, und wenn Sie sich selbst gegen die Gefahren einer Narkose oder andere potentielle Risiken während eines Krankenhausaufenthaltes schützen wollen, folgen Sie meinem Krankenhaus-Ernährungsführer für bessere Heilung. Er enthält einen Schutzplan für chirurgische Eingriffe und eine Rekonvaleszenz-Diät. *Sie können und sollten für Ihren Erfolg im Krankenhaus essen, weil vielleicht Ihr Leben davon abhängt!*

Mehr Erfolg mit neuen Nährwerttabellen

In den meisten Nährwerttabellen, die von ernährungsbewußten Diäthaltern benutzt werden, fehlen vollständige, wichtige Daten über die einzelnen Bestandteile der Nahrungsmittel. Mit Hilfe der Gesundheitsbehörde der Vereinigten Staaten und des Nationalen Technischen Informationsservice in Washington D.C. ist es mir gelungen, Tabellen über die Zusammensetzung der Nährstoffe in Nahrungsmitteln zu erstellen, die wirklich vollständig und auf dem neuesten Stand der Wissenschaft sind. In diesen Tabellen werden die sechs vitalen oder auch lebenswichtigen Nahrungsmittelbestandteile, die für die *Leistungs-Diät* und die *Top-Diät* so wesentlich sind, genau aufgeschlüsselt. So können ernährungsbewußte Menschen ihren täglichen Bedarf an Kilokalorien/-Joule, Proteinen, Fetten, Kohlenhydraten, Natrium und Cholesterin vollständig und genau selbst bestimmen.

Ich habe eine Extratabelle aller Rezepte der *Leistungs-Diät* und der *Top-Diät* zusammengestellt, aus der die jeweiligen Bestandteile der zubereiteten Gerichte ebenfalls vollständig und genau zu ersehen sind. Nun sind Diäthalter nicht mehr dazu verdammt, ihre Mahlzeiten gutgläubig und blindlings herunterzuschlucken.

Die neue Haas-Höchstleistungs-Diät hilft Ihnen dabei, Ihren täglichen Gesamtverbrauch an Cholesterin, Fett, Ölen und Proteinen unter Kontrolle zu halten. Mit den speziellen Nährwerttabellen und zusätzlichen Ernährungsinformationen zu jedem Rezept können Sie selbst entscheiden, welche Nahrungsmittel und Rezepte für Sie die richtigen sind.

Programmieren für den Erfolg

Außerdem habe ich mehrere leistungsstarke Computerprogramme entwikkelt, genau nach dem Vorbild derjenigen, die ich für die Diät von Spitzensportlern und allen Berühmtheiten, die Höchstleistungen erbringen wollten, erstellt habe. Wenn Sie einen eigenen Computer haben, so können Sie damit

- ▷ Ihre eigene *Leistungs-* oder *Top-Diät* und natürlich auch die für Ihre Familie zusammenstellen;
- ▷ Ihre Fortschritte verzeichnen und festhalten, wie viele Kilokalorien/-Joule sie jeden Tag unter Berücksichtigung sämtlicher Aktivitäten (auch dem Essen selbst) verbrannt haben;
- ▷ Ihre Lieblingsrezepte den Grundsätzen der *Leistungs-* bzw. *Top-Diät* entsprechend abwandeln;
- ▷ Ihre Gewichtsverluste, Ihren Cholesterinspiegel und vieles andere mehr verzeichnen.

Anhang IV enthält eine Programmbeschreibung und informierende Anweisungen.

Wird es nicht langsam Zeit, daß Sie erfolgreich sind?

Überall auf der Welt erzählen mit Menschen immer wieder, daß meine Diät ihnen geholfen hat, in vielen Lebensbereichen erfolgreich zu sein, in denen sie sonst gescheitert sind. Es ist großartig, fast täglich neue Erfolgsgeschichten zu hören, denen zufolge sich das Leben der betreffenden Personen meistens wirklich einschneidend verändert hat – im positiven Sinne natürlich. Und genau darum geht es bei den Plänen für das richtige Essen, um Erfolg zu haben: Holen Sie das Beste aus Ihrem Leben heraus! Wird es nicht langsam Zeit, daß Sie Erfolg haben?

Wie Stars essen, um Erfolg zu haben

Spitzensportler, Film- und Fernsehstars sowie Rockmusiker haben alle einige Wünsche gemeinsam: Sie wollen gut aussehen, sich gut fühlen und es zu ihrer Höchstform bringen. Viele von ihnen besitzen ein ausgeprägtes Ernährungsbewußtsein. Ein weiteres gemeinsames Merkmal: Sie leben nach der *Top-Diät,* der Dr. Haas-Diät für persönliche Bestleistungen.

Die bekannten Persönlichkeiten, die mit Hilfe der Diät Spitzenleistungen erzielen konnten, hatten ihre herausragenden Erfolge immer gleichzeitig neben dem Berufsleben auch im privaten Bereich. Ich freue mich immer sehr, wenn ich die Geschichten über solche Ernährungserfolge höre, besonders, wenn sie Menschen betreffen, deren künstlerische Arbeit auch unser eigenes Alltagsleben bereichert und versüßt.

Geschichten über die sensationellen Erfolge bekannter Persönlichkeiten wecken in anderen Menschen häufig den Wunsch, solchem Erfolg nachzueifern. Wenn das auch auf die Erfolgsgeschichten in diesem Kapitel und auf Sie zutreffen sollte, wenn Sie also nun ebenso bewußt essen wollen, um Erfolg zu haben – um so besser. Sie müssen kein Superstar sein, um herausragende Leistungen zu vollbringen. Sie werden bald feststellen, daß sich die folgenden Erfolgsaussichten ebenso gut auf Ihre eigenen beruflichen und privaten Leistungsansprüche übertragen lassen.

Cher

Cher ist eine Frau, die so ziemlich alles erreicht, was sie sich einmal vorgenommen hat. Cher hat Erfolg im Fernsehen, beim Theater, in der Musikszene, beim Tanzen und seit kurzem auch besonders beim Film. Bei den Filmfestspielen in Cannes 1985 wurde sie für ihre Rolle in »Die Maske« als beste Darstellerin ausgezeichnet.

Man sollte meinen, daß Cher, die in den letzten 20 Jahren sehr bewußt auf ihren Körper geachtet hat, körperlich nicht besser auf der Höhe sein könnte, als sie es sowieso schon ist. Aber genau das war nicht der Fall, als sie mich dieses Jahr anrief. »Ich bin am Tiefpunkt meiner Karriere angelangt, und zwar sowohl physisch als auch psychisch«, klagte sie, »meine Rolle in ›Die Maske‹ war enorm anstrengend und belastend für mich, und da diese Rolle (eine drogenabhängige Mutter, die mit einem von Geburt an schwer behinderten Kind fertig werden muß) es erforderte, wirklich superschlank zu sein, mußte ich selber hungern. Inzwischen habe ich mein ursprüngliches Gewicht nicht nur wieder erreicht, sondern noch gute sieben Pfund dazu, und jetzt bin ich völlig erledigt vom ständigen Ditähalten und dem Stress.«

Wie immer, so bewies Cher auch diesmal, daß sie wirklich organisieren konnte. Wir wollten beide zur gleichen Zeit nach Europa fahren. Ich wollte mein Buch – Die Dr. Haas-*Leistungs-Diät* – auf einer Tournee durch Europa bekannt machen, und sie hatte eine Tournee für ihren Film »Die Maske« geplant. Cher lud mich ein, bei ihr in Los Angeles zu wohnen, bevor wir uns entschieden, gemeinsam nach Europa zu fahren. So konnten wir also zusammen essen und unsere Übungen machen, was in etwa der Art entsprach, wie auch die Zusammenarbeit zwischen Martina Navratilova und mir begonnen hatte.

Da ich Computer benutze, um die Diäten meiner Kunden zu analysieren, zusammenzustellen und Ergänzungsprogramme auszuarbeiten, brachte ich also meine Computeranlage in Chers Haus. Zum Glück hatte ihre Tochter gerade keine Schulferien, so daß wir ihr Zimmer als Computerzentrale benutzen konnten. Der nächste Schritt war, in Chers Küche für Ordnung zu sorgen. Zuerst mußte ich stapelweise minderwertige Konserven, die Cher einfach blindlings angeschafft hatte, aus den Regalen holen. Bevor ich sie zurückstellte, versah ich sie mit meinem besonderen »Verboten«-Aufdruck. Als nächstes gingen wir richtiges Spitzenleistungsessen einkaufen, darunter auch solche Nahrungsmittel, die wir nach Europa mitnehmen konnten. Dann begannen wir mit einem Gymnastikprogramm, das Cher selbst aufgestellt hatte und bei dem sie ein Trampolin und Gewichte benutzte. Da Chers privater Turnsaal vollständiger und besser eingerichtet war als die meisten Turnhallen, die die Hotels üblicherweise anzubieten haben, konnte sie ihr Höchstleistungsprogramm völlig problemlos durchführen. Wir konnten sogar ihren besten Freund, ihre Sekretärin und ihren Agenten dazu überreden, ihr Gymnastikprogramm zu übernehmen. In kürzester Zeit standen so viele Trampoline herum, daß es schwer war, sich einen Weg durch den Turnsaal zu bahnen.

Nachdem wir die richtige Ernährungsweise einen Monat lang besprochen und geübt hatten, wozu übrigens auch das Ausfindigmachen von geeigneten Restaurants in Beverly Hills und Los Angeles (zum Beispiel die Teigwaren und der Salat »Cäsar«, der nach den Prinzipien der Haas-Diät zubereitet wird bei »Guido's«, oder die cholesterinfreien mexikanischen Gerichte der »La Salsa«), gehörte, fühlten wir uns genügend vorbereitet, um auch in Europa richtig essen zu können. Wir fuhren also nach Cannes. Unterwegs trafen wir Chers beste Freundin, Paulette Betts, die Frau von Dickie Betts, dem bekannten Gitarristen und Texter der Allman Brothers' Band. Sie schloß sich unserem Team zum Erreichen von Höchstleistungen an und begab sich nun ebenfalls trampolinspringend quer durch Europa – ja, wir hatten auch die Trampoline mitgenommen.

Das Essen im Flugzeug war so gut wie kein Problem für uns, da wir uns darauf vorbereitet hatten (Sie werden im Kapitel »Die Dr. Haas Top-Diät auf Flugreisen« mehr darüber erfahren). Und wir konnten das erprobte Haas-Höchstleistungsessen tatsächlich in ganz Europa (und später auch in Japan) genießen, ohne dabei auf Delikatessen verzichten zu müssen. Das ist nämlich der große Vorteil dieser Diät, die auf komplexen Kohlenhydraten basiert, wie sie in Nudeln, Reis, Brot, Kartoffeln, Gemüse und Obst vorkommen. Auch kleinere Mengen von Meeresfrüchten und Geflügel sind dabei erlaubt. All diese Lebensmittel sind im allgemeinen überall gut zubereitet zu bekommen.

Unser bemerkenswertestes Mahl war ein Mittagessen in dem exquisiten Restaurant »Eden Roc« des Hotels »Du Cap« in Antibes an der Südküste Frankreichs in der Nähe von Cannes. Der Zimmerservice im Hotel war hervorragend, doch das Essen im »Eden Roc« war einfach exquisit. Ob wir denn nicht einmal da leichtsinnig waren, werden Sie fragen. Doch, aber nur beim Nachtisch, einem einzigartigen Schokoladensoufflé aus Eischnee, Schokolade und anderen wohlschmeckenden, aber verbotenen Zutaten, die man nur aus einem ganz besonderen Anlaß ausnahmsweise einmal genießen sollte.

Cher weiß nun über alle Geheimnisse zum Erreichen von Höchstleistungen und größtmöglicher Gesundheit Bescheid. Sie fühlt sich in absoluter Höchstform für ihren nächsten Film, und sie weiß, daß sie sich nie mehr ausgelaugt fühlen wird, egal, wie anstrengend ihre Arbeit auch sein mag. Wir haben uns vorgenommen, zusammen ein Buch zu schreiben für Leute, die ein leicht nachvollziehbares Gymnastikprogramm suchen, das außerdem wirklich Spaß macht – ein Buch also über das Programm, das Cher sich ausgedacht hat und nach dem sie jeden Tag turnt.

Don Johnson

Ich begann, mit Don Johnson zu arbeiten, bevor sich »Miami Vice« als die erfolgreichste Fernsehserie des Jahres entpuppte. So konnte ich gespannt verfolgen, wie Dons Schauspieltalent »Miami Vice« dazu verhalf, zur Spitze der Hitparade aufzurücken.

Don rief mich das erste Mal an, als er mit einer Grippe im Bett lag. Da er nur etwa 20 Minuten von mir entfernt wohnt, fuhr ich sofort zu ihm. Aus unserer ersten Begegnung entstand eine Freundschaft, so daß wir gemeinsam nach Aspen fuhren, um dort Weihnachten zu feiern und ins neue Jahr zu rutschen. Ein Skiort wie Aspen bietet natürlich genug Möglichkeiten, Sport zu treiben und gut zu essen, und so schöpften wir beide aus dem Vollen. Zusammen mit seiner Freundin, der Schauspielerin Patty D'Arbanville, und seinen Freunden Jimmy und Jane Buffet, veranstalteten wir ein hervorragendes Höchstleistungs-Weihnachtsessen in Dons Haus. Auf diese

Weise lernte Don gleich, ein richtig gutes Festtagsessen zu schätzen, das nach den Prinzipien der *Top-Diät* zusammengestellt war: mageres Truthahnfleisch mit Fruchtfüllung, Kartoffelbrei und eine fettarme Sauce, dazu nach speziellen Rezepten der *Leistungs-Diät* Kartoffelauflauf, Kürbis-Pie ohne Kruste, Preiselbeer-Dessert und schließlich Schokoladenkuchen (Rezepte auch im Teil II).

Seit er angefangen hat, nach der *Top-Diät* zu essen, hat mir Don immer wieder versichert, daß er den Riesenstress, mit dem er dem Erfolg von »Miami Vice« Tribut zollen mußte, ohne die positiven Auswirkungen der Diät niemals hätte durchhalten können. Er steht oft um 6.00 Uhr morgens auf und arbeitet bis spät in die Nacht hinein. Die Freitagabende sind noch anstrengender, da arbeitet Don im allgemeinen bis 6.00 Uhr morgens.

Dons Erfolg, gesund und wirklich fit zu sein, ist größer, als es Ihnen auf den ersten Blick scheinen mag, weil er seinen ursprünglichen, extrem ungesunden Lebensstil, der auch Drogen und miserables Essen beinhaltete, vollkommen ändern mußte. Wenn er es konnte, dann können auch Sie es. Es ist nie zu spät, und niemand ist dazu verdammt, drogenabhängig zu bleiben, wenn er den festen Willen hat, auf seine Gesundheit zu achten – soweit Don Johnsons Botschaft für Sie.

Ivan Lendl

Haben Sie schon einmal eine Zeit erlebt, in der Ihnen in Ihrem Beruf einfach gar nichts gelingen wollte, so daß Sie am liebsten aufgegeben hätten? Mit dieser Erfahrung stehen Sie nicht allein da. Erst kürzlich wollte Ivan Lendl, der Weltbeste im Herren-Profitennis, seinen Schläger an den Nagel hängen, weil nichts auch nur annähernd so gut lief, wie er es erhofft hatte. Ivan spürte, daß er – nach seinem Können zu urteilen – wesentlich mehr Turniere hätte gewinnen müssen, als dies tatsächlich der Fall war, und er verlor Spiele gegen Spieler, die nicht so perfekt waren wie er und weniger Erfahrung hatten.

Ivans Agent bat mich, ihm mit der richtigen Höchstleistungs-Ernährung zu helfen, seinen notwendigen Kampfgeist wiederzuerlangen. Seine erste Frage lautete:

»Kannst Du Ivan genauso helfen wie Martina?«

»Natürlich«, antwortete ich.

Kurz vor dem Finale der Herren flog ich zu den Internationalen Amerikanischen Meisterschaften 1985 (wo ich mich vor drei Jahren zum ersten Mal mit Martina getroffen hatte), um mit Ivan zusammenzutreffen. Ich versicherte ihm, daß er bereits in einigen Wochen einen nachweisbaren Erfolg sehen werde, und so war es dann auch.

Eine Blutprobe ergab, daß Ivans Cholesterinspiegel viel zu hoch war, besonders für einen jungen, körperlich aktiven Weltklassesportler. Innerhalb von vier Wochen hatte sich sein Cholesterinspiegel auf die idealen Werte eingependelt. Ivan Lendl konnte seine damalige Bestzeit für einen 1500 Meter-Lauf um 15 Sekunden verbessern und in den nächsten zwei Monaten einen bemerkenswerten Gewichtsverlust (größtenteils Körperfett) von 14 Pfund verzeichnen. Er war bereit, wieder zu spielen – und zu gewinnen.

Jetzt, da ich dies niederschreibe, hat Ivan es bereits geschafft, die Nummer 1 der Weltrangliste im Herren-Profitennis zu sein. Er hat John McEnroe (der sich selbst als überzeugten Anhänger der »Haagen-Dasz«-Diät bezeichnet) und seinen alten Gegenspieler Jimmy Connors konsequent besiegt.

Das Beispiel von Ivan Lendl zeigt Ihnen, daß Sie durch das richtige Spitzenleistungsessen wirklich das Beste aus sich herausholen können. Ihr Beruf macht Sie fertig? Vielleicht haben Sie Ihre Höchstform noch nicht erreicht und könnten mehr leisten. Ivan Lendl hat gelernt, richtig zu essen, um Erfolg zu haben und das Ruder bei einem Karrieretief energisch herumzureißen. Das können Sie auch.

REO Speedwagon

Es gab eine Zeit, das waren Rock 'n' Roll-Musiker stolz darauf, ihr Leben ebenso heftig anpacken zu können wie ihre Musik. Harter Rock und harte Drogen galten als Garantie für einen gut genutzten Abend. In der Vergangenheit lebten die meisten Rock-Musiker diesem Image entsprechend – aber das hat sich jetzt gründlich geändert.

Seit ich unter dem Motto »Fit bleiben unterwegs« eine Ernährungshilfe-Organisation für reisende Rock- und Pop-Musiker gegründet hatte, haben Rock 'n' Roll-Stars begonnen, ihr Image zu ändern. Einige Leute dachten, daß ich selbst eine Vitaminpille zuviel geschluckt hätte, als ich ihnen erzählte, daß ich einen Feldzug startete, um Gesundheit und Fitness in die Welt der Rock 'n' Roll-Musiker zu bringen. Aber die skeptischen Zungen sind verstummt – angesichts des Erfolgs von Gruppen wie REO Speedwagon und Survivor oder von Künstlern wie Rosanne Cash.

REO Speedwagon stammt aus dem Mittelwesten, der schon Dutzende von bekannten Rockgruppen mit verwegenem Ruf hervorgebracht hat. Sie hatten schon bald den Ruf einer hart spielenden Gruppe – sowohl auf der Bühne wie auch hinter den Kulissen. Letztes Jahr (1985) beschlossen die Gruppe, ihr Manager John Baruck und ihr Tournee-Manager Tom Consolo, meine ersten Rock 'n' Roll-Versuchskaninchen zu sein. Seit dieser Zeit hat sich das Leben für die Jungs aus Champaign, Illinois, wirklich grundlegend geändert.

REO's Album »Wheels Are Turnin'« ist an die Spitze der Hitparade aufgestiegen und ihre Hit-Single »Can't Fight This Feeling« hat es zur

Nummer 1 der Hitparade gebracht. Auf ihrer anschließenden Tournee waren die Gruppenmitglieder bestimmt keine Engel (ich reiste mit ihnen, um ihre Fortschritte zu überwachen, und bin bei einigen Konzerten sogar kurz mit ihnen zusammen aufgetreten; »Bleib du mal besser bei deiner Ernährung«, scherzte der Lead-Sänger Kevin Cronin), aber sie haben die ersten Schritte getan, um mit Hilfe der richtigen Höchstleistungs-Ernährung gesund zu leben und ihre Bühnenleistung zu steigern.

»Beim Rock 'n' Roll gibt es ganz eindeutig einen wunden Punkt«, sagt Alan Gratzer, Schlagzeuger der REO's. »Die Leute wissen, daß du verrückt wirst, wenn du jeden Abend auf Tour bist, aber trotzdem wollen die Fans eine gute Show und dich gut spielen hören. Sie lesen gerne über eine Band, die Drogen nimmt und all das Zeug, aber das ist derzeit ein Witz, denn tatsächlich ist jetzt eine ganz neue Gesundheitswelle in der Musikszene zu beobachten.« Genau wie Profisportler verdienen auch Rockmusiker ihr Leben mit ihrem Körper, und oftmals sind sie körperlich ebenso aktiv und müssen ein ebenso anstrengendes Reiseprogramm absolvieren.

»Man kann es nennen, wie man will – Unterwegssein bleibt Unterwegssein«, meint Rosanne Cash, die Tochter von Johnnie Cash, dazu. »Unterwegssein ist eben kein Vergnügen wie ein Tag am Strand, man muß hart an sich arbeiten. Machen wir uns doch nichts vor, wir alle haben Mißbrauch mit unseren Körpern betrieben. Und jetzt müssen wir uns gehörig anstrengen, um unseren Lebensstil zu ändern und auf unsere Gesundheit aufzupassen.«

Dieselbe Meinung hat auch Frankie Sullivan, der Lead-Gitarrist von Survivor einer weiteren Rockgruppe aus dem Mittelwesten, die bereits zahlreiche Hits landen konnte. Wie Rosanne, so befolgt auch er das »Fit bleiben unterwegs«-Ernährungsprogramm für Bestleistungen, und beide haben gelernt, richtig für den Erfolg zu essen.

REO's Bandmitglieder gehören normalerweise ganz bestimmt nicht zu den Menschen, die vorgeschriebene Regeln und Einschränkungen mögen. »Und dennoch war es«, wie Lead-Sänger Kevin Cronin sagt, »eine Herausforderung für uns. Wir waren nämlich wirklich zufrieden mit unserem neuen Album und wollten alles tun, damit unsere Tournee ein Erfolg wird. Wir waren alle sehr zuversichtlich, und so blieb wirklich nur ein Punkt, der uns auf der Tournee eventuell einen Strich durch die Rechnung machen konnte: unsere Gesundheit. Und gerade da hörten wir von dem neuen Ernährungsprogramm ›Fit bleiben unterwegs‹. Der Zeitpunkt war ideal. Wir mußten keine Mönche werden oder so was, aber die Sache ist so: Wenn man schon am laufenden Band Parties feiert, dann erholt man sich schneller, je gesünder man ist. Wenn man sich richtig ernährt und damit auch besser fühlt, dann behandelt man sich ganz von allein nicht mehr wie den letzten Dreck. Du kannst nicht auf einem Selbstzerstörungstrip sein, wenn du eine energiegeladene Show machen willst, wie wir es tun. Die Leute sind nicht bereit, viel Geld zu bezahlen, um dann ein paar fast weggetretene Figuren auf der Bühne zu sehen.«

REO's Manager, John Baruck, stellt fest: »Eine Band kann die langen Nächte einfach nicht wegleugnen, wenn sie sie über längere Zeit durchhalten muß. Aber mit dem ›Fit bleiben unterwegs‹-Programm können wir auf die grundlegenden körperlichen Bedürfnisse achten und trotzdem viel Spaß haben.«

Wäre dies nicht eine gute neue Definition für das Leben im Rock 'n' Roll-Stil?

Ruth Wysocki: Wie die Diät Mary Decker besiegte

Als der Arzt dem Weltklasse-Läufer Tom Wysocki riet, seine Ernährung umzustellen, beschloß seine Frau Ruth (eine ehemalige Spitzenläuferin), sich Toms neuer Diät anzuschließen, um nicht immer zwei verschiedene Gerichte kochen zu müssen, wenn sie zu Hause zusammen essen. Zum Glück für Ruth suchte Tom sich die Diät für persönliche Bestleistung, die *Top-Diät,* heraus. Ruth war bereits fast 20 Jahre lang gelaufen, und nun, kurz nachdem sie mit der Diät begonnen hatte, wurde sie *die* amerikanische Mittelstrecken-Läuferin.

Als sie erst drei Wochen nach ihrer neuen Diät gelebt hatte, konnte Ruth bereits die enorme Schnelligkeit, Stärke und Kraft entwickeln, um das schnellste 800 Meter-Rennen ihres Lebens zu laufen.

»Nach ein paar Wochen mit dieser Diät«, sagte Tom, »fühlten wir uns bereits anders, und wir erholten uns viel besser nach Anstrengungen. Wir fühlten uns wirklich erstaunlich gut.« Der Gewichtsverlust der beiden war ebenfalls erstaunlich. Tom nahm gut sieben Pfund ab und Ruth neun, und das, ohne daß sie jemals auch nur versucht hätten, die Kalorien beim Essen zu zählen.

Kurz danach erlebte Ruth den größten Sieg in ihrer Karriere – sie schlug die amerikanische Meisterin Mary Decker in dem 1500 Meter-Finalrennen um die Olympia-Qualifikation. Mit einer hervorragenden Laufzeit von 4 Minuten und 18 Hundertstel Sekunden, der zweitschnellsten Zeit, die je in Amerika gelaufen wurde, verschaffte sich Ruth einen Platz in der Geschichte der Läufer. In der Presse wurde zuerst einmal die Tatsache betont, daß Mary Decker verloren hatte, und nicht, daß Ruth Wysocki gewonnen hatte. Wie auch immer, das beeinträchtigte Ruths sensationellen Sieg in keiner Weise. Stellen Sie sich nur einmal vor, nach beinahe fünf Jahren »im Ruhestand« bis zum Triumph über die führende weibliche Läuferin Amerikas bei den olympischen Ausscheidungskämpfen 1984 gekommen zu sein!

Jeff Keith: Die Top-Diät im Kampf gegen den Krebs

Wenn Jeff Keith auch nur ein Bein hat, so läuft er doch mehr und besser als die meisten Leute es mit ihren zwei Beinen tun. Jeff vollbrachte ein physisches Meisterstück, über das sich die meisten normalen Leute nur wundern können – er lief von einer Küste der Vereinigten Staaten zur anderen und hielt nur an, um zu schlafen, zu essen und gelegentlich einmal eine Pause zu machen. Mit diesem Unternehmen half Jeff, Geld für die Krebsforschung zu beschaffen, und führte der Welt gleichzeitig vor Augen, daß man solch unglaubliche Kunststücke auch dann vollbringen kann, wenn man schon ein Bein durch Krebs verloren hat.

Nachdem er beinahe zwei Monate auf seinem – heute weltberühmten – Lauf »Von Küste zu Küste« unterwegs war, fühlte Jeff, wie seine Kräfte nachließen; er war völlig ausgebrannt und übermüdet. Die täglichen Strapazen und der Stress, einmal querfeldein zu laufen und dann wieder Schritt für Schritt die Kohlenmonoxid-Abgase der Autos einatmen zu müssen, zehrten an seiner Gesundheit. Es zeigte sich, daß seine Ernährung, die aus rohem Fleisch, Eiern, Milch und Käse bestand, noch mehr an seiner Widerstandskraft und Ausdauer gezehrt hat als der Krebs selbst.

Dann entdeckte Jeff die Haas-Diät. Einer seiner Begleiter unterwegs bildete ihn in der Ernährungs-Theorie aus, und so lernte Jeff, welches die richtigen Nahrungsmittel und Zusatznährstoffe sind, wenn man Spitzenleistungen erbringen will. Während des nächsten Monats nahm er achtzehn Pfund ab und fühlte sich mit jedem Tag besser.

»Nach jeder Woche fühlte ich mich wieder etwas leichter und besser. Am Ende meiner Tour hatten vier von meinen fünf Begleitern ebenfalls mit der Haas-Diät begonnen. Die vorgesehenen Nahrungsergänzungen haben mir wirklich sehr geholfen, und ich werde die Diät auch weitermachen. Sie hat meinen ganzen Lebensstil verändert. Man kann nicht zu seinen alten Eßgewohnheiten zurück, wenn man erst einmal mit der Diät begonnen hat, und das will ich auch gar nicht.«

Jeff Keith hat eine schwere Krankheit überwunden dank seiner starken Persönlichkeit, seiner unerschütterlichen Zuversicht, hartem Training und einer Ernährung, die darauf ausgerichtet ist, den erstrebten Erfolg zu gewährleisten. Seine Taten zeigen ganz klar, welche Faktoren für den Erfolg eines Menschen bestimmend sind: Ehrgeiz, Willensstträke, persönlicher Einsatz – und das Wissen, wie man sich einer guten Gesundheit zuliebe richtig ernährt.

Dieses sind nur ein paar Erfolgsgeschichten. Ich hoffe, daß sie Sie motivieren, bewußt auf Ihre Gesundheit zu achten. Das Ernährungsprogramm, das Cher ihre Vitalität zurückgab, Don Johnson half, seinen hektischen Arbeits- und Lebensstil durchzuhalten, Ivan Lendl an die Spitze im Herren-Profitennis rückte, REO Speedwagon die Kraft zum Weitermachen gab, wenn die meisten anderen Gruppen schon längst aufgeben mußten, das schließlich auch Ruth Wysocki und Jeff Keith die nötige Widerstandskraft und Energie gab, um neue physische Spitzenleistungen zu erbringen, dieses Ernährungsprogramm kann und wird nun auch Ihnen dabei helfen, endlich erfolgreich zu sein – ganz egal, welchen Beruf Sie haben oder welchen Lebensstil Sie führen.

Ernährungsneuheiten Teil 1: High-Tech-Proteine

Die Anhänger der *Leistungs-Diät* haben bereits gelernt, daß ein Zuviel an Proteinen weder die Leistungsfähigkeit steigert, noch der Gesundheit dient. Aber auf jeden gut unterrichteten Anhänger der *Leistungs-Diät* (davon gibt es inzwischen schon über zwei Millionen), der jeden Tag die *richtige Menge* und die *richtigen Sorten von Proteinen* ißt, kommen ein Dutzend Leute, die wesentlich mehr Proteine konsumieren, als gut für sie wäre. Proteine sind immer noch die Nährstoffe, über die die meisten Unklarheiten bestehen, und die Quelle einer der gefährlichsten Ernährungsmythen unserer heutigen Zeit.

Seit der Veröffentlichung der *Leistungs-Diät* hat die Ernährungswissenschaft wichtige neue Erkenntnisse über die Rolle von Proteinen und Aminosäuren gesammelt. Leider werden diese Erkenntnisse den meisten Laien wohl kaum vor Ablauf der nächsten fünf Jahre zu Ohren kommen, denn so eine zeitliche Verzögerung ist normal in der Geschichte der Ernährung. Schon viele wichtige Entdeckungen blieben Jahrzehnte in irgendwelchen ernährungswissenschaftlichen Fachzeitschriften verborgen, bis endlich jemand die Bedeutung dieser Entdeckungen erkannte. Die richtige Diät-Behandlung für Diabetiker – viele Kohlenhydrate und wenig Fett – wurde zum Beispiel schon 1932 von einem britischen Wissenschaftler namens Himsworth in einer bekannten und anerkannten medizinischen Fachzeitschrift beschrieben. Und dennoch mußten *beinahe 50 Jahre* vergehen, bevor Ärzte und Gesundheitsorganisationen den enormen Wert und die Bedeutung einer Diät erkannten, die nach den gleichen Grundsätzen aufgebaut ist wie die *Leistungs-Diät* und mit der man gegen den Diabetes angehen, ihn mitunter sogar heilen kann. Denken Sie einmal daran, wie viele Diabetiker infolge von Wundbrand ihre Gliedmaßen, durch diabetisch bedingte Netzhautveränderung ihre Sehkraft und durch Arterienverkalkung Herz und Nieren, ja sogar ihr Leben eingebüßt haben – und das alles nur wegen einer falschen Diät-Empfehlung, die bereits ein halbes Jahrhundert zuvor widerlegt worden war!

Warum viele immer noch nicht richtig über Proteine Bescheid wissen

1941 lag die empfohlene Proteinmenge pro Tag bei 70 Gramm (das ist mehr als das Doppelte des tatsächlichen menschlichen Bedarfs pro Tag). Diejenigen, die diesem Rat folgten, der in den USA vom National Academy of Sciences (NAS) Food and Nutrition Board (FNB) veröffentlicht wurde, wurden wahrscheinlich schon sehr früh mit vielen der typischen Alterserkrankungen – wie z.B. Knochenerweichung (Osteoporose), Nierenkrankheiten und Darm- und Enddarmkrebs konfrontiert. Nur fünf Jahre später konnten Wissenschaftler nachweisen, daß ein Durchschnittsmann von 154 Pfund nur etwa 35 Gramm Protein pro Tag (mit einer möglichen Abweichung von 15% mehr oder weniger) benötigt. Die empfohlene Proteinmenge pro Tag wurde jedoch erste 1968 geändert – und auch dann lediglich um fünf Gramm!

Inzwischen hat die NAS ihren bedauerlichen Irrtum teilweise korrigiert und empfiehlt nun täglich 45 Gramm Protein für Frauen und 55 Gramm für Männer, wobei zwei Drittel der aufgenommenen Proteine aus tierischen Quellen stammen sollten. Dabei hat die NAS immer noch nicht erkannt, daß pflanzliche Proteine für die Gesundheit und Leistungsfähigkeit des Menschen Vorrang vor den tierischen haben. Daher sind ihre derzeit geltenden Empfehlungen immer noch zu hoch angesetzt und irreführend. Und deshalb wissen viele auch heute noch nicht richtig Bescheid darüber, wie viele und welche Art von Proteinen sie tatsächlich brauchen.

Es wird Zeit, daß wir aus der Vergangenheit lernen, um die Fehler nicht zu wiederholen. Also werde ich die Meinungsverschiedenheiten über Proteine jetzt ein für allemal ausräumen und Ihnen den unmißverständlichen Standpunkt der *Top-Diät* zu diesem Thema darlegen:

Der größte Teil Ihrer täglichen Proteinkalorien sollte aus pflanzlichen Proteinquellen stammen, aus Getreide und Getreideprodukten, Hülsenfrüchten (z.B. Bohnen, Erbsen, Linsen) und einer Vielzahl von Gemüsesorten, und nicht aus tierischen Proteinquellen.

Die Aminosäurenmuster von pflanzlichen Proteinen, welche Stärke enthalten, fördern gute Gesundheit, Vitalität und Fitness und stellen einen wirksamen Schutz vor vielen Verschleißkrankheiten dar. Wissenschaftler haben diese Tatsache in Laboratorien und in Feldstudien in der ganzen Welt demonstriert. Warum wollen die Diätfachleute in Krankenhäusern und Gesundheitsorganisationen immer noch, daß wir unsere Kinder mit Eiern, Rindfleisch, Käse, Molkereiprodukten und anderen tierischen Proteinen vollstopfen? Die Suche nach möglichen Gründen für dieses Verhalten würde den Rahmen dieses Buches sprengen. Jedenfalls gibt es keine vernünftige wissenschaftliche Begründung für diese Empfehlungen, und daher sind sie unverantwortlich und unmoralisch.

Wie ich aus eigener Erfahrung weiß, liegt das Problem zuallererst einmal in der Ausbildung von Studenten der Ernährungswissenschaften und der Medizin, die Diätfachleute werden wollen und vielleicht einmal in einer amtlichen Ernährungsberatungsstelle, wie der, die die empfohlenen Richtwerte herausgibt, arbeiten werden. Medizinstudenten lernen nur wenig aus den Ernährungswissenschaften, in jedem Fall sind die ernährungswissenschaftlichen Informationen vollkommen unzureichend (und oft sogar veraltet). Und was lernen die Studenten der Ernährungswissenschaften an amerikanischen Colleges und Universitäten zum Beispiel über Proteine? Diese Studenten werden wahrscheinlich später einmal als Diätfachleute in einem Krankenhaus arbeiten. Hier kann ich aus persönlicher Erfahrung schreiben, da ich mein Diplom der Ernährungswissenschaften an der Florida-State-University erworben habe, einer Universität, an der Ernährungskurse abgehalten und Programme gelehrt wurden, die von der American Dietetic Association geprüft und anerkannt wurden.

Meine Ausbildung in organischer Chemie, medizinischer Biochemie, Physiologie, Histologie (mikroskopische Anatomie), Biologie, Embryonalkunde, Onkologie (Studium der Krebszellen) und Arzneimittellehre war ausgezeichnet und gab mir eine umfassende wissenschaftliche Grundlage, mit deren Hilfe ich die Ernährung, wie sie von vielen Diätfachleuten in Krankenhäusern befürwortet wird, studieren und verstehen konnte. Die von mir besuchten ernährungswissenschaftlichen Kurse ließen jedoch zu wünschen übrig.

Als ich mein Studium der Ernährungswissenschaften begann, verfügte ich offenbar bereits über mehr richtige Informationen in bezug auf die Grundsätze von Diäten und ernährungsbedingte Mangelerscheinungen als einige meiner Professoren, die ganz augenscheinlich an Übergewicht oder einer durch falsche Ernährung bedingten Krankheit (Magengeschwür, Bluthochdruck, erhöhter Cholesterinspiegel usw.) litten; einige von ihnen waren sogar Zigarettenraucher.

Aber das wahrscheinlich schlechteste Vorbild für eine bewußte Ernährungsweise, das ich damals sah, war das Foto eines Beamten der American Dietetic Association; die ADA ist eine private Organisation, die Ernährungswissenschaftsstudenten als »registered dietitians« (siehe auch Seite 95) legitimiert, wenn sie bestimmte Kurse nachweisen können, einen schriftlichen Test abgelegt haben und der Organisation beigetreten sind. Ich war richtig geschockt, als ich auf eine wahrhaft fettleibige Person stieß, die mir von einer Seite der internen Verbandszeitschrift dieser Organisation entgegenlächelte. Das war also die Ernährungsorganisation, der ich eigentlich beitreten wollte, die Organisation, die auf die Ernährungspolitik unseres Landes in überaus wichtigen Gesundheitsfragen entscheidenden Einfluß ausübte!

Sollten Sie also immer noch den Ratschlägen vieler Ernährungsexperten folgen und Steaks, Eier, eine Menge Molkereiprodukte oder Erdnußbutter essen, um Ihre täglich notwendigen Proteine zu bekommen, so lesen Sie dieses Kapitel besonders aufmerksam. Meine Protein-Empfehlungen können mehr, als nur Ihre tägliche Energie steigern oder Ihnen dabei helfen, das schnelle Altern Ihres Körpers zu verhindern: *Sie können Ihr Leben retten!*

Protein-Prinzipien der Top-Diät

Zuerst einmal müssen Sie drei wichtige Protein-Prinzipien kennen:

1. *Pflanzliche Proteine sind vollwertige Proteine.* Sie besitzen eine Aminosäurenzusammensetzung, die tatsächlich besser dazu geeignet ist, Gesundheit und Vitalität zu gewährleisten, als tierische Proteine (das bedeutet jedoch nicht, daß Sie Vegetarier werden müssen).
2. Der Hauptanteil Ihres täglichen Proteinbedarfs sollte aus solchen Nahrungsmitteln gedeckt werden, die komplexe Kohlenhydrate enthalten, zum Beispiel Kartoffeln, Naturreis, Gemüse, Getreide und Teigwaren, *nicht jedoch* aus Geflügel, Fisch, Schwein oder Rind.
3. Übermäßiger Proteinverbrauch – mehr als 14% Ihres täglichen Gesamtkalorienverbrauchs – kann durch den gleichzeitigen Mangel an Vitaminen und Mineralien zu vorzeitigem Altern Ihres Körpers führen, Ihre Energie beeinträchtigen, Ihrem Körper das Wasser entziehen und zahlreiche Krankheiten und Verschleißerscheinungen begünstigen, wie zum Beispiel Krebs, Herzinfarkt, Schlaganfall, Nierenversagen, Bluthochdruck, verschiedene Schwangerschaftsleiden (und vielleicht auch Schäden beim Ungeborenen), Divertikulose, Hämorrhoiden und Verstopfung.

Und dann gibt es noch ein viertes Protein-Prinzip, das erst die allerneuesten Untersuchungen ergeben haben. Darüber sollten Sie ebenfalls Bescheid wissen, wenn Sie beruflich und privat das Beste aus sich herausholen wollen:

4. Der *Zusatz* der verzweigtkettigen Aminosäuren *Leucin, Isoleucin und Valin* als Ergänzung zu Ihrer Ernährung kann Ihnen dabei helfen, Fett zu verbrennen, Muskeln zu bilden, die Genesungszeit nach operativen Eingriffen zu verkürzen und die allgemeine Beschaffenheit Ihrer täglichen Proteinaufnahme zu verbessern.

Dies ist eine wertvolle und neue Information für alle Anhänger der *Leistungs-Diät.* Diese drei verzweigtkettigen Aminosäuren, die in einigen speziellen Nährstoffzusätzen enthalten sind (mehr darüber weiter unten in diesem Kapitel), können Ihnen helfen, die *Qualität* Ihrer täglichen Proteinaufnahme zu steigern und gleichzeitig die *Quantität* der aufgenommenen Proteine auf ein *gesundes und wirkungsvolles Maß* zu beschränken.

Pflanzliche Proteine sind vollwertige Proteine

Ironischerweise ist der Mythos von den vollwertigen (tierischen) gegenüber den minderwertigen (pflanzlichen) Proteinen all die Jahre hindurch lebendig geblieben, und zwar gerade durch den Einfluß von Ärzten und Ernährungsexperten, jenen Berufsgruppen also, denen der Schutz unserer Gesundheit anvertraut ist. In den letzten 30 Jahren wurden die meisten der wissenschaftlich falschen und gefährlichen Diäten, die auf einem hohen Proteinverbrauch beruhen, tatsächlich von Ärzten befürwortet, die Bestseller-Diätbücher darüber schrieben.

Lassen Sie mich nun die falsche Vorstellung ausmerzen, daß tierische Nahrungsmittel vollwertige und pflanzliche Nahrungsmittel minderwertige Proteine enthalten. In Wahrheit sind pflanzliche Proteine wirklich vollwertige Proteine; sie besitzen eine Aminosäurenzusammensetzung, die – verglichen mit dem Aminosäuremuster tierischer Proteine – weitaus bessere Ergebnisse beim Menschen bewirkt. Dieses Proteinprinzip sollten Sie sich stets vor Augen halten, wenn Sie bis an Ihr Lebensende wirklich gesund und vital sein möchten und wenn sie nebenbei mögliche *Alterserscheinungen aufhalten* oder sogar rückgängig machen wollen.

Der menschliche Organismus muß *mindestens acht, vielleicht auch zehn* Aminosäuren aus der Nahrung aufnehmen. Als Wissenschaftler 1920 begannen, den menschlichen Proteinbedarf zu untersuchen, machten sie Tests mit Ratten, deren Proteinbedarf, Lebenserwartung und Stoffwechsel sich aber beträchtlich von denen des Menschen unterscheiden. Die Wissenschaftler zogen eine falsche Schlußfolgerung bei der Annahme, daß man sich bei der Auswahl der geeigneten Nahrungsmittel für den Menschen am Vorhandensein der Aminosäurenzusammensetzung, mit der die Ratten gut gediehen, orientieren muß. *Diese eine falsche Auffassung bedeutete einen größeren Rückschlag für die Ernährungsweise im 20. Jahrhundert als jeder andere Fehler, der jemals in der Geschichte der Ernährungswissenschaften gemacht wurde.* Aber viele Ernährungsprofessoren glaubten daran, lehrten diese Auffassung und bauten ihre Diäten darauf auf.

Im Wesentlichen gingen die Wissenschaftler damals fälschlicherweise davon aus (und manche tun es auch heute noch): Wenn die Aminosäuremuster tierischer Proteine, wie man sie in Eiern, Milch, Käse, Rindfleisch und Geflügel vorfindet, eine sehr gute Entwicklung von Ratten ermöglicht, so müßten eben diese Nahrungsmittel auch für das Gedeihen des Menschen die richtigen sein. *Dies war und ist absolut falsch.*

Für eine gute Ernährung braucht der Mensch in erster Linie pflanzliche Proteine

Ich glaube nicht, daß Menschen ursprünglich als reine Vegetarier gedacht waren. Aber ich weiß, daß der Löwenanteil unseres täglichen Proteinbedarfs aus pflanzlichen Proteinen gedeckt und durch kleine Mengen tierischen Proteins ergänzt werden sollte. Eine Diät, die hauptsächlich, aber nicht ausschließlich auf pflanzlicher Basis, wie zum Beispiel auf Kartoffeln, Teigwaren und ungeschältem Reis, beruht, kann den Körper besser versorgen als eine Diät, die täglich große Mengen an cholesterinfreien, fettarmen Proteinen erlaubt. Deshalb werden bei der *Top-Diät* 60–80 Prozent des täglichen Kalorienverbrauchs mit Getreiden, Getreideprodukten und Gemüsen (und hier auch Kartoffeln, Bohnen, Erbsen und Linsen) gedeckt. *Je weinger Getreide, Getreideprodukte und Gemüse Sie essen, desto mehr Proteine verlangt Ihr Körper!*

Wissenschaftliche Untersuchungen haben folgendes ergeben:

- ▷ Der menschliche Bedarf an Proteinen liegt unter den derzeit empfohlenen Richtwerten.
- ▷ Die »idealen« Proteinnahrungen – Eier, Milch, Rindfleisch – besitzen eine Aminosäurenzusammensetzung, die dem Proteinhaushalt und der optimalen Gesundheit des Menschen nicht zuträglich ist (auch wenn Ratten bei großen Mengen dieser Nahrungsmittel hervorragend gedeihen).
- ▷ Die geschätzte Menge an Proteinen, die wohl die meisten heute täglich zu sich nehmen, kann das Auftreten folgender Krankheiten begünstigen: Knochenerweichung (Osteoporose), Herz- und Gefäßkrankheiten, Krebs, Wasserentzug, Diabetes, Nieren- und Leberschäden, vorzeitiges Altern, Bluthochdruck, Divertikulose (Darmerkrankung), Vitamin- und Mineralstoffmangel und viele mehr.

Viele Dozenten, darunter auch ich, haben sich lange gewundert, warum dieser beklagenswerte und unentschuldbare Zustand über all die Jahre hinweg nicht zu ändern war. Die Erklärung hierfür liegt, wie ich vermute, in einer Kombination von absichtlicher Ignoranz (viele medizinisch und gesundheitlich geschulte Menschen machen Diäten, die auf hochdosierten tierischen Proteinen beruhen) und/oder dem ungenügenden Wissen über Diäten allgemein und über ihren Bezug zu Krankheiten. Ich möchte an dieser Stelle noch einmal daran erinnern, daß ernährungswissenschaftliche Erkenntnisse im allgemeinen Jahrzehnte brauchen, bis sie auf breiterer Basis in der Fachwelt Anerkennung finden. Wenn Sie also darauf warten wollen, daß auch der Rest der Welt die Wahrheit über die Proteine zur Kenntnis nimmt, so werden Sie vielleicht teuer dafür bezahlen müssen.

Die High-Tech-Proteine der Top-Diät

Die Entdeckung, welche Rolle den verzweigtkettigen Aminosäuren Leucin, Isoleucin und Valin zukommt, ist ein wichtiger Fortschritt in der modernen Proteinforschung. Anders als alle anderen Aminosäuren stellen diese verzweigtkettigen den Muskeln unmittelbar Energie zur Verfügung. Tatsächlich dringen von den Aminosäuren in erster Linie eben die verzweigtkettigen in das Muskelgewebe ein. Diese verzweigtkettigen Aminosäuren können auch Ihren allgemeinen Proteinbedarf senken und sind wertvolle Energielieferanten bei körperlichen Aktivitäten, in Stressituationen und bei Krankheiten, wobei auch bakterielle Infektionen oder eine Gewichtsreduktion miteinbezogen werden können.

Zahlreiche Untersuchungen haben ergeben, daß die verzweigtkettigen Aminosäuren, und hier speziell das Leucin, das Muskelwachstum fördern und die allgemeine Proteinsynthese günstig beeinflussen. Bodybuilder können sich nun auf diese natürlich vorkommenden Aminosäuren verlassen, wenn sie sich nur richtig ernähren, sie müssen nicht mehr zu gefährlichen Steroiden (Nebennierenrindenhormonen) greifen, um eine maximale Muskelbildung zu erreichen (achten Sie auf die angegebene Formel weiter unten).

Etliche Ernährungsexperten haben empfohlen, daß körperlich aktive Menschen mehr Proteine essen sollten als solche, die ihr Leben vorwiegend im Sitzen verbringen, da körperliche Betätigung den Proteinbedarf erhöhe. Das ist nur die halbe Wahrheit und eine gefährliche Empfehlung. Sie sollten Ihren Bedarf an Proteinen nicht dadurch decken, daß Sie einfach die Menge der aufgenommenen Proteine erhöhen (und damit höchstwahrscheinlich auch mehr Fett und Cholesterin zu sich nehmen). Vielmehr sollten Sie Ihre Ernährung ergänzen, und zwar nach einer gut ausgewogenen Formel (siehe unten), die sowohl die verzweigtkettigen Aminosäuren als auch die Aminosäuren Arginin und Ornithin sowie verwandte Vitamine umfaßt.

Richtig essen, um Erfolg zu haben – das bedeutet also auch, daß Sie sehr beharrlich sein und die falschen Empfehlungen Ihrer Trainer, Diätberater usw., bei körperlicher Aktivität mehr Proteine zu sich zu nehmen, energisch ablehnen müssen.

Der richtige Umgang mit High-Tech-Proteinen

Die verzweigten Aminosäurenketten sind in vielen gebräuchlichen Nahrungsmitteln, wie zum Beispiel in Huhn und Fisch, enthalten. Aber vielleicht möchten Sie Ihre Diät mit eben diesen verzweigtkettigen Aminosäuren, mit den Aminosäuren Arginin und Ornithin (und den Vitaminen, die bei ihrem Stoffwechsel eine Rolle spielen) ergänzen, um Ihr Essen für den Erfolg abzurunden. Deswegen gebe ich Ihnen hier die optimale High-Tech-

Aminosäurenformel zur (anabolischen) Fettverbrennung, die ich meinen Schützlingen empfehle:

Formel

L-Arginin	225 mg
L-Ornithin	225 mg
Verzweigtkettige Aminosäuren, gemischt	225 mg
L-Carnitin	25 mg
Vitamin B_6	5 mg
Pantothensäure	10 mg

Anwendung: Nehmen Sie am Tag 3 Kapseln zwischen den Mahlzeiten ein und 3 Kapseln am späteren Abend auf *leeren Magen,* wenn möglich, unmittelbar vor dem Schlafengehen.

Diese High-Tech-Formel wurde von TwinSport (pharmazeutischer Betrieb in Amerika) entwickelt; die entsprechenden Kapseln sind in ganz Amerika in Reformhäusern erhältlich. Diese ausgeklügelte Nährstoffkombination hilft Ihnen dabei, richtig für Ihren Erfolg zu essen. Diese Formel ist einmal wichtig für all diejenigen, die mehr Muskeln haben wollen, zum anderen aber auch für Übergewichtige, die die Gewißheit haben möchten, daß ihre kalorienreduzierte Kost genügend Proteine und L-Carnitin beinhaltet, um unerwünschtes Fett effektiv verbrennen zu können (Näheres im nächsten Kapitel).

Bei richtiger Anwendung können die High-Tech-Proteine also zu Ihrem persönlichen Erfolg beitragen. Sie sollten jedoch einen Arzt zu Rate ziehen, bevor Sie irgendwelche Nahrungsergänzungen zu sich nehmen, besonders wenn Sie sich – aus welchen Gründen auch immer – gerade in ärztlicher Behandlung befinden (oder befinden sollten!).

Ernährungsneuheiten Teil 2: Die neuen Fettvernichter und Energielieferanten

L-Carnitin – ein Fettverbrenner?

Es gibt einen Stoff, der unbedingt in Ihrem Körper vorhanden sein muß, wenn Sie Fett verbrennen wollen. Aber, und das ist bestimmt genauso wichtig, Ihr Körper braucht diesen Stoff auch, um den Proteinhaushalt zu regeln, Muskelkontraktionen zu ermöglichen, sportliche Ausdauer zu gewährleisten und um das Herz gesund zu erhalten. Dieser Stoff nennt sich L-Carnitin (L = linksdrehende Form).

Wissenschaftler haben herausgefunden, daß L-Carnitin in kleinen Mengen vom Körper selbst produziert wird und daß es auch in vielen Nahrungsmitteln enthalten ist. Bis jetzt wissen wir noch nicht, wieviel L-Carnitin für die optimale Gesundheit, für Wachstum und Energieproduktion notwendig ist. Aber wir können annehmen, daß viele Menschen sehr wahrscheinlich mehr L-Carnitin brauchen, als ihr Körper herstellen oder der Nahrung entnehmen kann. Zu den Risikogruppen, die an einem Mangel an L-Carnitin leiden können, gehören Frühgeborene, Menschen mit Herzkrankheiten, Diabetiker, chronisch Kranke, Dialysepatienten, intravenös ernährte Menschen, solche mit niedrigem Blutzucker, Krebspatienten, Menschen, die körperlich sehr aktiv sind, und ältere Leute.

1982 erstellte das Life Science Research Office der Vereinigung amerikanischer Gesellschaften für experimentielle Biologie einen Bericht für die amerikanische Gesundheitsbehörde (FDA). Diesem Bericht ist zu entnehmen, daß die Einnahme (orale Verabreichung) von L-Carnitin als therapeutische Maßnahme sehr wahrscheinlich gute Ergebnisse erzielen kann bei Patienten mit Carnitin-Mangelerscheinungen, bei Dialysepatienten, bei bestimmten Herz- und Gefäßkrankheiten, bei einigen Arten von Hypoglykämie (Blutzuckermangel) und bei Typ IV Hyperlipämie (erhöhte Blutfettwerte).

Wie L-Carnitin arbeitet

L-Carnitin ist eine Aminosäuren-ähnliche Substanz, ein Stoff, der innerhalb der Zellen Fett transportiert, so daß es zu Energie verbrannt werden kann, anstatt als Fett eingelagert zu werden. Auf diese Weise kommt dem L-Carnitin eine einzigartige Rolle im Fettstoffwechsel zu, da der Körper ohne diese Substanz kein Fett verbrennen könnte. L-Carnitin befördert Fett innerhalb jeder Zelle zu ganz bestimmten Plätzen (Mitochondrien genannt), an denen Fett und Kohlenhydrate verbrannt werden, um Energie zu gewinnen. L-Carnitin wurde irrtümlicherweise als Vitamin B_T bezeichnet. Es ist jedoch keines, weil der Körper es mit Hilfe von Vitamin C, den B-Vitaminen und Eisen aus Aminosäuren herstellen kann. Der Körper kann L-Carnitin auch aus der Nahrung beziehen oder L-Carnitinhaltigen Diät-Zusatzpräparaten entnehmen.

L-Carnitin ist so wichtig für den Fettstoffwechsel, daß Leute, die eine carnitinarme Diät machen, erhöhte Blutfettwerte (Triglyzeridämie) aufweisen, wenn ihre Diät nicht mit L-Carnitin ergänzt wird. Einige Forscher haben bereits vermutet, daß übergewichtige Menschen mitunter nicht das gesamte L-Carnitin, das ihr Körper herstellt, verwerten können (eventuell auf Grund von genetischen Fehlern und/oder Stoffwechselstörungen infolge von Fettleibigkeit), und damit auf eine ständige Ergänzung von L-Carnitin angewiesen sind, um Körperfett abzubauen.

L-Carnitin und das Herz

Der oben zitierte Bericht für die Gesundheitsbehörde und eine Reihe von Untersuchungen machen deutlich, daß Menschen mit Herzkrankheiten sowie Arteriosklerose-Patienten durch zugesetztes L-Carnitin geholfen werden könnte. 1979 testete ein Team von Wissenschaftlern diese Wirkungen des L-Carnitin (500 mg oder mehr pro Tag) an 14 Herzpatienten. Sie beobachteten bei körperlicher Betätigung eine verbesserte Herzfunktion. Andere Wissenschaftler, die mit Versuchstieren arbeiteten, stellten fest, daß L-Carnitin ein schwaches, krankes Herz vor ventrikulären Extrasystolen (Störung im Reizleitungs- und Reizbildungssystem des Herzens, welches für eine geordnete Herzaktion nötig ist) schützt und dabei hilft, Fetteinlagerungen im Herzmuskel zu verhindern. Weitere Untersuchungen haben ergeben, daß Herzpatienten, die Nitroglyzerin gegen Angina pectoris infolge von Arteriosklerose (anfallsweise auftretende Schmerzen in der linken Brustseite, dem linken Arm oder Nacken) einnahmen, weniger Angina-pectoris-Anfälle erlitten und geringere Mengen ihres Medikaments benötigten, wenn ihre Ernährung mit L-Carnitin angereichert wurde. Außerdem konnte in weiteren Untersuchungen deutlich nachgewiesen werden, daß L-Carnitin die Cholesterinwerte bei normalen und herzkranken Patienten senkt.

L-Carnitin-Quellen	
Quelle	*Carnitin insgesamt mg/100 g*
L-Carnitin-Zusatzpräparate (Durchschnittswert pro Kapsel)	250,0
Hühnermuskeln	7,5
Hefe	2,4
Kuhmilch	2,0
Weizenkeime	1,0
Hühnerleber	0,6
Brot	0,2
Blumenkohl	0,1
Erdnüsse	0,1

Bearbeitet nach Leibovitz, Carnitine: The Vitamin B_T Phenomenon (Dell, New York, 1984)

L-Carnitin und Fett

L-Carnitin ist unbedingt erforderlich für den Transport von langkettigen Fettsäuren durch die inneren Membranen der Mitochondrien. Ohne L-Carnitin sind die Zellen nicht in der Lage, Fett effektiv zu Energie zu verbrennen. L-Carnitin ist in vielen gebräuchlichen Nahrungsmitteln enthalten, zum Beispiel in Weizenkeimen, Blumenkohl, Huhn, Rind, Kuhmilch und Lamm. Der Körper stellt L-Carnitin aus den beiden essentiellen Aminosäuren Lysin und Methionin her, und für diesen Herstellungsprozeß, der in der Leber und in den Nieren stattfindet, sind Vitamin C, B_3, B_6 und Eisen erforderlich.

Einmal in der Leber und in den Nieren hergestellt, wird L-Carnitin mit dem Blut in die Körper- und Herzmuskeln transportiert, wo es sich in den Muskelzellen ansammelt. Dort ist es an zahlreichen Umwandlungsprozessen beteiligt, dazu gehören zum Beispiel

- ▷ Kontrolle der Zuckermenge, die der Körper aus Proteinen produziert,
- ▷ Proteinstoffwechsel (Abbau zu speziellen Aminosäuren),
- ▷ Reifung und Bewegungsfähigkeit männlicher Samen,
- ▷ Transport von Impulsen zwischen den Gehirnzellen,
- ▷ Senkung des Cholesterin- und Triglyzeridspiegels,
- ▷ Abwehr von einigen schädlichen Einwirkungen auf das Immunsystem, die durch intravenöse Ernährung im Krankenhaus verursacht werden können,
- ▷ Steigerung der Ausdauer,
- ▷ Senkung der Herzfrequenz (Pulsschlag) in der Erholungsphase nach körperlicher Belastung,
- ▷ effektivere Verbrennung von Körperfett.

L-Carnitin und Neugeborene

Neugeborene und Frühgeborene können L-Carnitin nur begrenzt selbst herstellen. Forschungen haben gezeigt, daß Neu- und Frühgeborene, die intravenöse Nahrung ohne L-Carnitin bekommen, eine gestörte Fettverbrennung aufweisen. Da Neugeborene bei ihrer Energiegewinnung hauptsächlich auf die Fettverbrennung angewiesen sind, kann ein Carnitinmangel ihre Gesundheit ernsthaft gefährden. Ein kürzlich in der Fachliteratur erschienener Überblick über den Bedarf an diätetischem L-Carnitin bei Neugeborenen ergab:

- ▷ Neugeborene haben einen erhöhten Bedarf an L-Carnitin, weil sie bei ihrer Energiegewinnung stark auf die Fettverbrennung angewiesen sind.
- ▷ Die Konzentration von L-Carnitin im Blutplasma und Gewebe von Neugeborenen ist niedrig im Vergleich zu der, die bei älteren Kindern und Erwachsenen gefunden wurde. Dies zeigt einen erhöhten Bedarf an L-Carnitin an, damit der reguläre Fettstoffwechsel gewährleistet werden kann.
- ▷ Bei der Geburt ist die Fähigkeit, L-Carnitin selbst herzustellen, noch nicht voll entfaltet.
- ▷ Wenn die Nahrung des Neugeborenen nicht durch Zufuhr von L-Carnitin ergänzt wird, zeigt sich eine deutlich herabgesetzte Konzentration von L-Carnitin im Plasma, wodurch die Energieproduktion beeinträchtigt wird.

Zwar ist ein absoluter L-Carnitin-Mangel bei Kindern und Erwachsenen recht selten. Aber Menschen, die unter Stress stehen oder sportlich sehr aktiv sind, die unter Herzkrankheiten oder niedrigem Blutzuckerspiegel leiden, auch Diabetiker oder Fettleibige, werden möglicherweise nur unzureichend versorgt. Niedrige L-Carnitin-Werte können eine Störung der effektiven Energieproduktion, der Herzschlagregulierung und der Proteinsynthese verursachen. Der jetzige Erkenntnisstand läßt vermuten, daß zusätzlich verabreichtes L-Carnitin eines Tages ein wichtiger Bestandteil der Nahrungsergänzung für all die Menschen sein wird, bei denen der Verdacht auf L-Carnitin-Unterversorgung besteht.

L-Carnitin und sportliche Leistungen

Athleten bedienen sich des L-Carnitins als einer ergonometrischen (energiesteigernden) Substanz. An der Universität in Wyoming wurden 1985 die ersten klinischen Untersuchungen an Menschen durchgeführt, die sich mit den körperlichen Auswirkungen von L-Carnitin-Zusätzen auf guttrainierte Dauerleistungssportler beschäftigen. Es zeigte sich, daß zusätzliches L-Carnitin die Ausdauer der Sportler steigern, die Herzfrequenz nach Belastung verringern und Körperfett verbrennen konnte.

Wissenschaftler der gesundheitswissenschaftlichen Fakultät an der Universität von Wyoming führten kürzlich eine Pilotstudie durch, um die Effektivität von L-Carnitin bei den Geländeläufern und Ringern der Universität zu ermitteln. Diese Studie ergab, daß L-Carnitin dazu beitrug, Körpergewicht und Körperfett abzubauen und die Zeit, in der sich der Pulsschlag nach körperlichen Aktivitäten wieder normalisiert, zu verkürzen. Die Läufer verloren während der 30tägigen Testperiode 14,3 Prozent ihres Körperfettes, die Ringer 33,6 Prozent. Eventuell haben auch noch andere Faktoren (zum Beispiel erhöhte körperliche Aktivität oder verminderte Kalorieneinnahme) an dem beachtlichen Gewichtsverlust mitgewirkt. Bei der Auswertung der Studie kamen die Wissenschaftler jedoch zu dem Schluß, daß L-Carnitin (in einer Dosierung von 500 mg pro Tag) die Herzmuskelfunktion verbessern, Körpergewicht und Körperfett verringern und die Ausdauerleistung bei sportlichen Aktivitäten steigern können.
Lassen Sie sich von diesen und anderen Erkenntnissen, von denen Sie in den nächsten Monaten und Jahren hören oder lesen werden, nicht irreführen. Tatsächlich ist L-Carnitin keine Wundersubstanz. Es ist vielmehr ein wichtiger, notwendiger Stoff, von dem Sie vielleicht zusätzliche Mengen benötigen, damit Sie Fett am wirksamsten verbrennen, Ihre Blutfettwerte gering halten und die höchste Stufe Ihrer Leistungsfähigkeit erreichen können.

L-Carnitin hilft, im Krankenhaus verschuldete Ernährungsmängel zu beheben

Diätfachleute in Krankenhäusern haben lange Zeit übersehen, welche Bedeutung das L-Carnitin für die Patienten hat, die flüssig oder intravenös ernährt werden. Diabetiker, Herz- und Dialyse-Patienten brauchen oft eine spezielle Diät, während sie im Krankenhaus sind. Diese Diäten und die nach speziellen Formeln zusammengestellten Flüssigdiäten, die in Krankenhäusern verabreicht werden, können Carnitinmängel aufweisen.

Da viele Diätexperten in den Krankenhäusern immer noch nicht ausreichend erkannt haben, wie wichtig Carnitin und andere notwendige Nährstoffe für die optimale Gesundheit ihrer Patienten sind, bestehe ich immer darauf, daß meine Klienten nicht das Krankenhausessen zu sich nehmen, sondern sich die Gerichte der *Leistungs-* oder *Top-Diät* von einem Freund oder Kollegen bringen lassen, ebenso die Nahrungszusätze, die ich empfohlen habe (die komplette Liste finden Sie in Anhang I) und die alle Nährstoffe enthalten, um sich vor den Folgen einer falschen Ernährung im Krankenhaus zu schützen. Krankenhausverschuldete, fehlerhafte Ernährung ist ein Problem, mit dem auch Sie sich früher oder später auseinandersetzen müssen. Ich halte es für ein so wichtiges Problem, daß ich dafür ein eigenes Kapitel geschrieben habe. Es soll dabei helfen, L-Carnitin-Mängeln und anderen, möglicherweise gefährlichen, auf alle Fälle unnötigen, im Krankenhaus verschuldeten Ernährungsproblemen aus dem Weg zu gehen.

Coenzym Q_{10}

Dem Coenzym Q_{10} kommt eine wichtige Rolle bei der Aufrechterhaltung der normalen Herzfunktion und beim Energiestoffwechsel im allgemeinen zu. Der Körper braucht das Coenzym Q_{10}, um sich die Energie, die er aus Proteinen, Fetten, Kohlenhydraten und Alkohol gewinnt, voll nutzbar zu machen.

Die Körpervorräte des Coenzyms Q_{10} können durch körperliche Aktivität, Krankheit, Medikamenteneinnahme und das Altern angegriffen werden. Das Coenzym Q_{10} hat sich aber auch als wirksamer Schutz vor schädlichen Einwirkungen der freien Radikalen erwiesen (freie Radikale sind schädliche Substanzen, die sich in der Luft, der Nahrung und im Körper selbst bilden und die den Alterungsprozeß beschleunigen, indem sie Zellen schädigen sowie Herzkrankheiten, Krebs und andere Leiden begünstigen können).

Die zusätzliche Versorgung mit dem Coenzym Q_{10} ist eine sichere und ungiftige Möglichkeit, die physische Leistungsfähigkeit zu steigern (besonders bei herzkranken Menschen) und sich vor schädlichen Einwirkungen der freien Radikalen und dadurch bedingten Krankheiten zu schützen. Jüngste Untersuchungen haben eindeutig gezeigt, daß Menschen, die an Angina pectoris (durch Arterienverkalkung bedingte, anfallweise auftretende Schmerzen in der linken Brustseite, im Nacken oder im linken Arm) leiden, mit Hilfe des Coenzyms Q_{10} härter trainieren und länger Sport treiben können, ohne Schmerzen in der Brust zu verspüren oder auf ihre Medikamente (zum Beispiel Nitroglyzerin) zurückgreifen zu müssen. Nach meiner Einschätzung wird das Coenzym Q_{10} in absehbarer Zeit eine vollkommen übliche Nahrungsergänzung sein für alle diejenigen, die ihre Ausdauer steigern wollen. Und auch die Ärzte werden es ihren herzkranken Patienten wohl bald routinemäßig verschreiben, um ihnen mehr Möglichkeiten für ein aktiv gestaltetes Leben zu geben (in Anhang I finden Sie die Nährstoffzusätze, in denen das Coenzym Q_{10} enthalten ist).

High-Tech-Wasser – die Welle der Zukunft?

Seit fast einer Million Jahren ist das beste Getränk für aktive Menschen, angefangen vom Höhlenbewohner bis hin zum letztjährigen Wimbledon-Sieger, pures Wasser gewesen. Dieses historisch einmalige, imposante Erfolgszeugnis könnte zu der Annahme verleiten, daß Wasser seine Vorrangstellung als Nummer Eins unter allen Getränken mindestens noch eine weitere Million von Jahren lang behaupten wird. Der wissenschaftliche Fortschritt zollt diesem Präzedenzfall jedoch nur wenig Achtung. Das einfache Wasser wird vielleicht bald ein »Ernährungs-Dinosaurier« sein, zumindest für diejenigen, die körperliche Bestleistungen erreichen wollen.

In den letzten zwei Jahren haben Nahrungsmitteltechnologen und Sporternährungsexperten eine neue Art von Getränk erstellt, das ich High-Tech-Wasser nennen will. Einige Versionen davon sind bereits im Handel (in USA), und weitere werden bald auf dem Markt sein. Es ist den Wissenschaftlern gelungen, ganz gewöhnliches destilliertes Wasser in ein ernährungsmäßig wertvolleres Getränk umzuwandeln. Dieses Getränk versorgt den Körper schnell und wirksam mit vielen wichtigen Nährstoffen, die – wie die Forschung gezeigt hat – Ausdauer und Widerstandskraft erhöhen können.

High-Tech-Wasser ist mehr als nur destilliertes Wasser. Es ist vielmehr eine wissenschaftlich ausgeklügelte Mischung aus Salzen, Polymeren, Mineral-Aminosäurenverbindungen, Fett und Aminosäurenträgermolekülen, die der Körper braucht, um die Nährstoffe im Stoffwechsel zu verbrennen, die die Muskelaktivität antreiben. Die Formeln für die Zusammensetzung unterscheiden sich bei den verschiedenen Herstellern etwas voneinander, und sicherlich sind einige davon besser geeigneter, die Grenzen der menschlichen Ausdauer zu sprengen. Ein Bestandteil aber ist in allen High-Tech-Wassern enthalten: Glucose-Polymere. Das sind langkettig verzweigte Moleküle eines Einfachzuckers, die ähnlich wie kleine Perlen an einer Halskette aneinanderhängen und großen Einfluß auf die Wirkung des High-Tech-Wassers haben. Andere Substanzen, wie Magnesiumspartate und Natriumphosphat, können ebenfalls kräftig dazu beitragen, das Energiepotential des Wassers heraufzusetzen. Um Ihnen bei der Wahl des für Sie richtigen High-Tech-Wassers zu helfen, habe ich einen Leitfaden zusammengestellt, der nun folgen soll.

Glucose-Polymere

Jüngste Versuche haben gezeigt, daß in erster Linie drei Faktoren auf die körperliche Leistung, die Ausdauer und die Erholung nach ausgedehnten Übungen einwirken:

▷ Dehydratation (Verlust von Körperflüssigkeit),
▷ Kohlenhydraterschöpfung (Verlust von Glykogen),
▷ Hyperthermie (erhöhte Körpertemperatur).

In der Vergangenheit ist Wasser das wirksamste Mittel gewesen, die leistungsmindernden Wirkungen der Dehydratation und der Hyperthermie zu verzögern, während konzentrierte Kohlenhydratdiäten die Glykogenerschöpfung bremsten. Wegen ihrer hohen Osmolarität (Konzentration von Salzen und Zuckern) und des hohen osmotischen Drucks, den sie ausüben, verlassen die bisher üblichen »Aktivitätsgetränke« den Magen nicht so schnell, wie es für Spitzenleistungen notwendig ist. Wasser wird wahrscheinlich – weg von den arbeitenden Muskeln – in den Magen gezogen, um dort die plötzliche, hohe Konzentration von Zucker und Salz zu reduzieren, und schwächt somit die Muskelleistung. Die meisten »Aktivitätsgetränke« beinhalten genug Glucose (Zucker), um die Magenentleerung zu verzögern.

Glucose-Polymere jedoch erzeugen einen geringeren osmotischen Druck, sie werden rasch von Magen und Dünndarm in die Blutbahn abgegeben und zu aktiven Muskeln transportiert, um als Energie verbraucht zu werden. Da die Versorgung des Körpers mit Wasser und Zuckern von der Magenentleerung abhängt, kann die Verwendung der polymerisierten Form von Glucose gewährleisten, daß mehr Wasser und Kohlenhydrate (Treibstoff) schneller zu den Muskeln gelangen und ihnen somit rasch verfügbare Energie und Ersatz für verlorenes Wasser liefern. Glucose-Polymere-Lösungen können also Trainingszeiten verlängern.

Maltodextrin ist das Glucose-Polymer, das im allgemeinen in den Formeln der neuen High-Tech-Wasser Verwendung findet. Es wird im Labor durch Zerlegen einfacher Maisstärke in kleinere Kohlenhydrateinheiten gewonnen. Maltodextrin trägt entscheidend zur Wirksamkeit des High-Tech-Wassers bei, aber auch einige andere Bestandteile haben ihren Anteil an seiner energiespendenden Kraft. Um Höchstleistungen zu gewährleisten, sollten sie ebenfalls in Ihrem bevorzugten High-Tech-Wasser enthalten sein.

Kalium- und Magnesiumaspartate

Magnesium spielt eine bedeutende Rolle bei der Umwandlung von Kohlenhydraten in Energie, der Kontrolle des Herzschlages, der Aktivierung von Enzymsystemen und bei der Muskelkontraktion. Dr. Kenneth Cooper* vom Aerobics Institute in Dallas, Texas, hat erkannt, daß sich der Magnesiumgehalt des Blutes bei Langstreckenläufern während der Ausübung ihres Sportes verringert. Und Dr. Roy J. Shepard von der Universität in Toronto hat nachgewiesen, daß Langstreckenläufer eine beachtliche Menge Magnesium mit ihrem Schweiß verlieren.

Kalium ist wichtig für die Anregung von Nervenimpulsen, das Aufrechterhalten des empfindlichen Gleichgewichts von Säuren und Basen im Körper und für die Umwandlung von Glucose in Glykogen (Speicherkohlenhydrate, die den Großteil der »Treibstoff«-Reserven des Körpers ausmachen). Außerdem hilft Kalium, die Blutgefäße bei körperlichen Belastungen zu erweitern und den Blutfluß zu erhöhen, um Hitze von den beanspruchten Muskeln wegzutransportieren.

Mehrere wissenschaftliche Untersuchungen haben ergeben, daß die Einnahme von Kalium- und Magnesiumspartaten (Salze der Asparaginsäure) die Widerstandsfähigkeit und die Sauerstoffaufnahme verbessert und schließlich auch die Erholungszeit nach körperlichen Aktivitäten verkürzt.

---

* Dr. Kenneth Cooper, Bewegungstraining ohne Angst,
BLV Verlagsgesellschaft München

Man vermutet, daß diese Aspartate dazu beitragen, den bei körperlicher Aktivität ansteigenden Ammoniakgehalt im Blut zu reduzieren (ein normales, aber giftiges Nebenprodukt des Proteinstoffwechsels und der Muskelgewebeerneuerung). Einige Wissenschaftler glauben, daß Kalium und Magnesium, an Asparaginsäure in Salzform gebunden, ihre Bestimmungsorte in den Zellen schneller erreichen als in irgendeiner anderen Form.

Natriumphosphat

Natriumphosphat ist das Natriumsalz der Phosphorsäure, eine weit verbreitete Substanz, die man in normalen Cola-Getränken findet. Natriumphosphat scheint, anders als Natriumchlorid und andere Natriumverbindungen, den Blutdruck bei natrium-empfindlichen Tieren nicht zu erhöhen.

Phosphate wirken bei der Energieproduktion mit und tragen zur Regulierung des Gleichgewichts von Säuren und Basen im Körper bei. Die ermüdungshemmende Wirkung von Phosphaten wurde bereits im Ersten Weltkrieg erkannt, als deutsche Soldaten gegen Gefechtsmüdigkeit eine phosphat-angereicherte Kost erhielten.

Vor kurzem haben Wissenschaftler der Universität von Florida nachgewiesen, daß Natriumphosphat die Fähigkeit der Muskeln, dem Blut Sauerstoff zu entnehmen und ihn zu verwerten, deutlich erhöht und den Anfall von Milchsäure, einer Substanz, die Muskelermüdung verursacht, verringert. Anscheinend erhöht Natriumphosphat den Gehalt von 2,3-DPG (Diphosphoglyzerin), einer Substanz, die normalerweise während des Kohlenhydratstoffwechsels produziert wird. 2,3-DPG steigert für gewöhnlich die Sauerstoffaufnahme des Muskelgewebes und vermindert die Anhäufung von Milchsäure, die die Muskelkontraktion schmerzhaft verzögern oder gar verhindern und somit die Bewegung erschweren kann. Der bekannte Herzspezialist und Autor, Dr. George Sheehan, selbst ein Läufer, stellte kürzlich fest: »Eine Dosis Natriumphosphat kann einen Läufer auf ein höheres Leistungsniveau heben« (aus: »Runner's World«, Oktober 1984).

Zwar wird das Wasser auch weiterhin der wichtigste und wirksamste Bestandteil der neuen High-Tech-Wasser bleiben. Aber die gegenwärtigen Untersuchungen lassen vermuten, daß der Zusatz von Glucose-Polymeren, Kalium- und Magnesiumspartaten wie auch von Natriumphosphat die Energie und Ausdauer erheblich steigern und gleichzeitig die Ermüdungserscheinungen bekämpfen kann. Zwei Firmen in den USA, die Ross Laboratories und die Twin Laboratories, haben bereits High-Tech-Getränke entwickelt (in den USA erhältlich in Reformhäusern und Supermärkten), die neben Vitaminen und Mineralstoffen auch einige oder alle dieser energiespendenden Substanzen enthalten. »Ensure«, von den Ross Laboratories produziert,kann als Getränk und als Ersatz für eine Mahlzeit verwendet werden; »QuickFix«, hergestellt von TwinSport, kann als Durstlöscher und als energiesteigerndes »Aktivitätsgetränk« gelten. Die Coca-Cola-Werke werden »Max«, ihre Version des High-Tech-Wassers, wohl ebenfalls in nächster Zeit auf den Markt bringen.

Leistungsbewußte Athleten, die bis jetzt zugunsten normalen Wassers auf alkoholische Getränke verzichtet haben, werden sich nun vielleicht bald diesen neuen, »frisierten« Wassern zuwenden. Möglicherweise ist es nicht mehr lange hin, daß ein Ober seine Gäste im Restaurant fragt: »Wie möchten Sie Ihr Wasser, normal oder high-tech?

Die Dr. Haas Top-Diät für Höchstleistungen

Seit der Veröffentlichung der *Leistungs-Diät* sind interessante neue Erkenntnisse auf dem Gebiet der Ernährung gewonnen worden. Mit Hilfe dieser neuen Top-Diät für Höchstleistungen bzw. maximalen Gewichtsverlust und dem wissenschaftlich fundierten, richtigen Gebrauch der Nahrungszusätze können Sie nun höhere Leistungen und größere Erfolge erzielen – bei der Arbeit wie im Spiel.
Die *Top-Diät* enthält eine neue Kombination von Protein, Fett und Öl sowie einfachen und komplexen Kohlenhydraten. *Jüngste Untersuchungen haben ergeben, daß wir von bestimmten Ölen und Kohlenhydraten mehr zu uns nehmen können als von anderen, ohne damit unsere Gesundheit oder unsere Leistungsfähigkeit aufs Spiel zu setzen.*

Die Haas-erprobte Nährstoffkombination für Bestleistungen
(Untere und obere Grenzwerte)

Komplexe Kohlenhydrate (Stärke)	60–85% der täglichen Kalorien
Einfache Kohlenhydrate (Zucker)	5–10% der täglichen Kalorien
Protein (tierisch und pflanzlich)	10–20% der täglichen Kalorien
Fette (tierische und pflanzliche)	5–25% der täglichen Kalorien

Teilen Sie Ihre tägliche Nährstoffaufnahme so ein, daß sie mit meinen Empfehlungen übereinstimmt. Der weitgefaßte Spielraum und die Werte ermöglichen eine größere Nahrungsmittelauswahl, darunter auch mehr einfach-ungesättigte Öle (die Hauptquelle ist Olivenöl) und mehr Fischöle, wie Eikosapentaensäure (EPS), Dokosahexaensäure (DHS) und artverwandte Öle. Da Öle den Geschmack von Nahrungsmitteln und Gerichten meist verbessern, macht diese Abwandlung die *Top-Diät* schmackhafter und hilft Ihnen dennoch dabei, Ihre Blutfettwerte und die Blutgerinnungszeit in den Höchstleistungsbereich zu verlegen.

Der Prozentsatz der komplexen Kohlenhydrate, die Sie zu sich nehmen, kann ebenfalls abgewandelt werden, je nachdem, wie Sie Ihren Öl- und Proteinverbrauch ansetzen. Wenn Sie beispielsweise mehr Olivenöl und Fischöl verwenden, wird sich Ihr täglicher Kohlenhydratverbrauch entsprechend ändern. Auf diese Weise können Sie also eine abwechslungsreiche Diät genießen und trotzdem genug komplexe Kohlenhydrate zu sich nehmen, die Ihnen Kraftreserven geben.

Mit dem neueren Wissen von den positiven Auswirkungen der verzweigtkettigen Aminosäuren können Sie nun weniger Nahrungsmittel mit hohem Proteingehalt (und weniger Fett und Cholesterin) essen, wenn Sie Ihre Diät mit den verzweigtkettigen Aminosäuren ergänzen. Die Proteinforschung hat dargelegt, daß Menschen nach einer Diät leben können, bei der sie nur ungefähr vier Prozent ihres täglichen Kalorienbedarfs mit Proteinen (hauptsächlich aus pflanzlichen Quellen) decken und trotzdem gesund bleiben. Eine 4 Prozent-Protein-Diät enthält 30 g Proteine auf 3000 Kalorien (ungefähr genausoviel Proteine sind in einer 130 g-Dose Thunfisch naturell oder in 250 g ungekochten bzw. 500 g gekochten Spaghetti enthalten).

Ich bin kein Vertreter dieser 4 Prozent-Protein-Diät. Tatsache ist jedoch, daß alle diejenigen, die bereits jahrelang Diäten mit hohem Proteingehalt eingehalten und dabei Nierenschäden davongetragen haben, oder auch jene, deren Nierenerkrankungen von vornherein nur eine sehr geringe Proteinaufnahme erlauben, ihre Gesundheit und Nierenfunktion nun durch eine Höchstleistungs-Diät tatsächlich verbessern können, die auf einem geringen Proteingehalt (etwa 40 g pro Tag) und der Ergänzung mit verzweigtkettigen Aminosäuren basiert. Es ist ebenfalls gut zu wissen, daß Ihr Proteinkonsum an dem einen oder anderen Tag ruhig einmal bis auf fünf Prozent Ihrer gesamten Kalorieneinnahme abfallen oder auch einmal auf zwanzig Prozent ansteigen kann. Damit gefährden Sie Ihre Gesundheit noch nicht, wenn Sie sich im großen und ganzen an die vernünftigen zehn bis fünfzehn Prozent halten. Entsprechend den verschiedenartigen, biologischen Voraussetzungen kommen manche Menschen hervorragend mit einer proteinarmen Kost zurecht, andere, äußerst aktive Menschen dagegen müssen etwa 15–20 Prozent ihres täglichen Kalorienbedarfs mit Proteinen decken. Den meisten von uns empfehle ich jedoch, sich soweit wie möglich an die angegebenen 10–15 Prozent zu halten.

Meine neuen Richtlinien für das Erreichen von Höchstleistungen konzentrieren sich in jeder Programmstufe auf eine gemäßigte Einnahme von Protein, Fett und Cholesterin. Unter Berücksichtigung der neuen Erkenntnisse in der Ernährungsforschung bezüglich der Fischfette und -öle, habe ich meine Empfehlungen für diese Nährstoffe überarbeitet und werde sie an späterer Stelle in diesem Kapitel ausführen.

Die jüngsten Erkenntnisse der Ernährungsforschung stützen die Empfehlungen der Leistungs- und der Top-Diät

Als die *Leistungs-Diät* 1984 plötzlich eins der meistverkauften Bücher in Amerika war, beschäftigten sich Ernährungswissenschaftler ausgiebig mit den Gründen für diesen unerwarteten Erfolg. Bei der Veröffentlichung meines Buches haben einige Kritiker zu Unrecht behauptet, daß meine diätetischen Empfehlungen nur einen geringen Calciumgehalt hätten. Sie hatten die *Leistungs-Diät* offensichtlich nicht sorgfältig gelesen, denn ich habe immer wieder betont, daß ich neben der Calciumaufnahme aus den empfohlenen aufgeführten Lebensmitteln (zu denen auch Milch, Joghurt, Hüttenkäse, Grüngemüse und Hülsenfrüchte zählen – alles reichhaltige Calciumquellen) stets eine zusätzliche Calciumeinnahme in einer Dosis von 500–1000 mg empfehle, ganz besonders für aktive Frauen (der offizielle Richtwert für die tägliche Calciumaufnahme liegt bei 800 mg). Ein anderer Kritiker hat behauptet, daß ich zu hohe Dosierungen für die fettlöslichen Vitamine A, D, E und K empfohlen hätte. Offensichtlich hatte auch dieser Kritiker mein Buch nur oberflächlich gelesen, da ich niemals zu hohe Dosierungsempfehlungen für diese Vitamine ausgesprochen habe.

Fast alle Kritiker waren sich einig, daß meine Diätempfehlungen gesund und wertvoll seien; mit Vergnügen habe ich gelesen, daß ein Mitglied eines Ernährungskomitees der American Dietetic Association die *Haas-Diät genau für die Diät hält, die die meisten »registered«* (siehe Seite 95) *Diätexperten heute befürworten.* Ein paar andere Kritiker, die es für gesund hielten, jede Woche neben anderen Nahrungsmitteln mit hohem Fett- und Cholesteringehalt auch noch viele Eier zu essen, sind inzwischen blaß und stumm geworden. Nach Veröffentlichung der *Leistungs-Diät* ist nämlich eine von der amerikanischen Regierung geförderte zehnjährige Studie abgeschlossen worden, die klar und schlüssig nachweist, daß der durchschnittlich gefundene Cholesteringehalt des Blutes, der bei 200–300 mg auf 100 ml Blut liegt, das Risiko von Herz- und Gefäßkrankheiten drastisch erhöht. In der *Leistungs-Diät* habe ich dazu geraten, daß jeder Mensch für sich einen Cholesteringehalt von nur 160 mg oder weniger anstreben sollte. Vor kurzem hat die American Medical Association (AMA) ihre Meinung in bezug auf den Idealbereich der chemischen Blutwerte für Cholesterin stark geändert. Die neueren AMA-Empfehlungen liegen nun wesentlich näher an den Empfehlungen, die ich für die erste, zweite und dritte Stufe der Höchstleistungs-Diät abgegeben habe. Diese neuesten AMA-Richtlinien könnten immer noch verbessert werden, das wird auch mit der Zeit geschehen. Auf jeden Fall hat die AMA der Öffentlichkeit einen großen Dienst erwiesen, indem sie ihre lange Zeit unangetastet gebliebenen Empfehlungen für die idealen chemischen Blutwerte geändert hat.

Und nun zum letzten Punkt: Als ich aktive Menschen davor warnte, daß die offiziellen amerikanischen Empfehlungen für bestimmte Vitamine und

Mineralstoffe in einigen Fällen zu niedrig angesetzt seien, beschwerten sich die Kritiker, die noch immer an das »Vier-Komponenten-Konzept« (»Sie können alle notwendigen Vitamine und Mineralstoffe erhalten, wenn Sie sich eine ausgewogene Ernährung aus den vier Grundnährstoffen – Kohlenhydrate, Fett, Protein und Wasser – zusammenstellen«) glaubten. Nun haben aber die neuesten Ernährungsuntersuchungen ergeben, daß aktive Menschen tatsächlich mehr von bestimmten Mineralstoffen und Vitaminen brauchen als die offiziellen Richtlinien empfohlen hatten. Die meisten Menschen können eben nicht alle Nährstoffe, die sie für ihre persönliche Bestleistung und optimale Gesundheit benötigen, aus der Nahrung allein beziehen, egal wie gut ihre Kost zusammengestellt ist.

Der richtige Umgang mit den netten Fetten

In der *Leistungs-Diät* habe ich den Genuß von Fisch und die Verwendung von Fischöl-Zusätzen befürwortet, um Ihren Cholesterin- und Triglyzeridblutspiegel in Grenzen zu halten. Alle seither veröffentlichten Untersuchungen haben ergeben, daß meine Empfehlung richtig und wirksam gewesen ist. Einige Fischöle haben den nützlichen Effekt, die Blutwerte so zu beeinflussen, daß das Risiko von Herzinfarkt, Schlaganfall, Bluthochdruck und einigen Krebsarten, die durch Diäten verschuldet werden können, herabgesetzt wird. Ich nenne sie die »netten Fette«, und das sind sie auch tatsächlich. Es ist auch bereits bewiesen, daß einfach-ungesättigte Öle – Olivenöl ist das bekannteste – den Cholesterinspiegel positiv beeinflussen oder sich zumindest nicht nachteilig auf ihn auswirken.

Deswegen empfehle ich Olivenöl, wenn Sie für irgendein Rezept oder eine Kochtechnik Öl benötigen. Um Ihre Fettaufnahme möglichst gering zu halten, können Sie Ihre Pfanne vor dem Braten auch nur dünn mit Fett ausreiben oder auspinseln oder ein Backspray verwenden (das allerdings im Gegensatz zu einer in Amerika erhältlichen Spraysorte namens »PAM« nicht kalorienfrei ist).

Nahrungszusätze und die Haas-Diät

Eine kürzlich durchgeführte Umfrage unter »registered« (siehe Seite 95) amerikanischen Diätspezialisten hat gezeigt, daß 48 Prozent von ihnen ernsthaft erwägen, ihren Klienten Nahrungszusätze zu empfehlen – und das, obwohl die offiziellen Richtlinien der American Dietetic Association noch immer besagen, daß man mit allen notwendigen Nährstoffen versorgt ist, wenn man sich ausgewogen mit den vier Grundnährstoffen – Kohlenhydrate, Fett, Protein und Wasser – ernährt (ein Konzept, das eigentlich mit den Dinosauriern hätte verschwinden müssen!).

Die jüngste Sporternährungsforschung hat bewiesen, daß die *Leistungs-Diät* (den Kritikern zum Trotz) richtig gelegen hat mit der Feststellung, daß sich mit zunehmender körperlicher Aktivität auch der Bedarf an Vitaminen und Mineralstoffen erhöht. Man kann die Behauptung, daß aktive Menschen keine Zusatznährstoffe brauchen, nun einfach nicht mehr aufrecht erhalten, da die veröffentlichten Untersuchungsberichte eindeutig das Gegenteil bewiesen haben (die beiden vorangegangenen Kapitel über die Ernährungsneuheiten enthalten viele neue, wichtige Informationen zu diesem Thema, die Ihnen – ebenso wie Anhang I – dabei helfen werden, das Beste aus sich herauszuholen).

Immer mehr Ärzte, die um die Bedeutung einer bewußten Ernährungsweise wissen, sind bereits dazu übergegangen, Nährstoffzusätze zu empfehlen. Außerdem berichtet heute praktisch jede größere medizinische oder ernährungswissenschaftliche Fachzeitschrift über Untersuchungen und Stellungnahmen von Ärzten und Wissenschaftlern mit dem Ergebnis, daß man Zusatznährstoffe als vorbeugende, behandelnde oder gar heilende Maßnahme bei gesundheitlichen Schwierigkeiten nehmen könnte und sollte. Ich prophezeie Ihnen, daß die Ärzte in naher Zukunft zunehmend mehr Ernährungsrezepte und -ergänzungen empfehlen werden, als Ersatz für die vielen, nicht eben gesundheitsfördernden Mittel, die heute üblicherweise verordnet werden. Einige pharmazeutische Betriebe, die diesen Trend erkannt haben, machen bereits lautstark Werbung für Vitamin- und Mineralstoffergänzungen. Andere appellieren an die Gesetzgebung, alle Vitamin- und Mineralstoffpräparate rezeptpflichtig zu machen. Solch eine Gesetzgebung könnte den pharmazeutischen Unternehmen enorme Gewinne bescheren, die Preise für die Nährstoffzusätze hochtreiben, die Verschreibung von Ernährungsergänzungen ganz in die Hände von – ernährungswissenschaftlich oft ungenügend geschulten – Fachleuten legen und Ihnen das Recht absprechen, selbständig für Ihre Gesundheit Sorge zu tragen.

*Die Aspartame-Kontroverse und die Haas-Diät**

Als Aspartame-Süßstoffsorten kurz nach der offiziellen Genehmigung der Gesundheitsbehörde (Food and Drug Administration, FDA) auf den amerikanischen Markt kamen, habe ich Ihre Verwendung als Zuckerersatz empfohlen (wobei ich nichts gegen den Gebrauch von richtigem Zucker – aber in kleinen Mengen – sage). Ist Aspartame nun wirklich ungefährlich?

---

* Anmerkung der Redaktion: Die Untersuchungen zu Aspartame sind noch nicht abgeschlossen; es hat in der BRD noch keine endgültige Zulassung erhalten. Wir empfehlen dem Leser, die Diskussion über Süßstoffe aufmerksam zu verfolgen und Aspartame bis zur endgültigen Klärung nur in kleineren Mengen zu verwenden.

Nach einer kürzlich durchgeführten, gründlichen Prüfung aller verfügbaren Unterlagen über den Süßstoff durch die American Medical Association (AMA) wurde Aspartame als ungefährlich bezeichnet. Ein aktueller Bericht der AMA erschien in der medizinischen Fachzeitschrift dieser Vereinigung vom 19. Juli 1985. Er bekräftigt die Überzeugung der Ernährungsbehörde, daß die Menge von Aspartame, die von den meisten Kindern und Erwachsenen eingenommen wird, weit unter den Werten liegt, die vermutlich nicht giftig sind. Wenn wissenschaftlich konservative Organisationen wie die AMA und die FDA sagen, daß sie nach aufmerksamer Prüfung keine Bedenken gegen den Verzehr von Aspartame haben, so kann man zumindest zuversichtlich sein, daß Aspartame und Produkte, die Aspartame enthalten, keine nennenswerte Gesundheitsgefährdung darstellen. Und bis heute haben übrigens weder die AMA noch die FDA jemals festgestellt, daß Zucker in der Menge, in der er gegenwärtig bei uns in den Staaten konsumiert wird, ungefährlich sei!

Schätzungsweise liegt der Zuckerverbrauch unserer Nation bei 56,75 kg pro Kopf und Jahr, in der BRD bei 35,6 kg. Im Gegensatz zu Aspartame steigert Zucker nachgewiesenermaßen den Blutfett- und Harnsäurespiegel, gefährdet die Effektivität des Immunsystems und fördert Hypoglykämie (Blutzuckermangel) und Karies. Wenn ein Süßmittel die Öffentlichkeit in Angst und Schrecken versetzt, dann sollte dies der Zucker sein und nicht Aspartame. Könnte Zucker denn überhaupt – wie es bei Aspartame der Fall war – über zehn Jahre lang einer sorgfältigen, wissenschaftlichen Überprüfung standhalten und unbeanstandet durch die heutigen Tests der AMA und FDA kommen? Ich glaube nicht. Und darum hat sich auch die *Top-Diät* weiterhin für Aspartame-Süßstoffe als Hauptsüßmittel entschieden.

Lassen Sie noch heute Ihre Blutwerte bestimmen!

Die *Top-Diät* berücksichtigt vier Stufen, und eine davon ist die richtige für Sie. Mit dieser sehr systematischen Methode können Sie zuverlässig entscheiden, welche Nahrungsmittel und Rezepte Ihren individuellen biologischen Bedürfnissen am besten entsprechen. Zuallererst aber müssen Sie eine Blutprobe anfertigen lassen, damit Sie wissen, ob Sie mit Stufe I, II oder III beginnen sollten. Diese relativ schnelle und unproblematische Analyse hat schon Millionen Menschenleben gerettet, da die Ärzte mit ihrer Hilfe potentielle Gesundheitsrisiken rechtzeitig erkennen und somit in vielen Fällen verhüten konnten.

Wenn Sie über Ihre fünf lebenswichtigen Blutwerte Gesamtcholesterin, HDL (High-Density Lipoprotein)-Cholesterin, Triglyzeride (Blutfette), Glucose (Blutzucker) und Harnsäure nicht Bescheid wissen, dann tappen Sie im Dunkeln. Sie müssen Ihre Blutwerte kennen, wenn Sie ernsthafte Krankheiten verhindern und hohe Ansprüche an Ihr Leben und Ihre

Leistungen stellen. Tun Sie sich selbst einen Gefallen und vereinbaren Sie einen Arzttermin. Bitten Sie den Arzt, eine Blutprobe zu erstellen, die Ihnen Aufschluß über diese fünf wichtigen Werte gibt. Diese kleine Mühe könnte sich wirklich bezahlt machen!

Was Sie über die fünf wichtigen Blutwerte wissen sollten

Gesamtcholesterin, HDL-Cholesterin: Cholesterin ist in Nahrungsmitteln mit tierischem Ursprung enthalten. Es wird aber auch vom Körper selbst hergestellt, und zwar aus allem, was wir essen. Eine bestimmte Menge davon ist lebensnotwendig: kein Cholesterin, keine Sexualhormone; aber zuviel Cholesterin im Blut kann ernsthafte Gesundheitsprobleme verursachen. Da unser Körper zu 70 Prozent aus Wasser besteht, muß er Cholesterin (das fettlöslich ist und sich deshalb nicht gut mit Blut mischt) in wasserlösliche »Eiweißträger«, die Lipoproteinen, einpacken. Es gibt vier Basis-Lipoproteine, die Cholesterin transportieren, aber eigentlich brauchen Sie nur eines davon zu kennen: HDL (High-Density Lipoprotein = Lipoprotein von hoher Dichte). Viele Wissenschaftler glauben heute, daß das Risiko eines Herzinfarktes um so geringer ist, je höher Ihr HDL-Wert liegt. Im Gegensatz zum Gesamtcholesterin, das in allen vier »Eiweißträgern« enthalten ist, ist ein hoher HDL-Wert gesund und wünschenswert. Je mehr von Ihrem Gesamtcholesterin in Ihren HDL-»Eiweißträgern« gesammelt wird, um so weniger Cholesterin kann Ihre Arterien verstopfen. Deswegen sollten Sie, um einen Herzinfarkt zu vermeiden, Ihre HDL-Cholesterinwerte hoch und das Gesamtcholesterin niedrig halten.

Triglyzeride (Blutfette): Diese Fette finden sich in den Nahrungsmitteln wie auch in unserem Körper. Wir speichern Triglyzeride am Bauch, an den Oberschenkeln und an anderen Stellen, die sich runden, wenn wir im nichtmuskulären Bereich an Gewicht zunehmen. Der Triglyzeridspiegel sagt viel über die Nahrung aus, die Sie zu sich nehmen, und darüber, wie gut Ihr Körper diese Nahrung verarbeitet. Außergewöhnlich hohe Triglyzeridwerte entziehen Ihren Muskeln lebenswichtigen Sauerstoff, und das bedeutet weniger Stehvermögen und Ausdauer. Erhöhte Triglyzeridwerte können, genauso wie erhöhte Cholesterinwerte, Ihr Infarktrisiko vergrößern. Die *Top-Diät* ist so zusammengestellt, daß Ihr Triglyzeridspiegel dauerhaft gesenkt wird.

Glucose (Blutzucker): Ihr Blutzucker bestimmt Ihren Energiezustand, besonders während körperlicher Anstrengung und Stress. Aus bisher noch nicht ganz geklärten Gründen vermag ein niedriger Blutzuckerspiegel sogar Ihre Emotionen zu beeinflussen, so daß Sie reizbar und leicht aus der Fassung zu bringen sind. Sinkt der Blutzuckerwert unter den normalen Nüchternwert (im allgemeinen unter 50 mg/100 ml Blut), entsteht eine Hypoglykämie (Unterzucker). Zucker ist der bevorzugte Nährstoff des Gehirns, und da das Gehirn den Zucker nicht speichern kann wie die

Muskeln, »verhungert« es buchstäblich bei Unterzucker. Eine schwache sportliche Leistung, ja sogar Bewußtlosigkeit können als Folge auftreten. Ist andererseits der Blutzuckerspiegel zu hoch, fangen die Nieren an, einen Teil des überschüssigen Zuckers über den Urin auszuscheiden. Das kann das erste Anzeichen von Diabetes mellitus sein (viele potentielle Erkrankungen dieser Art können leicht festgestellt und möglicherweise verhindert werden, wenn Sie rechtzeitig diese einfachen Laborwerte erstellen lassen, die ich empfehle). Die *Top-Diät* kann Ihnen helfen, optimale Blutzuckerwerte zu erreichen und beizubehalten.

Harnsäure: Diese giftige Substanz wird vom Körper selbst in kleinen Mengen aus Verbindungen hergestellt, die man Purine nennt. Sie kommen zum Beispiel in Fleisch, Fisch und Erbsen vor. Normalerweise tragen die Nieren ziemlich gut dazu bei, überflüssige Harnsäure auszuscheiden. Erhöht sich die Harnsäure im Blut jedoch auf mehr als 6,5 mg/100 ml Blut, können Salze der Harnsäure (Natriumurat) in den Gelenken abgelagert werden und zu Schwellungen, Entzündungen, Schmerzen und Deformierung führen. Man nennt diese Form der Arthritis Gicht. Zuviel Harnsäure kann auch Nierensteine verursachen, eine sehr schmerzliche Angelegenheit. Eine Vorsichtsmaßnahme: Wenn Sie abnehmen wollen – mit irgendeiner Diät oder durch ein Bewegungstraining –, sollten Sie vorher mit Ihrem Arzt sprechen, weil Gewichtsabnahme vorübergehend zu höheren Harnsäurewerten im Blut führen kann. Dieser vorübergehende Anstieg von Harnsäure kann jedoch mit Medikamenten, wie zum Beispiel Allopurinol (Ihr Arzt wird Ihnen das richtige Medikament verschreiben), gesenkt werden, so daß Sie ohne Gesundheitsrisiko wie gewünscht abnehmen können. Die *Top-Diät* wird Ihnen dabei helfen, die Harnsäurewerte im Blut möglichst gering zu halten.

Die idealen Nährstoffkombinationen für Ihre persönlichen Blutwerte

Auf Ihrem Weg von Stufe I, II, III hin zu der neuen Spitzenleistungsstufe IV werden Sie feststellen, daß die einzelnen Mengen und der Gesamtprozentsatz von einfachen Kohlenhydraten (Zucker), Proteinen und Fetten im allgemeinen ansteigen werden. Den *größten Teil* Ihrer täglichen Kalorien aber werden immer komplexe Kohlenhydrate (stärkereiche Nahrungsmittel) stellen. Sie werden also in diesem Haas-Höchstleistungsprogramm Ihre *Grundnahrungsmittel* sein und sollten es auch bleiben.

Blutwerte für Stufe I

Wenn auch nur einer Ihrer fünf Blutwerte in den nachfolgend aufgelisteten Bereichen liegt, beginnen Sie mit der Stufe I:

	mg% = mg/100 ml Serum
Gesamtcholesterin	200 oder darüber
HDL-Cholesterin	30 oder darunter
Triglyzeride	150 oder darüber
Glucose	100 oder darüber
Harnsäure, Frauen	6 oder darüber
Männer	7 oder darüber

Richtlinien für Ihren Speiseplan	
Cholesterin Ihrer Diät insgesamt	bis zu 75 mg pro Tag
Fette und Öle insgesamt	bis zu 10 g Fett pro Tag
Protein insgesamt	bis zu 50 g pro Tag
Flüssiger Nahrungsersatz (Ihre Lieblingsmischung eines beliebigen Geschmacks, bitte beachten Sie Anhang II)	bis zu 2 Mahlzeiten pro Tag

Ergänzen Sie Ihre Kost mit Ihrem Lieblingspräparat der Sporternährungszusätze (empfohlene Zusammensetzung siehe Anhang I).

Blutwerte für Stufe II

Wenn Sie die folgenden Blutwerte erreicht haben, gehen Sie zu Stufe II über:

	mg% = mg/100 ml Serum
Gesamtcholesterin	160
HDL-Cholesterin	45 oder darüber
Triglyzeride	125–150
Glucose	85–95
Harnsäure, Frauen	5 oder darunter
Männer	6 oder darunter

Richtlinien für Ihren Speiseplan	
Cholesterin Ihrer Diät insgesamt	bis zu 100 mg pro Tag
Fette und Öle insgesamt	bis zu 15 g Fett pro Tag
Protein insgesamt	bis zu 60 g pro Tag
Flüssiger Nahrungsersatz (Ihre Lieblingsmischung eines beliebigen Geschmacks, bitte beachten Sie Anhang II)	bis zu 2 Mahlzeiten pro Tag

Ergänzen Sie Ihre Kost mit Ihrem Lieblingspräparat der Sporternährungszusätze (empfohlene Zusammensetzung siehe Anhang I).

Blutwerte für Stufe III

Wenn Sie die folgenden Blutwerte erreicht haben, gehen Sie zu Stufe III über:

	mg% = mg/100 ml Serum
Gesamtcholesterin	130
HDL-Cholesterin	65 oder darüber
Triglyzeride	75 oder darunter
Glucose	85 oder darunter
Harnsäure, Frauen	4 oder darunter
Männer	5 oder darunter

<u>Richtlinien für Ihren Speiseplan</u>

Cholesterin Ihrer Diät insgesamt	bis zu 150 mg pro Tag
Fette und Öle insgesamt	bis zu 20 g Fett pro Tag
Protein insgesamt	bis zu 65 g pro Tag
Flüssiger Nahrungsersatz (Ihre Lieblingsmischung eines beliebigen Geschmacks, bitte beachten Sie Anhang II)	bis zu 2 Mahlzeiten pro Tag

Ergänzen Sie Ihre Kost mit Ihrem Lieblingspräparat der Sporternährungszusätze (empfohlene Zusammensetzung siehe Anhang I).

Blutwerte für Stufe IV

Wenn Sie die folgenden Blutwerte erreicht haben, gehen Sie zu Stufe IV über:

	mg% = mg/100 ml Serum
Gesamtcholesterin	120 oder darunter
HDL-Cholesterin	70 oder darüber
Triglyzeride	70 oder darunter
Glucose	70 oder darunter
Harnsäure, Frauen	3,5 oder darunter
Männer	4,0 oder darunter

<u>Richtlinien für Ihren Speiseplan</u>

Cholesterin Ihrer Diät insgesamt	bis zu 150 mg pro Tag
Fette und Öle insgesamt	bis zu 25 g Fett pro Tag
Protein insgesamt	bis zu 70 g pro Tag
Flüssiger Nahrungsersatz (Ihre Lieblingsmischung eines beliebigen Geschmacks, bitte beachten Sie Anhang II)	bis zu 2 Mahlzeiten pro Tag

Ergänzen Sie Ihre Kost mit Ihrem Lieblingspräparat der Sporternährungszusätze (empfohlene Zusammensetzung siehe Anhang I).

Zu Hause essen: Der 28 Tage-Speiseplan der Top-Diät

Die *Leistungs-Diät* ist bereits bekannt für ihre schmackhaften Rezepte, die wenig Kalorien, wenig Fett und wenig Cholesterin enthalten. Hilarie Porter hat nun diese Tradition fortgesetzt, Ihren Erwartungen Rechnung getragen und sich wieder einmal selbst übertroffen, indem sie für die *Top-Diät* über 100 neue Höchstleistungs-Rezepte zusammengestellt hat (siehe Teil II, Rezepte zur Topdiät, Seite 135 ff.).

Wenn Sie etwas übrig haben für Gerichte, die sich leicht zubereiten lassen und Ihnen bessere Gesundheit, mehr Energie und Vitalität verschaffen, dann werden Sie bei diesen Tages-Speiseplänen, die ich für das Essen zu Hause zusammengestellt habe, voll auf Ihre Kosten kommen. Die Menüs sind auch für Einladungen zu Hause ideal. Ihre Gäste werden nämlich niemals merken, daß sie »Gesundheitskost« essen, die dazu beiträgt, das Risiko von Herzinfarkt, Bluthochdruck, Diabetes und Fettleibigkeit zu verringern.

Jeder Tagesvorschlag basiert auf den Haas-erprobten Rezepten der *Top-Diät*. Sie sind mit Seitenverweisen zum Rezeptteil des Buches versehen. Jedes Rezept zeigt pro Portion eine Zusammenstellung über die Energie- und Nährwerte: Kalorien/Joule, Kohlenhydrate, Eiweiß, Fett, Cholesterin und Natrium. Das hat den Vorteil für Sie, daß Sie diese Rezepte der Haas-Diät für Höchstleistungen und/oder maximalen Gewichtsverlust bedenkenlos genießen können, weil Sie ja wissen, ob die Energie- und Nährwerte der jeweiligen Gerichte unter die Richtlinien fallen, die für jede der vier Stufen des Programms angegeben sind. Wenn Ihnen der Arzt bereits eine kochsalz- oder cholesterinarme Diät verordnet hat, rechnen Sie einfach die Werte dieser Diät zusammen und bestimmen dann, welche *Top-Diät*-Rezepte für Ihren Bedarf in Frage kommen.

Sie können die Tagesvorschläge beliebig oft wiederholen. Sie können sie nach Lust und Laune durcheinanderwürfeln, austauschen und neu kombinieren – *aber lassen Sie dabei niemals den jeweiligen Nährwert aus den Augen!* Wenn Sie darauf achten, werden Sie auch nicht zuviel Eiweiß, Fett, Cholesterin oder Kochsalz zu sich nehmen.

Da viele dieser leckeren und sättigenden Rezepte wahrscheinlich weniger Kalorien enthalten als sie normalerweise zu sich nehmen, werden Sie – je nach Ihrem persönlichen Stoffwechsel – vielleicht bereits Gewicht verlieren, wenn Sie nur Ihre gewohnten Mahlzeiten durch die *Top-Diät*-Rezepte ersetzen. Wenn Sie Ihr Gewicht halten oder zunehmen wollen, vergrößern Sie einfach die Portionen (achten Sie aber auf die Nährwerte!). *Nutzen Sie die angegebenen Nährwerte beim jeweiligen Rezept und in den Nährwerttabellen am Ende dieses Buches, um die richtigen Mengen für Ihre Lieblingsrezepte und Lieblingszutaten auszuwählen.*

Zu Beginn des zweiten Teils dieses Buches werden Sie hilfreiche Koch- und Einkaufstips finden, damit Sie die *Top-Diät* zu Hause wirklich einfach durchführen können. Achten Sie ganz besonders auf die Empfehlungen:

▷ möglichst wenig Pflanzenöl, Margarine oder Butter beim Braten und Backen verwenden oder durch Backspray ersetzen,
▷ möglichst einen kalorienreduzierten Süßstoff statt Zucker verwenden.

Liste der empfohlenen Nahrungsmittel für die Höchstleitungs-Diät

Empfohlene Nahrungsmittel, die komplexe Kohlenhydrate enthalten

Hafergrütze	Sauerteigbrot	Kartoffeln
Reismehl	brauner (ungeschälter)	brauner (ungeschälter)
Hirse	Puffreis	Reis
Maismehl	Vollkornteig	Süßkartoffeln
Vollkornnudeln	Mais	Maisstärke
Vollkornbrot (ohne Eigelb	Weizenschrot	Pfeilwurzelmehl
hergestellt)	Vollkornweizenmehl	

Verwenden Sie diese Nahrungsmittel in den Mengen, wie die betreffende Stufe Ihrer Diät für Höchstleistungen es zuläßt. Komplexe Kohlenhydrate sollten immer den Hauptanteil Ihres täglichen Kalorien- bzw. Joule-Verbrauchs ausmachen. Wenn Sie versuchen abzunehmen, so richten Sie sich nach der Dr. Haas Top-Diät für maximalen Gewichtsverlust, die im nächsten Kapitel dargestellt wird.

Empfohlene Gemüse, die komplexe Kohlenhydrate enthalten

Brokkoli	Artischocken	Borlotto-Bohnen
Kohl	Salat (alle Arten)	Lima-Bohnen
Blumenkohl	Tomaten	Weiße Bohnen
Möhren	Gurke	Kidney-Bohnen (rote
Zucchini	Grüne Erbsen	oder weiße)
Paprikaschoten	Kichererbsen	
Grünkohl	Linsen	

Allgemein gilt: Gemüse können Sie ganz nach Lust und Laune essen. Ihren täglichen Bohnen-, Erbsen- oder Linsenkonsum aber sollten Sie auf etwa 400 g beschränken, um nicht zu viel Protein (Eiweiß) aufzunehmen.

Empfohlene Milchprodukte

Magermilch	Hüttenkäse (bis zu 1 % Fett)
fettarmes Trockenmilchpulver	Naturjoghurt (bis zu 2 % Fett)
Buttermilch (bis zu 1 % Fett)	

Aus dieser Liste können Sie auf Wunsch bis zu 0,5 l (Magermilch, Buttermilch), 240 g (Trockenmilchpulver) oder bis zu 450 g (Hüttenkäse, Joghurt) insgesamt pro Tag verwenden. Wenn Sie kombinieren, müssen Sie die Mengen entsprechend verringern.*

Empfohlene Öle

Fischöle, zum Beispiel Eikosapentaensäure (EPS) und Dokosahexaensäure (DHS),
Olivenöl (erste Pressung = Jungfernöl)

Verwenden Sie diese Öle, um den Geschmack der Speisen zu verfeinern oder Ihre Blutfettwerte zu senken, aber halten Sie die Grenzwerte ein, die in Ihrer Stufe der Diät für Höchstleistungen festgesetzt sind.

Empfohlene Gewürze, Würzen und Saucen

Weinessig (alle Arten)	Barbecuesauce
Zitronensaft	Tabascosauce
Limonensaft	Tamari (Sojasauce – 50:50 mit Wasser verdünnen)
Weinsorten (Sherry, weißer Bordeaux, Wermut rot und weiß)	Tomatenmark oder -sauce
Senf (auch Dijon-Senf)	Salsa (ohne Avocados)
Meerrettich	Ketchup
Vanille- oder Zitronenextrakte	Alle Kräuter und Gewürze
Worcestersauce	Alle Dressings ohne Öl
Steaksauce	

Allgemein gilt: Diese Gewürze, Würzen und Saucen können Sie – in Maßen – ganz nach Belieben verwenden. Nur Sojasauce, Steaksauce, Barbecuesauce, Ketchup und Worcestersauce sollten Sie auf einen Eßlöffel pro Tag beschränken.

* Anmerkung der Redaktion: In Amerika weicht die Einteilung der Fettstufen bei bestimmten Nahrungsmitteln von der hier üblichen etwas ab. Während der von Dr. Haas verwendete Hüttenkäse 1–2% Fett hat, enthält körniger Frischkäste (z. B. Hüttenkäse) bei uns zwischen 4 und 5% Fett. Zu Ihrer Information im folgenden ein kurzer Überblick über andere Milchprodukte und deren hier handelsübliche Fettstufen: Fettarmer Joghurt 1,5–1,8%, Magermilchjoghurt 0,3%, fettarme Milch 1,5%, Magermilch (entrahmte Milch) 0,3%, fettarme (teilentrahmte) Kondensmilch 4%. Da sich die in den Rezepten angegebenen Nährwerte auf die amerikanischen Originalrezepte beziehen, empfiehlt es sich – wenn irgend möglich –, die fettarmen Sorten der Molkereiprodukte zu verwenden.

Stufe I

1. Tag

Frühstück
Apfelreis – Seite 144
Getränk

Mittagessen
Pasta e fagioli (Bohnensuppe mit Nudeln), 235 ml – Seite 151
Salat (unbegrenzte Menge) mit einer der empfohlenen Saucen
Getränk

Abendessen
½ gebackene Kartoffel mit Truthahn – Seite 170
Gedünstetes Gemüse (unbegrenzte Menge)
Salat (unbegrenzte Menge) mit einer der empfohlenen Saucen
1 Scheibe Bananen-Nuß-Kuchen – Seite 194
Getränk

2. Tag

Frühstück
Vollkorn-Frühstücksflocken mit ⅛ l Magermilch
½ Banane, in Scheiben geschnitten, oder 30 g Rosinen
Getränk

Mittagessen
Spinatsalat – Seite 155
½ Vollkornbrötchen oder 1 Scheibe Vollkornbrot
Getränk

Abendessen
220 g gekochte Vollkorn-Teigwaren (= 110 g ungekochte)
Auberginen-Rotwein-Sauce – Seite 186
Salat (unbegrenzte Menge) mit einer der empfohlenen Saucen
1 Scheibe Bananen-Nuß-Kuchen – Seite 194
Getränk

3. Tag

Frühstück
Porridge mit ½ Banane, in Scheiben geschnitten, oder 30 g Rosinen
Getränk

Mittagessen
Linsen-Gersten-Suppe, 235 ml – Seite 153
Salat (unbegrenzte Menge) mit einer der empfohlenen Saucen
Getränk

Abendessen
Reis mit Hähnchen und Brokkoli – Seite 176
Salat (unbegrenzte Menge) mit einer der empfohlenen Saucen
1 Frucht

4. Tag

Frühstück
2 Scheiben Vollkornbrot oder 1 Vollkornbrötchen
Apfelmus, 8 EL – Seite 187
Getränk

Mittagessen
1 Curry-Muffin mit Reis und Hähnchenfleisch – Seite 190
Salat (unbegrenzte Menge) mit einer der empfohlenen Saucen
Getränk

Abendessen
Gratinierte Krabbenförmchen – Seite 180
Gedünstetes Gemüse (unbegrenzte Menge)

100 g gekochter Naturreis
(= 50 g ungekochter)
Salat (unbegrenzte Menge) mit
einer der empfohlenen Saucen
1 Frucht

5. Tag

Frühstück
Bananen-Pfannkuchen, 2 Stück –
Seite 144
Getränk

Mittagessen
Nudelsalat mit Kichererbsen –
Seite 159
1 Vollkornbrötchen oder
2 Scheiben Vollkornbrot
1 Frucht
Getränk

Abendessen
½ gebackene Kartoffel mit Truthahn – Seite 170
Gedünstetes Gemüse (unbegrenzte Menge)
Salat (unbegrenzte Menge) mit
einer der empfohlenen Saucen
1 Apfelschnitte –
Seite 195

6. Tag

Frühstück
Rührei mit Champignons und
Zwiebeln – Seite 147
1 Scheibe Vollkorntoast oder
½ Vollkornbrötchen
Exotischer Früchte-Aufstrich,
1 EL – Seite 143
Getränk

Mittagessen
Reis mit Hähnchen und Gemüse –
Seite 174
Salat (unbegrenzte Menge) mit
einer der empfohlenen Saucen
1 Frucht
Getränk

Abendessen
½ gebackene Kartoffel »Neptun« –
Seite 169
Salat (unbegrenzte Menge) mit
einer der empfohlenen Saucen
1 Süßkartoffel-Muffin – Seite 191
Getränk

7. Tag

Frühstück
Zimtschnitten, 2 Stück – Seite 146
Apfelmus, 8 EL – Seite 187
Getränk

Mittagessen
Hühnersuppe mit Nudeln, 235 ml –
Seite 150
Salat (unbegrenzte Menge) mit
einer der empfohlenen Saucen
Getränk

Abendessen
Gebackene Bohnen mit Kräutern –
Seite 181
Salat (unbegrenzte Menge) mit
einer der empfohlenen Saucen
1 Frucht
Getränk

8. Tag

Frühstück
1 Süßkartoffel-Muffin – Seite 191
1 Frucht
Getränk

Mittagessen
Kartoffel-Laibchen, 3 Stück –
Seite 171

Salat (unbegrenzte Menge) mit
einer der empfohlenen Saucen
Getränk

Abendessen
Reis-Pie mit Hähnchenfleisch – Seite 173
Gedünstetes Gemüse (unbegrenzte Menge)
Salat (unbegrenzte Menge) mit einer der empfohlenen Saucen
1 Scheibe Kürbis-Rosinen-Brot – Seite 189

9. Tag

Frühstück
2 Scheiben Vollkorntoast oder 1 Vollkornbrötchen
Exotischer Früchte-Aufstrich, 1 EL – Seite 143
Getränk

Mittagessen
Dicke Bohnensuppe, 235 ml – Seite 152
Salat (unbegrenzte Menge) mit einer der empfohlenen Saucen
1 Frucht
Getränk

Abendessen
Gefüllte Auberginenröllchen, 2–3 Stück – Seite 183
Salat (unbegrenzte Menge) mit einer der empfohlenen Saucen
1 Bananen-Dattel-Muffin – Seite 190
Getränk

10. Tag

Frühstück
1 Scheibe Dattel-Walnuß-Brot – Seite 189
1 Frucht
Getränk

Mittagessen
Möhrensalat »Waldorf« – Seite 155
1 Scheibe Vollkornbrot oder ½ Vollkornbrötchen
Getränk

Abendessen
220 g gekochte Vollkorn-Teigwaren (= 110 g ungekochte)
Schnelle Tomatensauce – Seite 185
Salat (unbegrenzte Menge) mit einer der empfohlenen Saucen
1 Frucht
Getränk

11. Tag

Frühstück
Mais-Pfannkuchen, 2 Stück – Seite 146
Apfelmus, 8 EL – Seite 187
Getränk

Mittagessen
Herzhafte Gemüsesuppe, 235 ml – Seite 154
Salat (unbegrenzte Menge) mit einer der empfohlen Saucen
Getränk

Abendessen
Nudelauflauf – Seite 179
Salat (unbegrenzte Menge) mit einer der empfohlenen Saucen
1 Scheibe Früchte-Kuchen – Seite 194
Getränk

12. Tag

Frühstück
1 Scheibe Kürbis-Rosinen-Brot – Seite 189
1 Frucht
Getränk

Mittagessen
Thunfisch-Bohnen-Salat – Seite 157
1 Frucht
Getränk

Abendessen
Reis-Mais-Pfanne mit Frühlingszwiebeln – Seite 174
Salat (unbegrenzte Menge) mit einer der empfohlenen Saucen
1 Scheibe Kürbis-Rosinen-Brot – Seite 189
Getränk

13. Tag

Frühstück
Milchreis mit Rosinen – Seite 144
Getränk

Mittagessen
1 gebackene Kartoffel
Salat (unbegrenzte Menge) mit einer der empfohlenen Saucen
1 Frucht
Getränk

Abendessen
Gemüse-Reis-Auflauf – Seite 175
Salat (unbegrenzte Menge) mit einer der empfohlenen Saucen
Kürbis-Reis-Pudding – Seite 196

14. Tag

Frühstück
Rührei mit Käse – Seite 147
1 Scheibe Vollkorntoast
Getränk

Mittagessen
Gemüse-Kartoffel-Salat – Seite 157
1 Frucht
Getränk

Abendessen
Bohnen-Reis-Auflauf – Seite 173
Squash überbacken – Seite 168
1 Frucht
Getränk

15. Tag

Frühstück
Wiederholen Sie bitte ab heute die Frühstücksvorschläge der ersten 14 Tage!

Mittagessen
Tabbouleh – Seite 160
1 Frucht
Getränk

Abendessen
Gersten-Champignon-Schmortopf – Seite 182
Salat (unbegrenzte Menge) mit einer der empfohlenen Saucen
1 Scheibe Bananen-Nuß-Kuchen – Seite 194
Getränk

16. Tag

Mittagessen
Erbsensuppe, 235 ml – Seite 153
Salat (unbegrenzte Menge) mit einer der empfohlenen Saucen
1 Frucht
Getränk

Abendessen
Mexikanischer Reistopf – Seite 175
Pikanter Apfel-Rosinen-Salat – Seite 161
Gedünstetes Gemüse (unbegrenzte Menge)
Getränk

17. Tag

Mittagessen
Nudelsalat mit Kichererbsen – Seite 159
1 Scheibe Vollkornbrot oder ½ Vollkornbrötchen
1 Frucht
Getränk

Abendessen
Lachs gedünstet in Sherry – Seite 181
Möhren-Kartoffel-Gratin – Seite 166
Salat (unbegrenzte Menge) mit einer der empfohlenen Saucen
1 Frucht
Getränk

18. Tag

Mittagessen
Mais-Kartoffel-Suppe, 235 ml – Seite 150
Salat (unbegrenzte Menge) mit einer der empfohlenen Saucen
Getränk

Abendessen
1 gebackene Kartoffel
Dip »Schöne Gärtnerin« – Seite 148
Gedünstetes Gemüse (unbegrenzte Menge)
Kürbis-Reis-Pudding – Seite 196
Getränk

19. Tag

Mittagessen
Squash überbacken – Seite 168
Kartoffelpuffer – Seite 170
1 Frucht
Getränk

Abendessen
Spaghetti »Romanoff« – Seite 176
Salat (unbegrenzte Menge) mit einer der empfohlenen Saucen
1 Kirsch-Mandel-Muffin – Seite 191
Getränk

20. Tag

Mittagessen
Blumenkohl-Brokkoli-Salat – Seite 155
Kartoffelpüree mit Parmesan – Seite 170
1 Frucht
Getränk

Abendessen
Reis-Apfel-Curry – Seite 174
Salat (unbegrenzte Menge) mit einer der empfohlenen Saucen
1 Frucht
Getränk

21. Tag

Mittagessen
Nudel-Hähnchen-Salat mit Trauben – Seite 160
1 Scheibe Vollkornbrot oder ½ Vollkornbrötchen
1 Frucht
Getränk

Abendessen
Brokkoli-Nudel-Auflauf – Seite 178
Salat (unbegrenzte Menge) mit einer der empfohlenen Saucen
1 Kirsch-Mandel-Muffin – Seite 190
Getränk

22. Tag

Mittagessen
Linsen-Reis-Topf – Seite 172
Salat (unbegrenzte Menge) mit einer der empfohlenen Saucen
1 Frucht
Getränk

Abendessen
Kartoffel-Zwiebel-Pie – Seite 169
Gedünstetes Gemüse (unbegrenzte Menge)
Salat (unbegrenzte Menge) mit einer der empfohlenen Saucen
1 Frucht

23. Tag

Mittagessen
Rohes Gemüse (unbegrenzte Menge)
Gurken-Zwiebel-Dip – Seite 149
Krabbencocktail – Seite 148
1 Frucht
Getränk

Abendessen
220 g gekochter Naturreis oder Vollkornteigwaren (= 110 g ungekochte)
Zucchini mit Blumenkohl italienisch – Seite 167
Salat (unbegrenzte Menge) mit einer der empfohlenen Saucen
1 Frucht
Getränk

24. Tag

Mittagessen
Orientalischer Salat – Seite 158
1 Frucht
Getränk

Abendessen
Tomaten-Brokkoli-Pie – Seite 178
1 gebackene Kartoffel
Salat (unbegrenzte Menge) mit einer der empfohlenen Saucen
1 Frucht
Getränk

25. Tag

Mittagessen
Möhrensalat »Waldorf« – Seite 155
1 Scheibe Vollkornbrot oder ½ Vollkornbrötchen
Getränk

Abendessen
Süßes Kartoffelpüree (von 1 Kartoffel) – Seite 165
Salat (unbegrenzte Menge) mit einer der empfohlenen Saucen
1 Scheibe Früchtekuchen – Seite 194
Getränk

26. Tag

Mittagessen
Hähnchensalat Suprême – Seite 160
1 Frucht
Getränk

Abendessen
Bohnen-Gemüse-Suppe, 235 ml – Seite 152
Salat (unbegrenzte Menge) mit einer der empfohlenen Saucen
1 Frucht
Getränk

27. Tag

Mittagessen
Gratin dauphinois –
Seite 171
Salat (unbegrenzte Menge) mit einer der empfohlenen Saucen
1 Frucht
Getränk

Abendessen
Zucchini-Mais-Gratin –
Seite 166
Salat (unbegrenzte Menge) mit einer der empfohlenen Saucen
1 Scheibe Kürbis-Rosinen-Brot –
Seite 189
Getränk

28. Tag

Mittagessen
Maissalat –
Seite 154
1 Scheibe Vollkornbrot oder ½ Vollkornbrötchen
1 Frucht
Getränk

Abendessen
Kartoffel-Käse-Soufflé –
Seite 172
Salat (unbegrenzte Menge) mit einer der empfohlenen Saucen
1 Frucht
Getränk

Stufe II: Zusätzliche Gerichte

Auf welcher Stufe der Haas-Diät Sie sich befinden, hängt von Ihren Blutwerten ab. Bitte schlagen sie in den Tabellen auf den Seiten 50/51 nach, welche Ernährungs-Richtlinien für Ihre Stufe gelten.

Wenn Sie zur nächsten Stufe überwechseln, dürfen Sie mehr essen – *höchstens aber so viel,* bis Sie die Obergrenze der Richtwerte erreichen. Der vorangegangene Speiseplan wurde für die Stufe I erstellt. Gerichte dieses Plans können Sie durch die zusätzlichen Gerichte der Stufe II und anschließend für die Stufen III und IV, die unter dieselbe Kategorie fallen, ersetzen. Lassen Sie aber bitte die Gerichte der Stufe I von nun an nicht völlig unter den Tisch fallen! Kontrollieren Sie die Nährwerte der ausgewählten Gerichte; die nötigen Angaben finden Sie entweder beim Rezept oder in der Nährwerttabelle. So können Sie sicherstellen, daß Sie die Richtwerte für Ihre Diät-Stufe nicht überschreiten.

Zusätzlich zu den in den Stufen II, III und IV erlaubten Gerichten, die Sie nun statt des einen oder anderen Gerichts der Stufe I essen dürfen, können Sie auch die Portionen der Stufe I vergrößern. Allerdings müssen Sie *stets die erhöhten Nährwerte berücksichtigen.* Ob Sie nun Gerichte austauschen oder die Portionen vergrößern, die Nährstoffzufuhr muß immer innerhalb der Richtlinien Ihrer Stufe bleiben! In dieses Buch wurden eigens Nährwerttabellen aufgenommen, so daß Sie auch andere Nahrungsmittel in Ihren Speiseplan einbauen können, solange Sie sie umsichtig auswählen und die Richtlinien für Ihre Stufe beachten.

Frühstück
Mais-Pfannkuchen – Seite 146

Vorspeise
Crabmeat Dip – Seite 149

Salate
Hummersalat – Seite 161
Nudelsalat mit Krabben – Seite 159

Beilage
Maispüree – Seite 168

Hauptgerichte
Gefüllte Küken – Seite 184
Gefüllte Muschelnudeln gratiniert – Seite 184
Gefüllte Paprika – Seite 183

Saucen
Apfel-Preiselbeer-Sauce – Seite 187
Pesto – Seite 186

Brot
Preiselbeer-Nuß-Brot – Seite 188

Stufen III und IV: Zusätzliche Gerichte

Frühstück
Pfannkuchen »Hawaii« – Seite 145
Lachs-Rührei – Seite 146

Vorspeisen
Lachscreme – Seite 148
Zwiebel-Joghurt – Seite 150

Hauptgerichte
Auberginen mit Kalbfleischfüllung – Seite 182
Chili con carne – Seite 176
Lasagne mit Tomatensauce – Seite 180
Lasagne mit Weißweinsauce – Seite 179
Spaghetti-Auflauf mit Hühnerbrust – Seite 177

Brot
Süßes Sesambrot – Seite 188

Nachspeisen und Kuchen
Dunkler Dattel-Walnuß-Kuchen – Seite 192
Gestürzter Ananas-Kürbis-Kuchen – Seite 192
Gestürzter Apfelkuchen – Seite 195
Himbeer-Mandel-Schnitten – Seite 196
Schoko-Kirsch-Kuchen – Seite 193

Die Dr. Haas Top-Diät für maximalen Gewichtsverlust

Und hier ist nun auch endlich ein Diätplan, mit dem Sie erfolgreich abnehmen werden, weil er sich einfach immer verwirklichen läßt – bei der Arbeit ebenso wie in der Freizeit. Ich habe ihn entworfen für Leute wie mich selbst, deren Stoffwechsel normalerweise so träge abläuft, daß wir anscheinend erst dann ein paar Pfunde verlieren, wenn wir weniger als 800 Kilokalorien pro Tag essen (das sind weniger als durchschnittlich in einer amerikanischen Hauptmahlzeit enthalten sind!) und außerdem Sport treiben.

Die Dr. Haas Top-Diät für maximalen Gewichtsverlust bietet Ihnen etwa 800 leckere Kilokalorien (3300 Kilojoule), so daß Sie ganz bestimmt Körperfett abbauen werden – egal wie alt Sie sind, welches Geschlecht oder welchen Körperbau Sie auch haben. Sie können zu Hause oder auswärts wirklich gut essen und in Teigwaren, Kartoffeln, Mais und Salaten schwelgen – und dennoch dauernd Körperfett dabei abbauen.

Wenn Sie sich an den Plan halten, den ich Ihnen nun in diesem Kapitel darlegen werde, können sie wesentlich schmackhafter und nahrhafter essen, als es Ihnen die herkömmlichen Diäten erlaubten – und dennoch, ab sofort und für immer, schlanker durchs Leben gehen. Über 50 Jahre lang haben uns wissenschaftliche Untersuchungen von Diätplänen und -produkten überzeugend demonstriert, daß es nur sehr wenige Menschen schaffen, tatsächlich so viel abzunehmen, wie sie sich vorgenommen haben, und dieses Idealgewicht dann auch beizubehalten. Meiner Meinung nach werden Sie jedoch in dem Moment, in dem Ihnen klar wird, warum all diese Versuche fehlschlagen mußten, auch wissen, warum und wie Sie diese unerwünschten »Speckschwarten« oder »Rettungsringe« erfolgreich und stetig loswerden können, die sonst nur erhöhte Gefahren für ernährungsbedingte Krankheiten wie Herzkrankheiten, Krebs, Arthritis, Schlaganfall oder Diabetes darstellen.

Wie das Programm funktioniert

Dieses Programm zum Abnehmen funktioniert garantiert, weil es sich auf drei wichtige Grundpfeiler zugleich stützt, die für sofortigen Gewichtsverlust und optimale Energie bürgen:

- ▷ Ein speziell zusammengestellter flüssiger Nahrungsersatz, der eine wissenschaftlich fundierte Mischung aus Ballaststoffen, Proteinen, Kohlenhydraten, energiespendenden Vitaminen und Mineralstoffen darstellt;
- ▷ Nahrungsmittel, die viel komplexe Kohlenhydrate beinhalten und die Weltklasseathleten essen, um Stärke, Energie und Ausdauer zu steigern und dabei schlank zu bleiben;
- ▷ fettverbrennende, stark energiehaltige Nährstoffe wie das L-Carnitin, das Coenzym Q_{10} und die verzweigtkettigen Aminosäuren, die den Gewichtsverlust beschleunigen und dabei die Muskeln unangetastet lassen, wenn Sie sich körperlich nicht betätigen, oder sogar aufbauen, wenn Sie Sport treiben und Gymnastik machen.

Die Entwicklung des flüssigen Nahrungsersatzes

In Amerika begann das moderne Diätzeitalter am Ende der fünfziger Jahre, als der erste flüssige Nahrungsersatz auf den Markt kam – ein Pulver, das mit Wasser verdünnt wurde (und auch genauso schmeckte). Jedes Glas dieser Mischung enthielt 300 Kilokalorien (1256 Kilojoule), und pro Tag waren 3 Gläser, also 900 Kilokalorien (3768 Kilojoule) erlaubt. Zwar konnte dieses Produkt bald steigenden Umsatz verzeichnen, doch wuchsen leider auch die Fettpolster des amerikanischen Publikums, das auf sein Gewicht bedacht war, und wir blieben eine übergewichtige Nation. Am Ende der siebziger Jahre standen den immer noch zu dicken Amerikanern neue Produkte zur Verfügung – eine gute Nachricht für all die frustrierten »Dickerchen«. Aber auch diesmal blieben die Bemühungen erfolglos und die Menschen zu dick. Kurze Zeit später häuften sich dann die schlechten Nachrichten unter dem Schlagwort »flüssiges Protein«.

Viel Protein, wenig Kalorien – ein Ernährungs-Alptraum

Die Amerikaner, im Kampf gegen die überflüssigen Pfunde immer noch klar auf der Verliererseite, stürzten sich nun begierig auf ein neues Diät-Präparat, das später einmal als »Schwarzer Freitag« der Hersteller gelten sollte. Heraufbeschworen wurde dieser Jüngste Tag für die Diäthalter mit der Veröffentlichung eines Diätbuch-Bestsellers, der ein stark proteinhaltiges Getränk empfahl, das auf der Aufspaltung von tierischem Bindegewebe (hydrolisiertem Collagen*) basierte.

Nach Angaben der Gesundheits-Kontrollbehörde kamen schließlich mindestens 60 Personen auf ungeklärte Weise ums Leben, während sie diese Diät machten und täglich 300 bis 400 Kilokalorien (1260 bis 1670 Kilojoule) in Form flüssiger Proteine tranken. In 17 Fällen, in denen Menschen von

* Anmerkung der Redaktion: Collagen = Faserstrukturproteine der Bindegewebe.

diesem fatalen Schicksal betroffen waren, die sich zwei Monate lang oder länger ausschließlich von flüssigen Proteinen ernährt hatten, erbrachten die Untersuchungen, daß keiner von Ihnen irgendein anderes Krankheitszeichen aufwies, das für den frühzeitigen Tod hätte verantwortlich gemacht werden können. Nachfolgeuntersuchungen ergaben dann, daß ventrikuläre Rhythmusstörungen (Störungen des Erregungsablaufs im Herzen, der zu Unregelmäßigkeiten oder Herzstillstand führen kann) die unmittelbare Todesursache darstellten und wahrscheinlich durch die ausschließliche Einnahme von flüssigem Protein verursacht worden waren.

Die aufrüttelnde Berichterstattung der Medien über diese schlimmen Vorfälle, die den flüssigen Proteinen angelastet werden mußten, und die deutlichen Warnungen der Ernährungsbehörde bewirkten quasi über Nacht das Ende dieser Manie mit den flüssigen Proteinen. Obwohl die eigentliche Todesursache auch in anschließenden Untersuchungen niemals mit letzter Sicherheit geklärt werden konnte, sprechen sich viele Wissenschaftler entschieden gegen Diäten aus, die ausschließlich flüssige Proteine erlauben, aber auch allgemein gegen solche, die eine sehr geringe Energiezufuhr ausschließlich mit Proteinen decken. Die fragwürdige Sicherheit solcher Diäten, die auf viel Protein und wenig Kalorien/Joule beruhen, sollte all jene aufschrecken, die eine dieser kalorienarmen Diäten machen, die zur Zeit wieder sehr in Mode gekommen sind.

Was bringt flüssiger Nahrungsersatz beim Abnehmen?

Flüssiger Nahrungsersatz in Verbindung mit fester Nahrung ist auch heute Bestandteil einiger der beliebtesten Diäten. Er ist als Pulver erhältlich, das wiederum zu Getränken, Suppen oder Nachspeisen angerührt werden kann. Im Gegensatz zu den heute allgemein verworfenen Produkten, die auf flüssigem Protein basieren (und die erstaunlicherweise immer noch erhältlich sind), enthalten diese neuen Diätpulver hochwertiges Protein, Vitamine, komplexe und einfache Kohlenhydrate, Spurenelemente und sogar Ballaststoffe – alles Bestandteile, die in keinem der ursprünglichen Präparate mit flüssigen Proteinen enthalten waren. Wie beliebt solche flüssigen Nahrungsersatzprodukte sind, zeigt sich in ihren hohen Absatzzahlen. Weit über fünf Millionen Amerikaner »kippten« zum Beispiel eine Sorte innerhalb der ersten zwei Jahre, in denen sie auf dem Markt war, gierig in sich hinein. *Dieser Konsum liegt mindestens um das 25fache über dem der ursprünglichen Produkte mit flüssigen Proteinen.*

Viele Hersteller der neuen Nahrungsersatzprodukte zur Gewichtsreduktion haben aus der Tragödie mit den Flüssigprotein-Präparaten gelernt. Ihre neuen Formeln für die Zusammensetzung der Produkte sind eine echte Hilfe zur Vermeidung von gesundheitlichen Risiken, die bei der Einnahme der ernährungsmäßig unvollständigen, ursprünglichen Präparate gegeben waren. Und hier sind ein paar wesentliche Dinge, auf die Sie achten sollten, bevor Sie sich für einen kalorienarmen Nahrungsersatz entscheiden (und dabei werde ich Ihnen nun helfen):

Protein: Eine hochwertige Proteinquelle – fettarmes Trockenmilchpulver oder Eiweiß – ist ein wesentlicher Baustein der Nahrungsersatzpräparate. In jeder Portion sollte weder zuviel noch zuwenig Protein enthalten sein. Ein pulverisierter Nahrungsersatz sollte zwischen 15 und 20 Gramm hochwertiges Protein pro Portion enthalten. Diese Proteinmenge verhindert gemeinsam mit den essentiellen Kohlenhydraten (der zweite, überaus wichtige Bestandteil eines hochwertigen Nahrungsersatzes), daß sich Ihr Körper während einer Diät selbst das körpereigene, wichtige Protein (aus den Organen und Muskeln) entzieht.

Kohlenhydrate: Das erste komplexe Kohlenhydrat, nach dem Sie Ausschau halten sollten, heißt *Maltodextrin* (viele bekannte Nahrungsersatzprodukte enthalten dieses Kohlenhydrat als hauptsächliche Kohlenhydratquelle). Die komplexen Kohlenhydrate des Maltodextrins tragen ebenso wie die der stärkereichen Nahrungsmittel (zum Beispiel Kartoffeln und Teigwaren), die Sie während der Dr. Haas Top-Diät für maximalen Gewichtsverlust essen werden, dazu bei, Ihren täglichen Proteinbedarf zu reduzieren; diese Kohlenhydrate helfen dem Körper, seinen begrenzten Vorrat an Proteinen für wichtige Zwecke aufzusparen, statt Protein zur Energieproduktion zu verbrennen.

Nahrungsersatzprodukte können auch einfache Kohlenhydrate als Süßmittel enthalten. Von den bis heute erprobten natürlichen Süßstoffen ist Fruchtzucker (Fructose) der beste. Aufgrund seiner besonderen Vorzüge ist Fructose der Saccharose (Rohrzucker, der übliche Tafelzucker) vorzuziehen. Die verschiedenen Zuckersorten haben unterschiedlichen Einfluß darauf, wie gut Glykogen – gespeicherte Energie in Form eines Kohlenhydrats, das vom Körper selbst hergestellt wird – in den Muskeln gespeichert wird. Glykogenvorräte sind ein »Sparbuch« für denjenigen, der eine Energiereserve haben möchte. Nahrungsersatzprodukte mit Fruchtzucker sind wesentlich besser als solche, die Traubenzucker (Glucose) enthalten, weil erstere die Bildung eines Glykogenvorrats begünstigen und bewirken, daß den Muskeln sehr viel weniger Glykogen entzogen wird, und weil sie außerdem kein Insulin benötigen, um in die Muskelzellen einzudringen. Da Insulin den Glykogen-Abbau fördert und durch niedrigen Blutzuckergehalt zu Müdigkeit führen kann, sollten Sie sich einen Nahrungsersatz suchen, der als Süßmittel entweder Fruchtzucker oder Süßstoff enthält.

Mineralstoffe und Spurenelemente: Das Nahrungsersatzpräparat Ihrer Wahl muß essentielle Mineralstoffe wie Calcium, Magnesium, Eisen und Zink enthalten, die für den Knochenaufbau und die Muskelfunktion, für gesundes Blut und ein starkes Immunsystem sowie allgemein für ein gutes Wohlbefinden sorgen. Daneben brauchen Sie aber auch Spurenelemente wie Mangan, Chrom, Selen und Molybdän, die Sie vor Herzkrankheiten, Diabetes und durch falsche Ernährung oder Umwelteinflüsse bedingten

Krebs schützen. Auch wenn der Körper sehr viel geringere Mengen von Spurenelementen als von Mineralstoffen, wie zum Beispiel von Calcium oder Magnesium, braucht, so sind sie trotzdem genauso wichtig wie alle anderen Nährstoffe.

Ballaststoffe: Ballaststoffe sind notwendig, um den Darm und die Herzgefäße bei bester Gesundheit zu erhalten. Ein gutes Nahrungsersatzprodukt sollte die *richtigen* Ballaststoffe enthalten, die dazu beitragen, die Blutfettwerte zu senken und die Darmtätigkeit anzuregen. Wasserlösliche Ballaststoffe, wie sie zum Beispiel in Haferkleie, Sojakleie und Guarmehl enthalten sind, unterstützen die Ausscheidung von Cholesterin und der am Cholesterinstoffwechsel beteiligten Produkte. Außerdem helfen sie bei der Absonderung von karzinogenen Substanzen, die als Nebenprodukt von normalen Darmbakterien entstehen können. Solche Ballaststoffe, die die Darm- und Ausscheidungsfunktionen anregen, sollten also in jedem erstklassigen Nahrungsersatzprodukt enthalten sein.

Sollte man einen flüssigen Nahrungsersatz über längere Zeit hinweg verwenden, um abzunehmen und das erreichte Gewicht auf Dauer halten zu können? Die heute üblichen Nahrungsersatzprodukte sind in ihrer Zusammensetzung so ausgewogen, daß Sie damit effektiv abnehmen können, ohne dabei Ihre Gesundheit durch irgendwelche Ernährungsmängel zu beeinträchtigen, *solange Sie sich nicht ausschließlich von diesen Ersatzprodukten ernähren und solange Sie täglich mindestens 800 Kilokalorien (3350 Kilojoule) mit dem Ersatz und einer ausgewogenen, festen Kost zu sich nehmen.* Warum?

Die Ernährung auf der Basis von flüssigem Protein wie auch jede andere Kost mit sehr geringem Energiegehalt bergen eine gemeinsame Gefahr. Die Forschung hat gezeigt, daß die Sterberate von Menschen, die einer Diät mit flüssigem Protein folgen, sich nicht signifikant von derjenigen unterscheidet, die bei denjenigen auftritt, die unter ärztlicher Aufsicht eine sehr kalorienarme Diät mit hochwertigen Proteinen und Vitamin- und Mineralstoffzusätzen durchführen. Diese Tatsache spricht dafür, daß die Gesamtmenge der täglich aufgenommenen Kilokalorien bei jedem Programm zur Gewichtsreduktion genauso wichtig ist wie die Beschaffenheit der Proteine, Vitamine und Mineralstoffe. Und deswegen ist die Dr. Haas Top-Diät für maximalen Gewichtsverlust eben keine Diät mit extrem niedrigem Kaloriengehalt (bis zu 500 Kilokalorien/2100 Kilojoule täglich), sondern vielmehr ein vollständiges Ernährungsprogramm, gestützt auf die wissenschaftlich fundierte, vernünftige Kombination aus einem nahrhaften Mahlzeitenersatz und kräftigen Nahrungsmitteln und Gerichten, die man zu Hause oder im Restaurant essen kann. Mit der Dr. Haas Top-Diät für maximalen Gewichtsverlust können Sie erfolgreich und zugleich gesund viel abnehmen. Ein mit Nährstoffen angereicherter Nahrungsersatz und die richtigen Ergänzungspräparate bürgen für höchste Leistungsfähigkeit.

Wie finde ich den richtigen Nahrungsersatz?

Es gibt zur Zeit (in Amerika) ein riesiges Angebot an flüssigen Nahrungsersatzprodukten auf dem Markt, die Sie dann mit fester Nahrung kombinieren können. Diese Produkte sind in Apotheken, Drogerien, Reformhäusern und Supermärkten erhältlich, und ihre jeweilige Zusammensetzung ist auf der Packung genau angegeben. Mit Hilfe der eben genannten Richtlinien wird es Ihnen schnell gelingen, denjenigen Ersatz zu finden, der den Vorschriften einer ausgewogenen Ernährung gerecht wird und außerdem noch Ihrem persönlichen Geschmack entspricht.

Zu Hause oder im Restaurant essen: Der Dr. Haas Diätplan für maximalen Gewichtsverlust

Der nun folgende Plan ist wirklich leicht nachvollziehbar und hat meinen Klienten stets dazu verholfen, auf Wunsch immer und überall auf gesunde Art schnell abzunehmen. Ersetzen Sie ein bis zwei Mahlzeiten pro Tag durch einen flüssigen Nahrungsersatz Ihrer Wahl, *aber nehmen Sie immer wenigstens eine feste Mahlzeit zu sich!*

Frühstück
1 Portion des flüssigen Nahrungsersatzes Ihrer Wahl (siehe Anhang II)

oder

1 Haas-Frühstücksrezept und 1 Glas QuickFix (¼ l Wasser, 2 EL frischen Orangensaft und 1 Prise Tafelsalz mischen und kühlen). Anstelle von QuickFix können Sie ein kalorienarmes Fruchtlimonadenpulver nehmen, 1 Multivitamin-/Mineralstoff-Kapsel zufügen, mischen und mit Wasser aufgießen.

Mittagessen
1 Portion des flüssigen Nahrungsersatzes Ihrer Wahl

oder

1 Haas-Hauptgericht

oder

1 gebackene Kartoffel mit einer Haas-Sauce und eine Schüssel gemischten Salat mit einem Dressing ohne Öl

Abendessen
1 Portion des flüssigen Nahrungsersatzes Ihrer Wahl

oder

1 Haas-genehmigtes Restaurant-Hauptgericht (bitte beachten Sie die allgemeinen Richtlinien für das Essen im Restaurant an späterer Stelle in diesem Kapitel)

und außerdem

1 Glas QuickFix oder Ihr eigenes kalorienarmes Mixgetränk;
1 großer Kopf Salat mit einem Dressing ohne Öl;
etwa 100–200 g grünes, orangefarbenes oder gelbes Gemüse;
1 frische Frucht (z. B. Apfel, Banane, Orange, Papaya oder ½ Grapefruit), aber keine Avocado!

Zusätze

Lassen Sie sich von Ihrem Arzt oder eventuell auch von Ihrem Apotheker beraten, welches spezielle Präparat gerade in Ihrem Fall als Diätergänzung geeignet ist. Generell gilt, daß ein gutes Präparat keine künstlichen Farb- oder Geschmacksstoffe enthalten sollte. Bei der Wahl des richtigen Zusatzpräparates können Sie sich an der folgenden Formel orientieren, die Ihnen die geeignete Zusammensetzung einer Kapsel aufzeigt:*

Formel

L-Arginin	225 mg
L-Ornithin	225 mg
L-Carnitin	25 mg
Verzweigtkettige Aminosäuren (Isoleucin, Leucin und Valin)	225 mg
Vitamin B_6	5 mg
Pantothensäure	10 mg

Beachten Sie die ärztliche Anweisung bzw. die Dosierungsangabe auf dem Beipackzettel Ihres Präparates und nehmen Sie die vorgeschriebene Menge wie angegeben ein.

Und außerdem

Fragen Sie Ihren Arzt oder Apotheker auch nach einem für Sie geeigneten Präparat, das zusätzliche Ballaststoffe enthält. Diese können dazu beitragen, die Blutfettwerte zu senken und Darmtätigkeit anzuregen. Dieses Präparat darf aber (wie es zum Beispiel bei den herkömmlichen Appetitzüglern der Fall ist) die möglicherweise gefährliche Droge Phenylpropanolamin (Substanz, die auf das sympathische Nervensystem erregend wirkt) nicht enthalten! Für die richtige Dosierung folgen Sie wiederum ärztlichem Rat oder beachten die Angaben auf dem Beipackzettel Ihres Präparates.**

Und außerdem

Fragen Sie Ihren Arzt oder Apotheker nach einem für Sie geeigneten Multivitamin-/Mineralstoffpräparat und richten Sie sich auch hier bei der

* Diese Formel entspricht dem amerikanischen Endurance brand Anabolic Formula der Firma TwinSport, dem Präparat, das Dr. Haas in den USA empfiehlt. Bei diesem Präparat wird 1 Kapsel auf nüchternen Magen eingenommen.

** Hier empfiehlt Dr. Haas in den USA die TwinSport Endurance brand Diet Aid Kapseln, die zu jeder Mahlzeit eingenommen werden.

Dosierung und Einnahme nach der ärztlichen Anweisung oder den Angaben auf dem Beipackzettel Ihres Präparates.*

Zwischenmahlzeiten

Pro Tag ist eine Zwischenmahlzeit aus der nachfolgenden Liste erlaubt:

30 g Popcorn (ohne Fett zubereitet);
120 g ungesüßtes Apfelmus;
1 Haas-Snack (siehe Rezeptteil);
1 kleiner Becher fettarmer Joghurt;
1 Portion Getreidemüsli, wahlweise aus Weizenschrot, Vollkornweizenflocken, Haferflocken oder anderen ungesüßten Getreideprodukten mit 60 g fettarmem Trockenmilchpulver, auf Wunsch mit etwas Süßstoff gesüßt.

Der Diätplan für maximalen Gewichtsverlust liefert Ihnen pro Tag durchschnittlich folgende Nährwerte:

Kalorien/Joule	900/3770
Protein	45 g
Kohlenhydrate	170 g
Fett	5 g
Cholesterin	20 mg

Die Kalorien/Joule enthalten: 75% Kohlenhydrate, 20% Proteine, 5% Fett und über 100% der in Amerika empfohlenen Richtwerte für Vitamine und Mineralstoffe.

Bitte beachten Sie, daß Sie bei einer kalorienreduzierten Diät etwas mehr Proteine** (etwa 15–20% der täglich aufgenommenen Kilokalorien) zu sich nehmen dürfen. Wenn Sie dann Ihr gewünschtes Gewicht erreicht haben und darauf achten, es zu halten, sollte sich Ihr Proteinverbrauch wieder auf die normalen 10–15% der täglich aufgenommenen Kilokalorien/Kilojoule einpendeln.

* In diesem Fall rät Dr. Haas in den USA zu der TwinSport Endurance Multivitamin Fitness Paks Kapsel, die entweder zum Frühstück oder zum Mittagessen eingenommen wird.

** Anmerkung der Redaktion: Durch Zufuhr von Protein wird der Abbau des körpereigenen Strukturproteins verhindert.

Wichtige Richtlinien für das erfolgreiche Abnehmen

Bei der Dr. Haas Top-Diät für maximalen Gewichtsverlust gilt es, fünf Grundsätze *eisern zu befolgen,* wenn Sie mit Erfolg abnehmen wollen:

1. Nehmen Sie immer *mindestens 800 Kilokalorien* (3350 Kilojoule) pro Tag, bestehend aus einem flüssigen Nahrungsersatz und fester Nahrung, zu sich. Zahlreiche wissenschaftliche Studien beweisen, daß weniger Kilokalorien ein Gesundheitsrisiko darstellen, das dem einer Diät mit flüssigen Proteinen vergleichbar ist (siehe auch Seite 64). Forschungen haben gezeigt, daß extrem kalorienarme Diäten selbst dann keine optimale Gesundheit gewährleisten, wenn sie unter ärztlicher Aufsicht erfolgen und mit Vitaminen, Mineral- und Ballaststoffen angereichert sind. Die Sterblichkeitsziffer, die bei extrem kalorienarmen Diäten nachgewiesen werden kann, unterscheidet sich nicht signifikant von derjenigen, die in dem mysteriösen Fall der Diät auf flüssiger Proteinbasis auftrat. Die Schlußfolgerung ist klar und eindeutig: Sie müssen pro Tag 800 Kilokalorien/3350 Kilojoule oder mehr mit nahrhaften festen und flüssigen Mahlzeiten zu sich nehmen; in diesen Mahlzeiten müssen hochwertiges Protein, Spurenelemente, Ballaststoffe sowie zusätzliche Vitamine und Mineralstoffe enthalten sein.
2. Ernähren Sie sich *niemals ausschließlich* von *flüssigem Nahrungsersatz.* Der menschliche Organismus funktioniert am besten, wenn er feste und flüssige Nahrung aufnimmt. Wenn Sie in stressigen Zeiten wie beim Abnehmen zu bester Gesundheit kommen und sie dann aufrechterhalten wollen, müssen Sie Ihren Körper mit nährstoffreichen Nahrungsmitteln *und* zusätzlichen Nährstoffen versorgen.
3. Verschaffen Sie sich *regelmäßig Bewegung,* zum Beispiel mit schnellem Gehen, Treppensteigen, Fahrradfahren, Schwimmen, Joggen, Ballspielen, Leichtathletik, Rudern, Skifahren und anderen gymnastischen Übungen, die Ihren Puls auf etwa 120 Schläge pro Minute oder mehr beschleunigen und Sie richtig zum Schwitzen bringen. Körperliche und sportliche Aktivitäten sollten durchgehend mindestens 30 Minuten andauern und zusätzlich eine jeweils mindestens fünfminutige Aufwärm- bzw. Abkühlzeit einschließen.
   Regelmäßige Bewegungs- und Atemübungen wirken sich überaus günstig auf das Herzgefäßsystem, die Knochen und Gelenke, Muskeln und auf das Gehirn aus. In Verbindung mit der Dr. Haas Top-Diät für Höchstleistungen tragen sie dazu bei, den üblichen Verschleißkrankheiten vorzubeugen bzw. entgegenzuwirken und Sie ganz allgemein jünger und besser in Form zu erhalten. Forschungen haben eindeutig nachgewiesen, daß die richtige Ernährung und sportliche Betätigung viele unliebsame Verschleißerscheinungen des Alterungsprozesses verhüten können, die lange Zeit als unvermeidlich galten.

Während der Zeit der verminderten Kalorienzufuhr sollten Sie Ihre normale körperliche Aktivität nicht ausweiten, sondern vielmehr versuchen, sie im gewohnten Rahmen aufrechtzuerhalten. Der günstige Effekt von Sport und reduzierter Kalorienzufuhr erscheint auf Anhieb plausibel. Damit verbunden ist noch ein weiterer Vorteil: Körperliche Aktivitäten verändern Ihren Stoffwechsel; sie regen ihn an, so daß Sie auf Wunsch auch weiter abnehmen oder Ihr Idealgewicht halten können, wenn Sie Ihre Kalorienzufuhr allmählich wieder auf das normale Maß steigern.

4. Trinken Sie gelegentlich einen flüssigen Nahrungsersatz als Snack oder Dessert, wenn Sie Ihr gewünschtes Gewicht erreicht haben. Im Rezeptteil finden Sie Vorschläge. Auch wenn Sie Ihr gewünschtes Gewicht bereits erreicht haben, sollten Sie den flüssigen Nahrungsersatz als kleine Leckerei weiterhin verwenden und damit gleichzeitig den Nährwert der Dr. Haas Top-Diät für Höchstleistungen erhöhen.
5. Konsultieren Sie immer einen Arzt, bevor Sie mit einer Diät abnehmen oder Ihre Ernährung umstellen wollen. Auch wenn die Ausbildung der meisten Ärzte auf dem Gebiet der Ernährungswissenschaften häufig nur unvollständig oder unzureichend ist, haben sich doch viele Mediziner in dieser Hinsicht sehr gut weitergebildet, und heute stellt die praktische Ernährungsberatung einen festen Bestandteil Ihrer ärztlichen Behandlung dar. Mein Hausarzt liest zum Beispiel inzwischen regelmäßig ernährungswissenschaftliche Fachliteratur und rät nun öfter zu einer geeigneten Umstellung der Ernährungsweise als Alternative zur Einnahme von Medikamenten bei der Behandlung von ernährungsbedingten Krankheiten. Aber selbst wenn Ihr Hausarzt keine Ernährungsberatung durchführt, kann er Ihnen doch aufgrund Ihres augenblicklichen Gesundheitszustandes bzw. Ihrer Krankengeschichte auf jeden Fall sagen, ob eine bestimmte Diät für Sie die richtige ist oder nicht.

   Meine Empfehlung lautet also: Tun Sie sich selbst etwas Gutes an. Und wenn Ihr Arzt die Bedeutung der richtigen Ernährungsweise noch nicht erkannt hat, dann suchen Sie weiter, bis Sie einen gefunden haben, bei dem dies der Fall ist.

Allgemeine Richtlinien für das Essen im Restaurant

Trinken Sie zum Frühstück und zu einer weiteren Mahlzeit einen flüssigen Nahrungsersatz. Die feste Mahlzeit, das Mittag- oder Abendessen, sollte ein geeignetes Haas-Menü oder -Hauptgericht aus der folgenden Liste sein:

- ▷ 100 g Huhn oder Truthahn (gebacken, gegrillt oder auf dem Rost gebraten). Entfernen Sie vor dem Essen immer die fettige Geflügelhaut.
- ▷ 110 g Hühner- oder Truthahnfleisch auf einem Roggen- oder Vollkornbrot (Sauerteig ist erlaubt) mit beliebig viel grünem Salat, Tomaten, Paprika, Pilzen, Zwiebeln und Sprossen.

- ▷ 110 g Hummerschwanz ohne Schale (ohne Butter gedünstet, gegrillt oder gekocht): Genießen Sie ihn mit Zitronensaft und/oder Barbecuesauce.
- ▷ 110 g einer beliebigen Fischart (gebacken, gebraten, gekocht oder gegrillt). Lachs oder Makrele sind besonders geeignet, weil sie viel Eikosapentaensäure (EPS) und andere Fischöle enthalten, die die Blutfettwerte senken.
- ▷ Bis zu 150 g gekochte Nudeln (Spaghetti, Makkaroni, Rigatoni usw., möglichst Vollkornprodukte) mit einer Marinara- oder Tomatensauce und 1 Eßlöffel geriebenem Parmesan- oder Pecorinokäse.
- ▷ Gebackene Kartoffel mit fettarmem Hüttenkäse oder Naturjoghurt oder mit Hefeflocken oder anderen natriumarmen Gewürzmischungen.
- ▷ 0,25–0,4 l Bohnen-, Erbsen- oder Linsensuppe.

Weitere Empfehlungen

- ▷ Verwenden Sie möglichst Süßstoff als Zuckerersatz.
- ▷ Nehmen Sie Hefeflocken oder natriumarme Gewürz- oder Kräutermischungen anstelle von Tafelsalz.
- ▷ Senf als Brotbelag ist ein guter Ersatz für fetthaltige Aufstriche wie Mayonnaise, Pflanzenfett, Butter oder Margarine.
- ▷ Trinken Sie stets Mineralwasser mit geringem Natriumgehalt, wenn Sie Wasser trinken möchten.
- ▷ Trinken Sie Früchtetees (eventuell mit Süßstoff gesüßt) oder kalorienarme Fruchtsäfte oder -limonaden, wenn Sie süßlichere Getränke bevorzugen.
- ▷ Trinken Sie Alkohol, darunter auch helles Bier, Wein und Schnaps höchstens zweimal in der Woche, und dann in folgenden Mengen:

Helles Bier	0,7 l	in der Woche
Wein (rot oder weiß)	0,2 l	in der Woche
Schnaps (z. B. Wodka)	190 ml	in der Woche

  Sie können auch ein alkoholisches Getränk in der jeweils erlaubten Menge durch die entsprechende Menge eines anderen ersetzen – zum Beispiel 0,35 l helles Bier = 0,1 l Wein = 44 ml Schnaps.
- ▷ Essen Sie mindestens einmal am Tag einen frischen gemischten Salat aus vielen verschiedenen Salat- und Gemüsesorten mit einem beliebigen Dressing ohne Öl.
- ▷ Wenn Sie an einem Tag aus irgendeinem Grund einmal mehr Kalorien benötigen (zum Beispiel bei stärkerer körperlicher Betätigung), dann essen Sie mehr von den Nahrungsmitteln, die komplexe Kohlenhydrate enthalten. Dazu gehören alle Vollkorngetreidearten und -Getreideprodukte, Gemüse und Obst (vermeiden Sie aber nach Möglichkeit Avocados und Oliven!), Nudeln, Kartoffeln und Vollkornbrot.

Appetitzügler

Appetitzügler sind Drogen. Nach meiner Meinung ist ihr Gebrauch zugleich ein Mißbrauch. Verschreibungspflichtige Medikamente, die den Appetit drosseln sollen, machen mir keine großen Sorgen, weil die meisten Ärzte sie sowieso nicht verordnen, denn sie sind möglicherweise als gefährlich einzustufen, die Benutzer werden normalerweise nach ein bis zwei Wochen dagegen immun. Eine sehr große Gefahr aber stellen die nicht-verschreibungspflichtigen Appetitzügler dar, mit denen ein weitaus größerer Mißbrauch betrieben werden kann. Sie sind für jedermann in der Apotheke, Drogerie oder auch im Supermarkt problemlos zu bekommen.

Der aktive Bestandteil dieser Appetitzügler nennt sich *Phenylpropanolamin*. Für das ungeübte Auge ist die chemische Struktur von Amphetamin (gegen Müdigkeit und Depressionen) kaum zu unterscheiden, und das aus gutem Grunde: Nur ein einziges Sauerstoffatom unterscheidet das Amphetamin von Phenylpropanolamin. Im Körper wirkt sich das Phenylpropanolamin wie eine schwache Dosis Amphetamin aus. Es kann den Puls beschleunigen und den Blutdruck erhöhen, Angstzustände hervorrufen sowie Schmerzen in der Brust, Übelkeit und Brechreiz, Schwindelanfälle und Herzklopfen. Diejenigen, die solche Appetitzügler als Diäthilfe verwenden, werden nach einigen Tagen, spätestens aber nach ein paar Wochen immun gegen den appetithemmenden Effekt dieser Präparate sein.

Keine wissenschaftliche Studie konnte jemals beweisen, daß Appetitzügler, die Phenylpropanolamin enthalten, auf lange Zeit hin etwas bringen. Dagegen sind in der medizinischen Fachliteratur zahlreiche Berichte veröffentlicht worden, die die möglichen schädlichen Auswirkungen beschreiben, die diese Droge auf den menschlichen Körper ausüben kann. Phenylpropanolamin ist von meiner Liste möglicher Diäthilfen gestrichen, und ich hoffe, es kommt auch für Sie nicht in Betracht.

Beispiel für einen 14 Tage-Speiseplan der Dr. Haas Top-Diät für maximalen Gewichtsverlust

Um noch einmal mehr Abwechslung und für jeden Geschmack etwas zu bieten, folgt nun ein zweiwöchiges Programm zum Abnehmen, das ausschließlich auf Haas-Rezepten und einem flüssigen Nahrungsersatz Ihrer Wahl basiert. Trinken Sie Ihren Lieblings-Nahrungsersatz zum Frühstück und zu einer weiteren Mahlzeit, also zum Mittag- oder Abendessen. Bei der verbleibenden Mahlzeit und bei eventuellen Zwischenmahlzeiten richten Sie sich nach dem hier geschilderten Diätplan.

Je nach Geschmack können Sie jeden Tagesvorschlag durch Rezepte aus dem zweiten Teil des Buches ersetzen oder sich ein Hauptgericht aus der Liste der genehmigten Restaurant-Mahlzeiten (siehe Seite 72) aussuchen.

Daneben können Sie auch ein Hauptgericht aus dem 28 Tage-Speiseplan für das Essen zu Hause (siehe Seite 55ff.) nehmen, solange Sie ein oder zwei Mahlzeiten pro Tag mit Ihrem flüssigen Nahrungsersatz bestreiten.

Natürlich bleibt es Ihnen überlassen, die Tagesvorschläge, die Ihnen besonders zusagen, beliebig oft zu wiederholen, und dafür solche wegzulassen, die Ihnen nicht so sehr behagen.

1. Tag

Hähnchensalat Suprême – Seite 160

Zwischenmahlzeit
Apfel
Popcorn aus 30 g Maiskörnern, ohne Fett zubereitet

2. Tag

Gebackene Kartoffel mit Truthahn – Seite 170

Zwischenmahlzeit
Apfel

3. Tag

Nudelsalat mit Kichererbsen – Seite 159

Zwischenmahlzeit
Banane
Gebackene Kartoffel mit einer der empfohlenen Saucen

4. Tag

Gebackene Bohnen mit Kräutern – Seite 181

Zwischenmahlzeit
Salat mit einer der empfohlenen Saucen
Apfel

5. Tag

Nudelsalat mit Krabben – Seite 159

Zwischenmahlzeit
Banane
Popcorn aus 30 g Maiskörnern, ohne Fett zubereitet

6. Tag

Nudelauflauf – Seite 179

Zwischenmahlzeit
Salat mit einer der empfohlenen Saucen

7. Tag

Gratinierte Krabbenförmchen – Seite 180

Zwischenmahlzeit
Salat mit einer der empfohlenen Saucen
Apfel

8. Tag

Spaghetti-Auflauf mit Hühnerbrust – Seite 177

Zwischenmahlzeit
Salat mit einer der empfohlenen Saucen
Banane

9. Tag

Orientalischer Salat – Seite 158

Zwischenmahlzeit
Gebackene Kartoffel mit einer der empfohlenen Saucen
Apfel

10. Tag

Mexikanischer Reistopf – Seite 175

Zwischenmahlzeit
Salat mit einer der empfohlenen Saucen
Banane

11. Tag

Lachs gedünstet in Sherry – Seite 181

Zwischenmahlzeit
Gebackene Kartoffel mit einer der empfohlenen Saucen
Apfel

12. Tag

Gefüllte Paprika – Seite 183

Zwischenmahlzeit
Salat mit einer der empfohlenen Saucen
Banane

13. Tag

Tomaten-Brokkoli-Pie – Seite 178

Zwischenmahlzeit
Salat mit einer der empfohlenen Saucen
Banane
Popcorn aus 30 g Maiskörnern, ohne Fett zubereitet

14. Tag

Chili con carne – Seite 176

Zwischenmahlzeit
Salat mit einer der empfohlenen Saucen

Die Dr. Haas Top-Diät auf Flugreisen

Auf jedem Flug sind Sie einer ganzen Reihe von Gefahren ausgesetzt, die gesundheitliche Probleme – von Müdigkeit bis zu vorzeitigen Alterserscheinungen – verursachen können. Natürlich sind Menschen, die häufig fliegen, Stewards und Stewardessen sowie Piloten, Kopiloten und Flugingenieure, stärker gefährdet als jemand, der nur gelegentlich einmal mit dem Flugzeug unterwegs ist. Dennoch kann *jeder* etwas tun, um sich vor den drohenden Gefahren in großen Flughöhen zu schützen.

Hier ist der Ernährungs-Schutzplan, mit dem ich mich vor den Gefahren beim Fliegen schütze und nach dem auch viele Piloten und Crew-Mitglieder sich ernähren. Diese Berufsflieger folgen meinem Ernährungsratgeber, um sich gegen Strahlenschäden, Luftverschmutzung und niedrigen Sauerstoffgehalt im Flugzeuginneren zu schützen und um der Müdigkeit, die mit dem Überfliegen von unterschiedlichen Zeitzonen einhergehen kann, entgegenzuwirken. Und was genauso wichtig ist: Dieser Plan liefert ihnen die richtige Ernährung für das Erreichen von Höchstleistungen, die sie brauchen, um in ihrem Beruf erfolgreich zu sein. Jetzt können Sie von diesem Schutzplan ebenfalls profitieren, wenn Sie sich nach den Ernährungstips in diesem Kapitel richten.

Wie mein Schutzplan entstand

Letztes Jahr legte ich ungefähr 320000 Kilometer im Flugzeug zurück, viele davon in der Concorde in sehr großer Flughöhe. Die Concorde ist ein Überschallflugzeug und fliegt mit doppelter Schallgeschwindigkeit in etwa 18000 Meter Höhe. Ich wußte aus früheren Untersuchungen, daß man um so mehr Strahlungen ausgesetzt ist, je höher man fliegt. Da ein Überschallflugzeug etwa doppelt so hoch fliegt wie die meisten normalen Verkehrsmaschinen, setzte ich mich also einer ziemlich großen schädlichen Strahlendosis aus.

Strahlen, denen man ausgesetzt ist, summieren sich. Deshalb nehmen auch die Strahlenschäden mit jedem Flug und von Jahr zu Jahr zu. Dazu kommen normalerweise noch andere schädliche Umstände beim Fliegen: der verminderte Sauerstoffgehalt im Flugzeuginneren, Zigarettenrauch (auf einem Flug der Concorde von Europa nach New York eventuell auch zusätzlich noch Zigarren- und Pfeifentabakrauch), Stress durch eine überaus gedrängte Reiseterminplanung, verspätete Flüge und wechselnde Zeitzonen. Alle diese Faktoren können gesundheitsschädigend wirken. Deshalb entschloß ich mich zu untersuchen, was ich gegen diese scheinbar unvermeidlichen Gefahren tun könnte.

Zwei Jahre lang forschte ich nach und wertete dabei Berichte der NASA (National Aeronautics and Space Administration, zivile amerikanische Luft- und Raumfahrtbehörde), der FAA (Federal Aviation Administration, zentrale amerikanische Luftfahrtbehörde) und der ALPA (Airline Pilot's Association, amerikanischer Pilotenverband) aus, führte zahlreiche Interviews mit Piloten und Bordangestellten durch und entwickelte dann meinen eigenen Schutzplan. Inzwischen hat sich herausgestellt, daß viele Piloten und Crew-Mitglieder sehr gut damit zurechtkommen. Und Sie werden bestimmt die gleiche Erfahrung machen.

Drohende Gefahren beim Fliegen

Wenn man von drohenden Gefahren beim Fliegen spricht, fällt einem wohl zuerst ein aufsehenerregender Flugzeugabsturz ein, über den in den Medien stets ausführlich berichtet wird. Es gibt aber auch andere, etwas weniger spektakuläre, aber ebenfalls bedrohliche Umstände, an die Sie vielleicht noch niemals gedacht haben. Mich selbst beschäftigen vier dieser drohenden Gefahren beim Fliegen am meisten, da ich sie für schädlich, aber nicht für unabwendbar halte: Strahlungen, Ozon, Tabakrauch und flugbedingte Zeitverschiebungen bzw. Orientierungsschwierigkeiten (Jet Lag), die durch das Überfliegen von mehreren verschiedenen Zeitzonen entstehen können. Hier sind also einige Tips, wie Sie sich schützen können, wenn Sie mit Geschwindigkeiten von 800 Stundenkilometern bis zu doppelter Schallgeschwindigkeit fliegen.

Strahlen

Kosmische Strahlen, Pione, Alphateilchen, Gammastrahlen – sind das alles Erfindungen aus dem Science-fiction-Film »Krieg der Sterne«? Nein, das sind Begriffe zur Beschreibung der Höhenstrahlung aus dem Weltraum, der unsichtbaren Energieteilchen, die vorzeitige Alterserscheinungen bedingen, alle Körperorgane schädigen und sogar Krebs verursachen können. Die Erdoberfläche und die gesamte Erdatmosphäre bilden ein Strahlenschutzfeld, das uns vor zuviel Strahlung schützt. In den Höhen aber, in denen normale Verkehrsmaschinen oder gar Überschallflugzeuge fliegen, kann die Strahlen- oder Energieteilchenbelastung um ein Vielfaches größer sein.

Darüber hinaus haben wir es mit kosmischen Strahlen zu tun, die die Sonne erzeugt. Nach Strahlenausbrüchen auf der Sonne (Flares), bei denen die Sonne eine ungeheuer große Menge Energie abgibt, steigen die Ultraviolett-, die Röntgenstrahlung und andere schädliche Formen kosmischer Energie stark an. Am 23. Februar 1956 schickte ein gigantischer Sonnensturm energiereiche Protonen zur Erde und belastete sie noch zwei Tage nach dem Ausbruch. Am 4. August 1972 wurde die Erde durch einen erneuten Sonnensturm wiederum einer hochintensiven und langanhaltenden Strahlung ausgesetzt. Dies sind nur zwei Fälle spektakulärer Ausbrüche, zahlreiche kleinere ereignen sich in jedem Jahr.

Eine Schätzung der möglichen Strahlengefahren für Flugpassagiere, besonders in den Höhen der Überschalltransporter, lautete, daß ein einziger Flug in der Zeit eines solchen Strahlenausbruchs der Sonne die Passagiere einer Strahlung von mehr als 500 mrem (Millirem* – eine Einheit, um Strahlung zu messen) aussetzen könnte. Dies ist der oberste Grenzwert für eine Strahlenbelastung, die – für den Zeitraum eines ganzen Jahres gesehen – für die Menschen auf der Erde als ungefährlich gilt. 25 Prozent der erwachsenen Amerikaner fliegen mindestens einmal im Jahr, viele aber auch 25mal oder öfter (zu den letzteren gehöre ich). Gelegentliche Flugreisende sind den Strahlungen beim Fliegen natürlich weniger ausgesetzt, aber auch sie sind potentiell gefährdet. Das liegt am Elf-Jahre-Zyklus der Sonne (der darüber bestimmt, wie hoch die Strahlenbelastung der Sonne für uns ist) und an der Höhe und Weite Ihres Fluges (die dafür ausschlaggebend sind, wieviel kosmische Strahlung durch die Atmosphäre zu Ihnen dringen kann). Unter normalen Bedingungen beträgt die Strahlenbelastung der Flugzeugbesatzung etwa 160 mrem pro Jahr, bei häufigen Flugreisenden kann man 63 mrem jährlich ansetzen.

Ausgehend von den bekannten Prinzipien von Ursache und Wirkung, glaubt die National Academy of Sciences (NAS), das Auftreten von Krankheiten, die möglicherweise durch Strahlungen beim Fliegen verursacht werden, abschätzen zu können. Die NAS vermutet, daß die Desoxyribonukleinsäure (DNS) im Verlauf einiger Generationen genetisch geschädigt werden könnte (bedenken Sie, daß Strahlenschäden kumulativ sind, sich also stetig summieren), was bis zu 75 Arten von Körperbehinderungen hervorrufen könnte, die dann in der gesamten Bevölkerung auftreten. Daneben schätzt die NAS, daß das Fliegen unter der flugreisenden Bevölkerung in Amerika bis zu 43 Krebstote pro Jahr fordert. Diese Schätzungen können (nach Meinung eines beratenden Komitees der amerikanischen Luftfahrtbehörde FAA, das die strahlenbiologischen Aspekte des Überschallflugverkehrs untersucht) sich noch als falsch erweisen – und viel zu niedrig angesetzt sein.

---

* Anmerkung der Redaktion: 1 rem = $\frac{10^{-2}\ \text{Joule}}{\text{Kilogramm}}$. Die heute gültige Bezeichnung nach S. I.-System lautet Sievert (Sv); 100 rem = 1 Sv.

FAA-Wissenschaftler glauben, daß schnelle Neutronen (ein Teil des kosmischen Strahlenpakets) noch tödlicher sein können, als bisher vermutet wurde. Ihre Auffassung wird durch überzeugende wissenschaftliche Untersuchungen belegt. Sie haben außerdem darauf hingewiesen, daß die Daten über das Auftreten von Leukämie bei Überlebenden der Atombombenexplosionen von Hiroshima und Nagasaki beweisen, daß die durch Neutronen verursachten Leukämien auf eine Neutronendosis zurückzuführen sind, die nur ein Viertel der ursprünglich vermuteten Dosis beträgt (die Erfahrungen in Japan lieferten wichtiges Datenmaterial für die Schätzungen des Krebsrisikos durch Strahlen). Das Vorkommen von Neutronen in der Atmosphäre wird gegenwärtig überprüft, da erste Messungen gezeigt haben, daß die Strahlenbelastung von Flugpassagieren größer ist als ursprünglich vermutet worden war. Das ist die schlechte Nachricht von der FAA. Die teilweise gute Nachricht besagt, daß die Latenzzeit für strahlungsbedingten Krebs länger als ein menschliches Leben dauern kann, wenn die Strahlenbelastung gering ist. Aber das bedeutet auch, daß Sie vielleicht nicht an Krebs sterben, der durch Strahlen verursacht wurde, daß dies aber bei Ihren *Kindern oder Kindeskindern* durchaus nicht auszuschließen ist.

Die Besatzung eines Flugzeugs ist durchschnittlich einer höheren jährlichen Strahlendosis ausgesetzt als in allen anderen Industriezweigen. Besatzungen von Überschallmaschinen sind wahrscheinlich einer Strahlenbelastung ausgesetzt, die über den maximal zulässigen 500 mrem pro Jahr liegt. In Anbetracht dieser Tatsachen müßten nach Meinung der FAA die Flugbesatzungen von Überschallflugzeugen als beruflich gefährdete Risikogruppe eingestuft werden. Jedes Besatzungsmitglied müßte dann genauestens über diese Risiken aufgeklärt werden und sie als Teil des Arbeitsvertrages anerkennen. Jedes Concorde-Überschallflugzeug ist mit einem Strahlenmonitor ausgerüstet, der sich aus drei kleinen Geigerzählern zusammensetzt. Die Piloten sind angewiesen, die Radioaktivität auf jedem Flug zu überprüfen. Wenn die Strahlung kritische Werte erreicht, müssen die Piloten die Flughöhe verringern.

Bisher sind bereits mindestens zwei Fälle dokumentiert, bei denen Flugbesatzung und Passagiere in einem Überschallflugzeug auf einem normalen Linienflug sehr wahrscheinlich einer Strahlenbelastung von mehr als den maximal zulässigen 500 mrem jährlich ausgesetzt waren. Unter normalen Bedingungen wird die durchschnittliche Strahlenbelastung auf einem Flug einer Überschallmaschine auf 6 bis 7 mrem pro Flugstunde geschätzt. Messungen, die 1976 und 1977 durchgeführt wurden, zeichneten in 99 Prozent aller Flüge eine durchschnittliche Strahlendosis auf, die unter 4 mrem pro Stunde lag (die Flugzeit der Concorde von London nach New York beträgt etwa 3 Stunden und 18 Minuten). Die höchsten Strahlenwerte, die bisher auf Routineflügen der Concorde aufgezeichnet wurden, beliefen sich auf 15,2 mrem pro Stunde und wurden auf der Nordatlantikroute zwischen Paris und New York gemessen. Bei diesem Wert würde man die maximal zulässigen 500 mrem pro Jahr in 33 Flugstunden oder – grob gerechnet – mit fünf Hin- und Rückflügen Paris/New York erreichen.

Bei den Flugbesatzungen von konventionellen Maschinen ist das Risiko von schädlichen Strahlen geringer. Da sie aber sehr häufig fliegen, kann sich ihre Strahlenbelastung ebenfalls bis über das zulässige Maß summieren. In den konventionellen Verkehrsflugzeugen ist die Strahlendosis etwa halb so groß wie in Überschallmaschinen. Da Strahlenschäden aber kumulativ wirken, kann die zulässige Belastung eine Gefahr für die Zukunft sein.

Ozon

Ozon ist ein Gas, das in 11000 bis 46000 Metern Höhe in der Atmosphäre entsteht (und auch von Autos und elektrischen Geräten, wie zum Beispiel von Fotokopiermaschinen, produziert wird). Vor kurzem wurde erkannt, daß Ozon eine möglicherweise giftige Substanz ist, die die Gesundheit von Flugzeugbesatzungen und Passagieren gefährden kann. Erst kürzlich haben Wissenschaftler in einer Höhe von 5500 Metern einen sehr hohen Ozongehalt im Flugzeuginneren gemessen und alarmierend hohe Konzentrationen in konventionellen Verkehrsmaschinen festgestellt.

Nach der Ölkrise im Jahr 1973 berichteten plötzlich immer mehr Flugbesatzungsmitglieder von Reizungen der Augen, der Nase, des Rachens und des Brustraums. Wie sich herausstellte, waren dies Symptome einer Ozonvergiftung. Wegen der höheren Treibstoffpreise ließ man die Flugzeuge höher fliegen, weil eine Tankfüllung in der dünneren Luft weiter reichte. 1976 richtete die Pan American eine Nonstop-Flugverbindung zwischen New York und Tokio mit der neuen Boeing 747 SP (eine höher fliegende Langstreckenmaschine) ein. Diese Flüge führten durch nördliche Breitengrade, die für ihre hohe Ozonkonzentration bekannt sind.

1978 schlug die FAA vor, die zulässige Ozonkonzentration in Flugzeugen auf 0,1 ppm (part per million) zu begrenzen und eine maximale Abweichung auf 0,3 ppm vorzusehen. Der Pilotenverband (ALPA) hielt dagegen, daß die von der FAA für bis zu zwei Stunden Dauer als zulässig vorgesehene maximale Konzentration von 0,3 ppm die Gesundheit ernstlich bedrohen könnte. Sprecher der Flugzeugbauindustrie wiederum forderten, daß die maximal zulässige Konzentration über den von der FAA gesteckten Grenzen liegen müßte. Spezielle Untersuchungen der NASA haben ergeben, daß die Ozonkonzentration in Verkehrsmaschinen mitunter bis auf 1,2 ppm ansteigen kann – also auf das Vierfache der von der FAA vorgesehenen maximal zulässigen Konzentration.

Donald Tierny, früherer Präsident der American Thoracic Society, weist darauf hin, daß herz- und lungenkranke Passagiere stärker gefährdet seien. Für einen Asthmatiker zum Beispiel, müßte eine Ozonkonzentration von 0,2 ppm zwar keine unmittelbare Gefahr bedeuten. Sie könnte aber durchaus verspätete Reaktionen hervorrufen, da Ozon den Asthmatiker »unter

Umständen mehrere Tage lang sehr anfällig werden läßt für Wirkstoffe, die Asthmaanfälle verursachen. Und ein Asthmatiker, der unter einer ganz normalen Erkältung leidet, würde mir doppelt so viel Sorgen machen«.

Als ich mit der FAA und der ALPA Kontakt aufnahm und wissenschaftliche Berichte über die Giftigkeit von Ozon studierte, fiel mir auf, daß die meisten Klagen und Beschwerden von Stewards und Stewardessen stammten und nicht von Passagieren. Ich vermute zwei Gründe: 1. Viele Passagiere wissen über die Probleme, die einer hohen Ozonkonzentration zugeschrieben werden, nicht Bescheid und berichten der Fluglinie auch nicht von ihren Symptomen; 2. Stewards und Stewardessen haben wahrscheinlich mehr Probleme mit der Ozonbelastung, weil sie während der Flüge arbeiten. Beispielsweise schieben sie die Speisewagen, die einige 100 Pfund wiegen, und das häufig sogar in der Schräge, denn Großraumflugzeuge wie die L 1011 fliegen mit einem stärkeren Neigungswinkel. Ein sitzender Passagier benötigt ungefähr fünf Liter Luft pro Minute, während ein Steward, der einen solchen Wagen schiebt, 20 Liter pro Minute braucht und somit auch viel mehr Ozon einatmet.

Deshalb beunruhigt mich die Ozonbelastung der Stewards und Stewardessen besonders, und das um so mehr, da Ozon ein Mutagen ist (eine Substanz, die Mutationen verursachen kann) und biochemische Veränderungen im Blut der Betroffenen bewirken kann. Es ist noch nicht bekannt, ob die hohe Anzahl von Fehlgeburten und Geburtsschäden bei Kindern von Stewards und Stewardessen auf eine chronische oder akute Ozonbelastung zurückzuführen ist. Darum also rate ich allen Stewards, Stewardessen und natürlich auch allen anderen Flugbesatzungsmitgliedern, mit denen ich ins Gespräch komme, meinen Ernährungsratgeber zu befolgen. Ich rate allen Fluglinien dringend dazu, diesen Plan im Interesse ihrer Angestellten zu übernehmen. Und ich lege es Ihnen besonders ans Herz, sich nach diesem Ernährungsprogramm zu richten, wenn Sie fliegen wollen oder müssen.

Ausgewählte Beispiele für Ozonkonzentrationen

Lage der Ozonquelle		*Konzentration (in ppm)*
Elektrische Schreibmaschine	<	0,002–0,014
Frische Luft		0,020–0,050
Durchschnittlich zulässig im Flugzeuginneren (FAA)	<	3 Stunden Durchschnitt von 0,100
Im Inneren eines Verkehrsflugzeuges (durchschnittlich)	<	0,002–0,200
Büro-Fotokopierer		0,003–0,204
Innenräume eines Bürogebäudes		bis zu 0,220
Innenräume einer Privatwohnung		bis zu 0,230
Krankenhäuser: Intensivstation		0,230–0,260
Im Flugzeuginneren maximal zulässig (FAA)		0,300
Smogalarm (Stufe 1), Bezirk Los Angeles		0,500 und darüber
Unter Smogbedingungen im Freien		bis zu 0,900

Tabakrauch

Das Rauchen sollte in allen öffentlichen Verkehrsmitteln und besonders in Verkehrsflugzeugen untersagt werden. Tabakrauch gefährdet die Gesundheit eines Nichtrauchers ebenso sehr wie die eines Rauchers. Wissenschaftliche Untersuchungen haben ergeben, daß passives Mitrauchen oder auch der Rauch, der im Raum steht, mitunter sogar gefährlicher sein können als der Rauch, den der Raucher direkt inhaliert.

Die extrem hohen Temperaturen einer brennenden Zigarette setzen Hunderte von giftigen Substanzen frei, die die menschliche Gesundheit gefährden; außerdem ist Tabak eine wesentliche Quelle von Radioaktivität. Filterzigaretten mit sehr geringem Teergehalt erzeugen mehr Kohlenmonoxid als filterlose Zigaretten. Aber nicht der Teer, sondern genau dieses Kohlenmonoxid sowie zahlreiche andere chemische Substanzen schädigen Herz und Gefäße und führen zu Herzinfarkten, Schlaganfällen und anderen lebensgefährlichen Krankheiten. Außerdem ist der Tabakrauch unmittelbar für das häufige Auftreten von Lungenkrebs, von dem jetzt zum ersten Mal in der Geschichte mehr Frauen als Männer betroffen sind, verantwortlich (die zeitliche Verzögerung liegt darin begründet, daß die Männer in der ersten Hälfte des 20. Jahrhunderts zuerst mit dem Rauchen begannen).

Nichtraucher können wirklich mit Recht von den Fluggesellschaften erwarten, daß das Rauchen an Bord verboten wird. Bis jetzt wollen die meisten Fluggesellschaften nur Nichtraucher- bzw. Raucherabteile einrichten. Das ist unsinnig! Passagiere in Nichtraucherabteilen sind durch die örtlichen Gegebenheiten und den Luftzug im Flugzeuginneren gezwungen mitzurauchen, egal, wie weit sie vom Raucherabteil entfernt sitzen. Und Pech auch für die armen Stewards und Stewardessen, die nicht rauchen, aber trotzdem Stunden, Tage, Monate und letzten Endes sogar Jahre in den Raucherabteilen arbeiten müssen.

Niemand weiß, welchen Schaden die Kombination von Rauch (mit seinen radioaktiven Teilchen), kosmischer Strahlung, geringem Sauerstoffgehalt und wechselnden Druckverhältnissen wirklich anrichtet. Darüber hinaus vergrößert die Raucherlaubnis die Gefahr eines Feuers an Bord. Obwohl das Rauchen auf den Gängen und auf den Toiletten sowie bei Start und Landung verboten ist, mißachten viele Flugzeugpassagiere diese Sicherheitsvorschriften und verursachen dadurch immer wieder ernste und lebensgefährliche Zwischenfälle.

Flugbedingte Bio-Rhythmusstörungen und Orientierungsschwierigkeiten (Jet Lag)

Flugbedingte Bio-Rhythmusstörungen bereiten den Passagieren große Schwierigkeiten und führen eine Stressituation herbei, denn die körpereigene innere Uhr gerät durcheinander, wenn verschiedene Zeitzonen überflogen werden. Der damit verbundene Orientierungsverlust tritt im allgemeinen dann auf, wenn drei oder mehr verschiedene Zeitzonen überflogen werden. Unser Körper hat seinen eigenen Tagesrhythmus, und die einzelnen Phasen in diesem Rhythmus – wie zum Beispiel Wach- und Schlafphasen, Arbeits- und Entspannungsphasen, Hunger und Gesättigtsein sowie auch bestimmte Hormonzyklen – sind alle auf irgendeine Weise miteinander verknüpft. Jet Lag kann dieses Gleichgewicht im Bio-Rhythmus empfindlich stören.

1959 haben Wissenschafler den Begriff der »circadianen Rhythmik« geprägt, um den etwa 24stündigen Tag-Nacht-Rhythmus des Körpers zu beschreiben. Das Vorhandensein dieses circadianen Rhythmus ist schon seit Jahrhunderten bekannt, aber die Bedeutung eines solchen biologischen Rhythmus für das menschliche Verhalten und die Leistungsfähigkeit wird erst jetzt allmählich klar. In der amerikanischen Unabhängigkeitserklärung richtet sich eine der Klagen von Kolonisten über König George III gegen die ermüdende Wirkung langer Reisen: »Er ließ die Legislative an ungewöhnlichen, unbequemen Orten in weiter Ferne zusammentreten ... und verfolgte damit nur den einen Zweck, sie zu ermüden.« Ein anderer Amerikaner wiederum schrieb im 18. Jahrhundert, daß man wertvolle Zeit mit einer Maßnahme gewinnen könnte, die heute als »Sommerzeit« bekannt ist. Diese Anregung wurde 1784 im *Journal of Paris* veröffentlicht – der Autor war Benjamin Franklin. Bis zum 20. Jahrhundert nahm niemand Franklins Äußerung ernst – ein Zeugnis für die Hartnäckigkeit, mit der wir an unserem Tag-Nacht-Rhythmus hängen.

Untersuchungen der circadianen Rhythmik haben gezeigt, daß sich unsere biologische innere Uhr aus vielen Einzelbestandteilen zusammensetzt, die alle im Einklang miteinander arbeiten. Indem wir über verschiedene Zeitzonen hinwegfliegen, können wir dieses ausgeklügelte System durcheinanderbringen. Unsere innere Uhr läßt aus einem 24-Stunden-Rhythmus plötzlich einen 20- oder 28-Stunden-Rhythmus werden.

Egal, was Sie bisher gelesen oder gehört haben, das Reisen über verschiedene Zeitzonen hinweg ist nicht allein verantwortlich für diese Störungen der inneren Uhr, die letztendlich die Orientierungsprobleme bewirken. Der ausschlaggebende Faktor für den Orientierungsverlust sind die äußeren *Umweltbedingungen,* in denen man landet. Wie viele Tages- oder Nachtstunden sind Ihnen seit Abflug geblieben? Frühstücken Sie, wenn Ihr Körper denkt, es sei Mitternacht? Haben Sie durch den Flug zuwenig geschlafen? Das sind die wirklichen Gründe des Jet Lag. Sie bringen Ihren Körperrhythmus durcheinander, wenn auch das Ausmaß dieser Störung von Mensch zu Mensch verschieden ist. Die Körperkontrollorgane reagieren unterschiedlich und individuell. Jede innere Uhr hat ihren ureigenen »Fingerabdruck«, und kaum jemals reagieren zwei Menschen auf genau die gleiche Weise.

Es gibt eine bekannte Jet-Lag-Diät, die für sich in Anspruch nimmt, das

Problem der flugbedingten Rhythmusstörungen durch die richtige Ernährung ausschalten zu können. Sie geht von der falschen Annahme aus, daß die Nahrung – und hierbei vor allem das Verhältnis von Proteinen und Kohlenhydraten sowie die Zeit der Nahrungsaufnahme – die innere Uhr verlangsamen oder beschleunigen könne. Als Ernährungswissenschaftler würde ich mich sehr darüber freuen, wenn ich meine innere Uhr durch richtiges Essen kontrollieren könnte. Auf dem Papier wirkt die Theorie einleuchtend, doch in der Praxis funktioniert sie leider nicht. Aber mit *Lichteinwirkungen* und dem *Abstimmen von Essens-, Schlaf- und Aktivphasen auf die neue Umgebung* werden Sie Erfolg haben. Als ich Cher vor kurzem zu den Filmfestspielen nach Cannes, dann nach Paris, zurück nach Cannes, anschließend nach London, New York, Los Angeles, Tokio und zurück nach Los Angeles begleitete (und dann allein weiter nach New York, Miami, Chicago, wieder nach New York und zurück nach Miami flog), habe ich niemals an Jet Lag gelitten. Cher jedoch hatte in fast jeder Stadt damit zu kämpfen, weil sie ihren Los Angeles-Tag-Nacht-Rhythmus beibehielt.

Als Wiley Post, der in den 30er Jahren mit seinen Flügen um die Welt neue Rekorde aufstellte, 1931 in acht Tagen um die Welt flog und dann im Jahr 1933 die Erde in sieben Tagen allein umkreiste, da beobachtete er, welche Auswirkungen die veränderten Schlaf- und Wachphasen sowie die verschobenen Essenszeiten auf seine Fliegerei hatten. Er führte den Erfolg seiner Unternehmungen darauf zurück, daß er die Müdigkeit, die durch die Störungen des gewohnten Rhythmus verursacht wurde, überwinden konnte.

Die FAA hat in zahlreichen Untersuchungen erforscht, welche Auswirkungen Zeitzonenwechsel auf Körpertemperatur, Herzschlag, Atemfrequenz, Wasserverlust der Handflächen, Urinmenge, Reaktionsvermögen, Entscheidungsfreudigkeit, subjektive Müdigkeit und geistige Leistungsfähigkeit haben. Andere Forschungsteams haben untersucht, welche Veränderungen sich bei der Ausschüttung von Nebennierenrindenhormonen, anderen Hormonen und von Natrium und Kalium ergeben. Einige Wissenschaftler haben herausgefunden, daß die Wiedereingewöhnungszeit in der gewohnten Umgebung nach Reisen von Westen nach Osten länger dauert als nach Ost-West-Reisen.

Viele Faktoren können ausschlaggebend dafür sein, daß körperliche Probleme durch die flugbedingten Rhythmusstörungen auftreten. Die wichtigsten davon sind die folgenden:

▷ Abflugzeit
▷ Sonnenlicht
▷ Veränderungen des Schlafrhythmus
▷ Flugrichtung
▷ Alter
▷ Körperliche Verfassung

▷ Reiseerfahrung
▷ Stress
▷ Temperaturveränderungen
▷ Neue soziale Umwelt
▷ Essen und Trinken während des Fluges

Bisherige Untersuchungen haben ergeben, daß es bis zu neun Tagen oder sogar länger dauern kann, bis man sich von den Auswirkungen der Rhythmusstörungen, die das Überfliegen von verschiedenen Zeitzonen verursachen kann, erholt hat. Deshalb müssen Piloten, die gesamte Flugzeugcrew und Reisende in verantwortungsvollen Positionen besonders darauf bedacht sein, diese Rhythmusstörungen auf ein Minimum zu beschränken oder ganz auszuschalten. Und auch ein verdienter Urlaub macht wohl kaum den rechten Spaß, wenn man zu müde ist, um sich selbst wohlfühlen und die Gesellschaft anderer genießen zu können.

Es gibt einige Dinge, die Sie selbst und alle, die konzentriert arbeiten müssen, tun können, um den unliebsamen Auswirkungen des Jet Lag zu entgehen. Und was genauso wichtig ist: Sie können selbst etwas tun, um die drohenden Strahlenschäden während des Fluges, von hohen Ozonkonzentrationen und Tabakrauch möglichst gering zu halten.

Es ist sicherlich schwierig, wenn nicht gar unmöglich, seine Schlafzeiten ohne Medikamente auf die der neuen Umgebung abzustimmen. Die meisten Ärzte, die ich zu diesem Problem befragt habe, empfehlen Diazepam (Handelsname: Valium = Tranquilizer), weil es nur geringe Auswirkungen auf die REM (Rapid-Eye-Movement)-Schlafphase zeitigt. Diese Schlafphase ist nämlich ausschlaggebend für gute Laune, einen klaren Kopf und für die Leistungsfähigkeit. Das überlieferte Pilotenwissen wartet mit einer Fülle von alternativen Methoden auf, die den Schlaf ohne Medikamente herbeiführen sollen: Heiße Bäder, lange Spaziergänge und die Aminosäure Tryptophan wurden bereits mit einigem Erfolg erprobt.

Die Top-Diät gegen Strahlungen und Luftverschmutzung – für Piloten, Flugzeugcrew und Passagiere

Beim Fliegen bietet eine Kost, die viele Nährstoffe und Antioxidantien, aber nur wenig Fett enthält, einen einfachen, aber wirksamen Schutz gegen die drohenden, schädlichen Auswirkungen der freien Radikale, die durch Strahlung, Tabakrauch und Ozon auftreten können. *Antioxidantien* (Singular: Antioxidans) sind chemische Stoffe, die die Oxidation verhindern. Zu den stärksten Antioxidantien, die in den gebräuchlichen Nahrungsmitteln am häufigsten vorkommen, gehören Beta-Carotin, Ascorbinsäure (Vitamin C) und dl-alpha-Tocopherol (Vitamin E). Antioxidantien finden sich auch in einigen Nahrungsmittelzusätzen, Konservierungsmitteln, Aminosäuren und vielen rezeptpflichtigen Arzneimitteln. Diese chemischen Stoffe verhindern, daß zu viele der Elemente oder Atome, die in ihrem Normalzustand *Radikale* heißen, in die potentiell zerstörerischen *freien Radikalen* umgewandelt werden.

Freie Radikale sind hochaktive und toxische, sehr instabile und gesundheitsschädigende Substanzen unseres Organismus; sie zerstören intaktes Gewebe ebenso wie die genetische Information unserer Zellen, die DNS (Desoxyribonukleinsäure). Freie Radikale gelangen in den Körper durch die Nahrung, durch Tabakrauch, durch das Wasser, das wir trinken, und selbst durch die Luft, die wir einatmen. Oft entstehen freie Radikale im Körper, bei Stoffwechselvorgängen von körpereigenen Substanzen und zugeführten Stoffen. Diese können dann von den Antioxidantien neutralisiert werden, sofern diese in ausreichender Menge im Körper vorhanden sind. Auf jeden Fall aber verhindern die Antioxidantien eine überhöhte Produktion von freien Radikalen, die kranke wie gesunde Zellen schädigen, altern lassen oder sogar töten können.

Im Anhang I sind Nahrungs-Zusatzpräparate aufgeführt, die Antioxidantien enthalten und bereits von den Flugbesatzungen einiger größerer amerikanischer Fluglinien regelmäßig genommen werden. Diese Präparate können auch Ihnen den notwendigen Schutz beim Fliegen bieten. Drei Produkte werden regelmäßig von Flugzeugbesatzungen und Passagieren, die ich beraten habe, genommen: QuickFix-Getränk, TwinSport Endurance-Nahrungsersatz und Antioxidantien. Diese Mittel werden folgendermaßen benutzt:

▷ QuickFix ist ein flüssiger Elektrolyt-Nahrungsersatz. Die trockene Luft im Inneren des Flugzeugs kann Ihrer Haut die notwendige Feuchtigkeit entziehen, die Luftverschmutzung, einschließlich der Strahlung und des Tabakrauchs, kann Ihre Lungen, Augen, Haut und die inneren Organe angreifen. QuickFix stellt einen kalorienarmen Schutz gegen diese Gefahren dar, und zwar in Form von Antioxidantien, die schädliche Auswirkungen der freien Radikale verhindern. QuickFix gleicht den Wasserverlust aus und liefert Ihnen energiereiche Nährstoffe gegen die Müdigkeit.

▷ Nehmen Sie einen hochwertigen flüssigen Nahrungsersatz (siehe Anhang II) statt der größeren und kleineren Flugzeugmahlzeiten und trinken Sie ein nährstoffreiches, kalorienarmes Getränk. Diesen pulverisierten Nahrungsersatz können Sie leicht mit an Bord nehmen und dort in Milch auflösen. Überall auf der Welt werden Sie in der Lage sein, diesen einfachen Schutz gegen Strahlungen und Luftverschmutzung durchzuführen.

▷ Nehmen Sie ein Antioxidantien-Präparat (z. B. Endurance Multivitamin Fitness Paks, siehe Anhang I), um sich zusätzlich gegen schädliche Auswirkungen der freien Radikale, verursacht durch Tabakrauch, Strahlen und Ozon, zu schützen.

Wenn Sie entgegen den üblichen Beschwerden, daß sie fade schmecke und viel zu lange gekocht sei, die Flugzeugkost gerne essen, dann sollten Sie wissen, was Sie essen können und was Sie besser meiden sollten, um die drohenden Gefahren während des Fluges herabzumindern. Die meisten Fluggesellschaften bieten eine große Speisenauswahl an, um den verschiedenen Ernährungsbedürfnissen gerecht zu werden. Die Fluglinien sind darauf bedacht, Ihre speziellen Ernährungsbedürfnisse zu berücksichtigen, da sie Sie gerne als ständigen Fluggast begrüßen möchten. Trotz der vielen Witze über das Essen im Flugzeug servieren einige Fluggesellschaften wirlich nahrhafte und köstliche Gerichte, die beinahe jedem schmecken und bekommen. Der Trick liegt darin zu wissen, was die Fluggesellschaften anbieten, und sich *bestimmte Gerichte lange vor dem eigentlichen Flug* zu *bestellen.* Die American Airlines war so freundlich, eine Liste der Möglichkeiten für eine spezielle Kost zusammenzustellen, die Sie während des Fluges zu Ihrem nächsten Bestimmungsort genießen können:

▷ Mild gewürzt
▷ Diabetikerkost
▷ Koscher
▷ Streng vegetarisch
▷ Lakto-vegetabil
▷ Natriumarm
▷ Kalorienarm
▷ Cholesterinarm
▷ Kohlenhydratarm

Auf kürzeren Flügen sind auf Wunsch auch Snacks der jeweiligen speziellen Kost erhältlich. Die American Airlines betont, daß alle Spezialkostgerichte medizinisch geprüft und genehmigt sind. Das »Traveller Menu« der American Airlines erhielt die Zustimmung der Vereinigung der amerikanischen Kardiologen, die es nach ihren geltenden Richtlinien geprüft hatte.

Die normale Bordverpflegung der American Airlines besteht aus einer 15 g-Packung mit Honig gerösteter Erdnüsse, einem Eisbergsalat mit Mandarinenscheibchen und einer Essig-Öl-Marinade; einem Hähnchenschenkel ohne Haut und Knochen mit einer Tomaten-Paprika-Champignon-Sauce, Nudeln und grünen Bohnen als Hauptgericht; 2 Scheiben Brot mit einem Stück Butter; und einem Apfel-Walnuß-Kuchen als Nachtisch.

Mit einigen kleineren Veränderungen können Sie dieses Mahl in ein gutes Top-Diät-Menü für Höchstleistungen umwandeln:

▷ Lassen Sie die gerösteten Erdnüsse und den Apfel-Walnuß-Kuchen weg.
▷ Essen Sie den Salat mit Ihrem eigenen (mitgebrachten) ölfreien Dressing oder bitten Sie um frische Zitronenstücke und pressen Sie deren Saft über den Salat.
▷ Machen Sie sich ein Sandwich aus dem Huhn, den Tomaten und den zwei Scheiben Brot, die Sie mit Senf bestreichen. Kratzen Sie die Paprika-Champignon-Sauce herunter und essen Sie die Nudeln und die grünen Bohnen pur.

▷ Trinken Sie pures Wasser oder natriumfreies kohlensäurehaltiges Wasser (im Flugzeug allgemein nur selten erhältlich) oder QuickFix.

Bei nationalen und internationalen Flügen wird in der ersten Klasse wirklich hervorragendes Essen serviert. Die beste Mahlzeit, die ich jemals in einem Flugzeug gegessen habe, erhielt ich auf einem Flug mit der Pan American Airlines von Los Angeles nach Miami. Ich werde Ihnen nicht sagen, was ich gegessen habe (ich habe für eine ganze Woche im voraus gesündigt), aber es war köstlich. Wenn Ihnen einmal danach zumute sein sollte, von Ihrer gesunden Ernährungsweise abzuweichen, so heben Sie sich diese Lust auf, bis Sie einmal an Bord der Concorde, Regent Air oder anderer erstklassiger Maschinen sind, wo fettarme Feinschmecker-Mahlzeiten serviert werden. So hat beispielsweise die Eastern Airlines kürzlich auf den Flügen von USA nach Großbritannien ein richtiges Feinschmeckeressen und -trinken eingeführt, das eine Sünde wert ist. Wenn Sie dann wieder festen Boden unter den Füßen haben, müssen die vernünftigen Ernährungsregeln erneut eingehalten werden!

Die Flugzeug-Spezialkost, bewertet nach den Prinzipien der Top-Diät

Die American Airlines bietet die folgenden Mahlzeiten als Alternative zu den üblichen Gerichten an:

<u>Quiche California:</u> Bestehend aus fettarmem Käse, Eierersatz, Zwiebeln und kleingewürfelten, grünen Chilischoten, unter einer leichten Pie-Kruste, garniert mit frischen Früchten der Saison.
Kommentar: Ein gutes Rezept, ohne den üblichen hohen Fett- und Cholesteringehalt traditioneller Quiches.

<u>Frischer Obstsalat:</u> Gekühltes frisches Obst der Saison und Hüttenkäse, garniert mit Walnüssen, mit einem speziellen Frucht-Dressing angemacht.
Kommentar: Nicht so kalorienarm, wie es klingt, aber sehr nährstoffreich.

<u>Frische Gemüseplatte:</u> 1 grüne Paprikaschote, gefüllt mit einem Nudelsalat griechischer Art und umgeben von viel frischem, rohem Gemüse, serviert mit einem Kräuter-Joghurt-Dip.
Kommentar: Hervorragend, aber lassen Sie die traditionellen Oliven weg.

<u>Der große Hamburger:</u> Ein gebratenes Hacksteak auf einem mit Samenkörnern verzierten, getoasteten Brötchen mit Kopfsalat, Tomatenscheiben, spanischen Zwiebeln, Dill-Essig-Sauce und Kartoffelchips.
Kommentar: Verzichten Sie lieber auf diesen Hamburger, sonst haben Sie für die ganze nächste Woche genug gesündigt.

Meeresfrüchte-Teller: Tomatenhälfte, gefüllt mit Krabbenfleisch und garniert mit gekühlten Shrimps, Artischockenherzen und Gemüse, dazu Zitronenscheibchen und Barbecuesauce.
Kommentar: Enthält sehr viel Cholesterin; verzichten Sie also besser darauf, wenn Sie Ihren Cholesterinspiegel senken wollen. Sind Ihre Cholesterinwerte sehr gut, so ist dies ein nahrhaftes Gericht mit sehr geringem Fettgehalt.

Meeresfrüchte-Pfanne: Hummerfleischstücke, Muscheln und Babyshrimps in einer Sahne-Weißwein-Sauce mit Schalotten, dazu Pilawreis.
Kommentar: Für dieses Gericht gilt dasselbe wie für das vorherige, nur daß die Meeresfrüchte-Pfanne durch die dazugehörige Sahne-Weißwein-Sauce einen höheren Fettgehalt hat. Ich würde dem Meeresfrüchte-Teller den Vorzug geben, wenn ich zwischen den beiden Gerichten zu wählen hätte.

Delikatessen-Teller: Truthahnfleischscheiben, Schinken und Roastbeef mit Artischockensalat, Spargelspitzen und Tomatenstückchen, serviert mit Dijon-Senf.
Kommentar: Essen Sie die Truthahnfleischscheiben zusammengerollt und pur oder zusammen mit den Tomaten und dem Dijon-Senf als Brotbelag; geben Sie den Schinken und das Roastbeef an einen Passagier weiter, der die Atkins-Diät befolgt.

Für Piloten, Stewards und Stewardessen

Wissen Sie, was wir für unsere Sicherheit auf Verkehrsflügen am nötigsten brauchen? Tippen Sie auf Radar? Sicherheitsgurte? Nein, es sind die Stewards und Stewardessen.

Am 22. November 1964 stürzte eine TWA Boeing 707 beim Start vom Flugplatz Fiumicino in Rom ab. Außer den fünf diensthabenden Stewards und Stewardessen befanden sich noch sechs weitere an Bord, fünf von ihnen hatten gerade keine Einsatzbereitschaft, die sechste Kollegin flog mit ihren Eltern in Urlaub.

Als das Flugzeug nach dem Schleudern endlich zum Stehen kam, ging es in Flammen auf. Sekunden später explodierte ein Treibstofftank, nach weiteren 20 Sekunden erschütterte eine zweite, mächtigere Explosion das Flugzeug und tötete alle Passagiere und Besatzungsmitglieder, die noch an Bord waren, sowie auch viele im näheren Umkreis des Flugzeuges. Von den fünf diensthabenden Stewards und Stewardessen kamen zwei ums Leben, die drei anderen wurden schwer verletzt. Von den sechs Kollegen, die gerade nicht im Einsatz gewesen waren, überlebte keiner; fünf von ihnen waren noch an Bord gewesen. Zeugenaussagen und die Fundorte der Leichen bewiesen klar, daß die meisten von ihnen starben, während sie sich bemühten, die übrigen Passagiere zu retten.

Die erste Pflicht jedes Stewards und jeder Stewardess ist nicht das Servieren von Mahlzeiten und Getränken oder das Herbeischaffen von Kissen, Decken oder Spielkarten. Die erste Pflicht des Stewards und der Stewardess besteht darin, Menschenleben zu retten.

Die meisten verheerenden Flugzeugunglücke ereignen sich beim Start oder bei der Landung. Gerade in diesen kritischen Minuten kommt es auf die Erfahrung und das Pflichtbewußtsein der Stewards und Stewardessen an. Bei einem Flugzeugabsturz sind die Crew-Mitglieder im Cockpit der Wucht des Aufpralls am meisten ausgeliefert, sie kommen häufig ums Leben oder werden schwer verletzt. Und selbst wenn sie keine Verletzungen davongetragen haben, müssen sie ihre ganze Aufmerksamkeit darauf richten, die akute Feuergefahr durch geeignete Maßnahmen zu bannen. Nur der zweite Offizier ist angewiesen, bei einer notwendigen Evakuierung zu helfen. Der Erfolg oder Mißerfolg einer Evakuierung im Nofall – in Menschenleben gemessen – hängt von der Leistung der Stewards und Stewardessen ab. In diesem Beruf arbeiten viele Frauen, die dann im Notfall allein und ohne fremde Hilfe manuell Türen öffnen müssen, die einige hundert Pfund schwer sind, oder die aus eigener Kraft Fenster aushängen müssen, die halb so schwer sind wie sie selbst. Sie müssen Rettungsrutschen anbringen und den Passagieren helfen, was auch bedeutet, daß sie Behinderte, ältere Menschen und kleine Kinder hochheben und tragen müssen. Um all diesen Pflichten nachkommen zu können, müssen die Stewardessen geistig und körperlich hervorragend in Form sein und, was am wichtigsten ist, sie dürfen bei einem Unglück nicht verletzt werden.

Um körperlich und geistig auf der Höhe zu bleiben, befolgen zahlreiche Stewards und Stewardessen meine Ernährungsratschläge und nehmen die Nahrungsmittel und Nahrungs-Ergänzungspräparate zu sich, die ich empfehle. Da die Fluggesellschaften ihre Angestellten nicht ernährungswissenschaftlich schulen und Ihnen auch keine Nahrung oder Nahrungs-Zusatzpräparate, die auf das Erbringen von Höchstleistungen abgestimmt sind, zur Verfügung stellen, habe ich überaus erfreut zur Kenntnis genommen, daß in den letzten zwei Jahren viele Flugbesatzungsmitglieder die Dr. Haas *Leistungs-Diät* begeistert aufgenommen haben. Ich fühle mich gleich viel sicherer, wenn der Pilot und die Flugzeugcrew, wenn sie wissen, daß ich an Bord bin, zu mir kommen und berichten, welch hervorragende Ergebnisse sie mit Hilfe meiner Diät erzielen konnten. Dann weiß ich, daß das Flugzeug in den Händen eines höchst leistungsfähigen Piloten und der entsprechenden Besatzung ist.

Was Sie als Pilot wissen sollten

Nach den Ermittlungen des National Transportation Safety Board (NTSB) liegt die Schuld bei etwa 83 Prozent der kleineren und 87 Prozent der katastrophalen Flugzeugunglücke bei den Piloten. Herzinfarkt, Schlaganfall, andere plötzlich auftretende Krankheitsanfälle, Hypoglykämie (Blutzuckermangel) oder andere medizinische Ursachen können die Gründe für ein Pilotenversagen sein. Es mag aber auch vorkommen, daß Piloten einmal wider besseres Wissen chemische Präparate oder Drogen einnehmen, die sie in eine andere Stimmung versetzen und ihre berufliche Leistungsfähigkeit beeinträchtigen; an erster Stelle ist hier der Alkohol zu nennen. Statistiken zeigen, daß etwa zehn Prozent der Piloten, die bei zivilen Flugzeugunglücken getötet wurden, einen Alkoholspiegel von 0,5 Promille hatten – ein Anteil, der sich nachgewiesenermaßen bereits negativ auf die Fähigkeit eines Piloten, ein Flugzeug sicher zu lenken, auswirkt. Generell konnte bei 20 Prozent aller Piloten, die bei Flugzeugunglücken ums Leben kamen, Alkohol im Blut nachgewiesen werden. Die richtige Ernährung für maximale Leistungsfähigkeit und entsprechende Nahrungszusätze können einigen schädlichen Auswirkungen des Alkoholkonsums entgegenwirken. Aber die negative Wirkung des Alkohols auf die Leistungsfähigkeit eines Piloten können sie keinesfalls verhindern. Trinken Sie niemals, wenn Sie am Steuer sitzen und fliegen (oder fahren) müssen!

Was alle Flugreisenden beachten sollten, die gesundheitlich nicht ganz auf der Höhe sind

Passagiere mit Lungenkrankheiten, Herzleiden oder Asthma müssen neben dem bereits genannten Schutz durch die richtige Ernährung möglicherweise noch weitere Vorsichtsmaßnahmen ergreifen. In Meereshöhe herrscht ein durchschnittlicher Luftdruck von 1013 Millibar (mbar). Bei diesem Druck kann unsere Lunge die Sauerstoffmengen aufnehmen, die unser Körper braucht. In größeren Höhen (normale Verkehrsflugzeuge fliegen zwischen 8500 und 13000 Metern hoch; die Concorde fliegt in einer Höhe von etwa 17700 Metern) sinkt der Luftdruck merklich ab; dadurch wird auch die Sauerstoffzufuhr über dic Lunge erheblich vermindert. Obwohl die Verkehrsflugzeuge einen druckdicht abgeschlossenen Fluggast- und Besatzungsraum (Druckkabine) haben, kann der veränderte Luftdruck in großer Flughöhe nur unvollständig ausgeglichen werden; der Kabinendruck erreicht nur etwa 830 mbar.

Gesunde Menschen haben normalerweise keine Probleme mit der verminderten Sauerstoffversorgung. Bei denjenigen aber, die ohnehin bereits unter einer krankheitsbedingten verminderten Sauerstoffzufuhr leiden, können Schmerzen in der Brust und Atemnot auftreten. Wenn Sie beispielsweise Asthma, ein Lungenemphysem oder Herzkranzgefäßkrankheiten haben, sollten Sie Ihre Probleme spätestens zwei Tage vor Abflug mit dem beratenden Arzt Ihrer Fluglinie besprechen. Er kann aufgrund Ihrer allgemeinen körperlichen Verfassung, der Flughöhe und der Flugdauer entscheiden, ob Sie möglicherweise während des Fluges zusätzlichen Sauerstoff benötigen werden.

Bordgymnastik für Flugreisende

American Airlines hat dieses Gymnastikprogramm zusammengestellt, das Ihnen dabei helfen soll, Ihren Kreislauf anzuregen und die Muskeln zu entspannen, damit Sie sich auch auf längeren Flügen wohlfühlen können.

1. Beugen Sie Ihren Kopf so weit wie möglich nach vorne, bis Sie die Spannung hinten im Nacken spüren. Beugen Sie Ihren Kopf zur Seite (das Gesicht bleibt nach vorne gerichtet), bis Sie die Spannung seitlich im Nacken spüren. Danach beugen Sie Ihren Kopf zur anderen Seite.
2. Lassen Sie Ihren Kopf zurückfallen (der Kiefer ist dabei entspannt) und betrachten Sie den Deckenteil der Sitzreihe hinter Ihnen. Drücken Sie das Kreuz nach vorne, während Sie weiterhin nach oben schauen. Bei dieser Übung sollten Sie eine Spannung unter Ihrem Kinn verspüren.
3. Umarmen Sie sich selbst (rechte Hand auf die linke Schulter, linke Hand auf die rechte Schulter). Beugen Sie Ihren Kopf nach vorne und pressen Sie ihn an die Brust. Ziehen Sie Ihre Schultern nach vorne, bis Sie die Spannung im Nacken und zwischen den Schulterblättern spüren.
4. Ziehen sie die Schultern nach vorne und »vergraben« Sie Ihren Kopf auf der Brust bis hin zum Magen. Schieben Sie die Schultern zurück, machen Sie ein Hohlkreuz und halten Sie den Kopf gerade. Diese Übung läßt den Brustkorb hervortreten und lockert die mittlere Rückenmuskulatur.
5. Entspannen Sie Ihre Schultern und lassen Sie die Arme locker herunterhängen. Ziehen Sie immer abwechselnd mit einer Schulter einen Kreis, indem Sie sie nach vorne ziehen, anheben, zurückschieben und wieder nach unten sinken lassen. Danach lassen Sie die Schultern in umgekehrter Richtung kreisen.
6. Pressen Sie Ihre Ellbogen auf die Armstützen und drücken Sie Ihre Schultern so stark wie möglich nach unten, bis Sie eine Spannung auf der Schulteroberseite verspüren.
7. Greifen Sie die rechte Armstütze mit Ihrer linken Hand und drehen Sie Ihren ganzen Körper zur rechten Seite, bis Sie hinter sich schauen können. Drehen Sie sich zur linken Seite und greifen sie mit der rechten Hand die linke Armstütze. Bei dieser Übung ist jeweils eine Rückenhälfte gespannt.
8. Strecken Sie die Arme abwechselnd nach oben, bis Sie den Lichtschalter oder die Belüftungsanlage mit den Händen erreichen können, ohne sich dabei von Ihrem Sitz zu heben. Atmen Sie tief ein, wenn Sie Ihre Arme nach oben strecken, atmen Sie aus, wenn Sie Ihre Arme sinken lassen. Spannen Sie beim Ausstrecken die Armmuskulatur stark an, so daß Sie die Spannung auch wirklich spüren können.
9. Lockern Sie den Sicherheitsgurt ein bißchen und beugen Sie sich auf den Fußboden herab, als ob Sie Gepäck unter dem Sitz Ihres Vordermannes zurechtrücken wollten. Beugen Sie sich so weit wie möglich nach unten und richten Sie sich dann langsam wieder auf. Diese Übung dehnt Ihre untere Rückenmuskulatur und die Unterseite Ihrer Oberschenkel.

10. Setzen Sie sich aufrecht hin und heben Sie einen Fuß vom Fußboden, indem Sie Ihr ganzes Bein ein paar Zentimter vom Sitz anheben. Behalten Sie diese Position bei und ziehen Sie mit dem erhobenen Fuß Kreise in die Luft, indem Sie Ihr Fußgelenk kreisen lassen. Lassen Sie Ihren Fuß achtmal rechtsherum und achtmal linksherum kreisen. Stellen Sie Ihren Fuß auf den Fußboden zurück und wiederholen Sie die Übung mit dem anderen Fuß. Diese Übung dehnt nicht nur Ihr Fußgelenk, sondern auch alle Muskeln Ihres Unterschenkels (ein weiteres positives Merkmal dieser Übung liegt darin, daß Sie den Bauch einziehen und die Bauchmuskulatur anspannen, wenn Sie Ihr Bein erhoben halten).

Bei all diesen Übungen sollten Sie die jeweils aktiven Körperteile wirklich so stark wie nur möglich beanspruchen, bis Sie die größtmögliche Spannung verspüren. Beugen Sie Ihren Kopf nach vorne, so weit es nur geht. Heben Sie Ihre Schultern so weit wie nur möglich an oder drücken Sie sie so weit nach hinten, wie Sie nur können usw. Lassen Sie sogar Ihren Fuß mit aller Kraft kreisen, damit auch Ihre Zehen und der Fußrist richtig gestreckt werden.

Die Dr. Haas Top-Diät im Krankenhaus

Das Skelett im Wandschrank der Krankenhäuser und das lebenswichtige Rüstzeug der Top-Diät für die richtige Ernährung während eines Krankenhausaufenthalts

Es existiert tatsächlich – dieses Skelett im Wandschrank der Krankenhäuser. Und obwohl selten darüber gesprochen wird, ist es ein ernstes und mitunter sogar lebensgefährliches Problem, das viele Krankenhausärzte und -Diätexperten einfach ignorieren. Sie aber sollten mit dieser Problematik vertraut sein, bevor Sie aus irgendeinem Grunde ins Krankenhaus eingeliefert werden. Dieses Skelett im Wandschrank der Krankenhäuser – das ist das Schreckgespenst fehlerhafter Ernährung. Ahnungslose Patienten werden häufig falsch beraten und erhalten eine Kost, die nicht optimal auf ihre Bedürfnisse abgestimmt ist.

Ich werde oft nach der Adresse eines Ernährungsexperten oder einer Organisation gefragt, die eine zuverlässige Beratung in allen auftretenden Ernährungsfragen durchführen. Ähnlich wie der Tennis- oder Golfunterricht hervorragend oder miserabel sein kann, hängt auch eine gute Ernährungsberatung von den Fähigkeiten Ihres Lehrmeisters ab. Bei uns in Amerika gelten die »registered dietitians« als Ernährungsexperten, an die man sich in allen diesbezüglichen Fragen wenden kann. Natürlich gibt es viele gute R.D.'s, die im öffentlichen Dienst arbeiten oder eine Privatpraxis betreiben. Bevor Sie sich für einen Berater entscheiden, sollten Sie auch über deren unterschiedliche Ausbildungen Bescheid wissen.

*Was ist ein »registered dietitian«?**

Ein registered dietitian (zugelassener Diätet) hat normalerweise ein abgeschlossenes Studium der Ernährungswissenschaft (einschließlich Nahrungsmittelkunde) an einem staatlich anerkannten College oder einer Universität. Er hat sich um die Mitgliedschaft der American Dietetic Association

---

* Anmerkung der Redaktion: In der Bundesrepublik Deutschland ist es anders als in den USA. Bei uns gibt es die Möglichkeit, Ernährungswissenschaft an der Fachhochschule oder an der Universität zu studieren (Oecotrophologie). Dieses Studium schließt mit einer Diplomprüfung ab. Danach kann man zusätzlich den Doktortitel erwerben.

(ADA)* beworben und die von der ADA festgesetzten Mindestanforderungen erfüllt. Nicht alle Mitglieder der ADA sind registered dietitians. Die ADA ist keine staatliche, sondern eine private Organisation, die denjenigen Bewerbern, die zumindest die festgelegten Grundvoraussetzungen für eine Mitgliedschaft in dieser Organisation erfüllen, den Titel R.D. verleiht. Die Mitgliedschaft in der ADA ist freiwillig. Und so gibt es unter den Angestellten der staatlichen und städtischen Behörden und Betriebe auch tatsächlich viele hochqualifizierte und kompetente Ernährungsexperten, die sich gegen eine Mitgliedschaft in der ADA entschieden und auf den Titel R.D. (registered dietitian) verzichtet haben.

In vielen Ernährungs- und Gesundheitsfragen kann die ADA in Washington Einfluß nehmen und so die öffentliche Politik und die offiziellen Ernährungsempfehlungen mitgestalten. Außerdem verfügt die ADA über eine Abteilung für Public Relations, die mit den öffentlichen Medien zusammenarbeitet. Die ADA-Sprecher werden rhetorisch geschult, um der Öffentlichkeit den offiziellen Standpunkt der Organisation zu aktuellen Ernährungsthemen sowohl in Funk und Fernsehen als auch in den gedruckten Medien darlegen zu können. Daneben gibt die ADA auch selbst zahlreiche Veröffentlichungen heraus, um Ärzte, Ernährungsspezialisten und Verbraucher über alle möglichen gesundheitlichen Fragen zu informieren. Auf einige dieser Informationen werden wir später noch zu sprechen kommen.

Der grundsätzliche Unterschied zwischen einem registered dietitian (mit einem abgeschlossenen Studium) und einem Ernährungswissenschaftler (mit abgeschlossenem Studium und Doktortitel) zeigt sich häufig darin, daß der Ernährungswissenschaftler besser in Biologie, Biochemie und Ernährungswissenschaft ausgebildet ist als der registered dietitian. Ich bin der Meinung, daß man nur durch eine gute, gründliche Ausbildung das notwendige natur- und ernährungswissenschaftliche Hintergrundwissen erwerben kann, das es einem später in der Praxis ermöglicht, Menschen mit akuten Ernährungsproblemen eine geeignete Diät zu empfehlen und die richtigen Ergänzungspräparate zu verschreiben.

Und damit bin ich auch wieder bei dem wunden Punkt in vielen Krankenhäusern, der Ernährungsberatung, angekommen. Um verstehen zu können, warum viele Ärzte und Ernährungsspezialisten, die doch das Beste für ihre Patienten wollen, ihnen zu solchen Nahrungsmitteln und Ernährungs-

---

* Anmerkung der Redaktion: Eine ähnliche Funktion wie die ADA in den USA hat in der Bundesrepublik Deutschland die DGE (Deutsche Gesellschaft für Ernährung). Sie gibt die »Empfehlungen für die Nährstoffzufuhr« heraus (die entsprechende Broschüre kann man kaufen) und erstellt alle 4 Jahre den Ernährungsbericht für die Bundesregierung (das ist der Bericht zur jeweiligen Ernährungssituation der Bevölkerung der Bundesrepublik Deutschland). Sie klärt die Bevölkerung über das derzeitig gültige Ernährungswissen (bestätigte Forschungsergebnisse) auf und arbeitet eng mit den Medien zusammen.

plänen raten, die nicht optimal auf ihre Bedürfnisse abgestimmt sind, muß man wissen, wie die zukünftigen Ernährungsexperten ausgebildet werden, bevor sie ihren Titel in der Tasche haben.

*Ernährungswissenschaftliche Kenntnisse, die uns am College vermittelt wurden**

Ich besitze zwei höhere akademische Titel der Ernährungswissenschaften – den Master of Science einer voll anerkannten amerikanischen Universität und den Doktortitel einer internationalen Universität, die von Großbritannien und Kanada anerkannt wird. Außerdem habe ich in Biologie, Ernährungswissenschaft und Biochemie Collegekurse für Fortgeschrittene absolviert, die weit über die wissenschaftlichen Anforderungen für ADA-Mitglieder hinausgingen. Meine vormedizinischen und medizinischen Seminare waren wirklich hervorragend, viele der ernährungswissenschaftlichen Kurse jedoch erwiesen sich als völlig unzureichend und fehlerhaft. Nur mein fester Wille, wirklich die ganze Wahrheit über die Zusammenhänge auf dem Gebiet der Ernährung zu erfahren, verschaffte mir schließlich das notwendige Wissen, das ich als Ernährungsexperte und Gesundheitsberater brauche.

Unser derzeitiges Studiensystem unterdrückt vor allem in den höheren Semestern das individuelle Denken, die Kreativität und die Entwicklung von Ideen, die sich gegen die Fachpolitik und -philosophie und gegen die anerkannten Theorien richten. Studenten, die sich kritisch mit den geltenden Grundthesen der konventionellen Ernährungsorganisationen auseinandersetzen, riskieren möglicherweise ihren Titel, weil das Erlangen eines Titels von subjektiven (zum Beispiel persönliche Gefühle und Überzeugungen, Urteilsvermögen des Prüfungskomitees) und »objektiven« Kriterien wie Leistungstests und Zensuren (die gerade an höheren Lehrinstituten häufig willkürlich sind und leicht zu einer falschen Beurteilung des Wissensstandes und der Fähigkeit des Studenten führen), abhängt.

Am College lernten meine Studienkollegen (von denen einige R.D.'s werden wollten) und ich:

- ▷ Es besteht kein Zusammenhang zwischen Cholesterin und Arteriosklerose.
- ▷ Ein ballaststoffreiche Ernährung (ballaststoffreich nur im Vergleich mit der überaus ballaststoffarmen amerikanischen Ernährungsweise) ist gefährlich und führt zu Vitamin- und Mineralstoff-Mangelerscheinungen.

---

* Anmerkung der Redaktion: Die Aussagen dieses Abschnitts treffen nicht ohne weiteres auf deutsche Verhältnisse zu.

- ▷ Tierische Proteine sind gesünder als pflanzliche Proteine.
- ▷ Tierische Proteine sind vollwertige Proteine, pflanzliche Proteine sind minderwertige Proteine.
- ▷ Diabetiker dürfen höchstens 40 Prozent ihres gesamten Kalorienbedarfs mit Kohlenhydraten decken.
- ▷ Natrium ist die Hauptursache für zu hohen Blutdruck.
- ▷ Magenresektion (operative Entfernung von Teilen des Magens und des Darms) ist eine akzeptable Behandlungsmethode bei hartnäckiger Fettleibigkeit.
- ▷ Keine spezielle Diät kann die körperliche Leistungsfähigkeit positiv beeinflussen.
- ▷ Diäten mit niedrigem Fettgehalt verursachen Vitamin- und Mineralstoff-Mangelerscheinungen.
- ▷ Eine ausgewogene Ernährung mit den vier Grundnährstoffen (Kohlenhydrate, Fett, Eiweiß, Wasser) macht die zusätzliche Einnahme von Vitaminen überflüssig.

Meine eigenen Untersuchungen zeigten mir, daß all diese Lehren unrichtig waren, und glücklicherweise gelangten einige meiner Studienkollegen zu derselben Überzeugung. Wir begannen, medizinische und ernährungswissenschaftliche Fachliteratur systematisch zu durchforsten und entdeckten so nach und nach die wirklichen Ernährungszusammenhänge, die unsere Professoren uns vorenthalten hatten. Und Gott sei Dank begannen auch Ernährungsspezialisten wie Nathan Pritikin, solche Lehren anzufechten.

Pritikin, den ich später kennenlernte, hatte keine akademischen Titel und keine geregelte ernährungswissenschaftliche Ausbildung. Trotzdem wußte er mehr über die menschlichen Ernährungsbedürfnisse als jeder registered dietitian, den ich damals getroffen habe. Die ADA und die American Medical Association jedoch kritisierten seine Diät heftig. Für all diese Kritik fehlt jedoch bis heute jeder wissenschaftliche Beweis. Tatsache ist aber, daß Hunderte von neueren wissenschaftlichen Studien (darunter auch zahlreiche, die von der amerikanischen Regierung durchgeführt und gefördert wurden) die Prinzipien einer fett- und cholesterinarmen, ballaststoffreichen Ernährung bestätigen.

Irrige Ansichten auf dem Gebiet der Ernährung, die noch heute verbreitet werden

Auch heute noch werden die folgenden irrigen Ansichten über richtige Ernährungsweise von etablierten Ernährungsautoritäten veröffentlicht:

- ▷ *Eine Ernährung nach den Grundsätzen der Zen-Makrobiotik ist nicht gesünder als die gebräuchliche Ernährungsweise, sondern führt vielmehr zu gefährlichen Mangelerscheinungen.*

Damit wird eine Ernährungs- und Lebensweise falsch und ungerecht beurteilt – ein Ernährungsplan, der dazu beitragen kann, das Leben von wirklich kranken Menschen, die an Krebs, Herzleiden und anderen Verschleißerkrankungen leiden, zu verlängern. Und tatsächlich hat auch ein Arzt, Dr. Anthony Sattilaro, medizinisch bewiesen, daß er seinen eigenen Krebs mit Hilfe der Makrobiotik besiegen konnte.
Die ADA behauptet, die makrobiotische Ernährungsweise sei »sehr gefährlich, wenn sie strikt befolgt werde«. In Wirklichkeit aber ist das Gegenteil der Fall. Wenn die ADA bei der Makrobiotik-Stiftung in Boston Erkundigungen eingezogen hätte, hätte sie erfahren, daß sich die vorgebrachten Bedenken gegen eine überholte Diätform richten, die von George Ohsawa veröffentlicht wurde. Eine von Ohsawas Versionen der makrobiotischen Ernährungsweise (Diät Nr. 7) ist tatsächlich fehlerhaft konzipiert und könnte zu Mangelerscheinungen führen, wenn man sie über einen längeren Zeitraum einhalten würde. Aber diese Version der makrobiotischen Ernährungsweise ist schon vor langer Zeit widerlegt worden und wird heute nicht mehr vertreten.
Die makrobiotische Ernährungsweise, wie sie heutzutage praktiziert wird, ist sehr gut zusammengestellt und durchaus gesundheitsförderlich. Nur weil sie viele Nahrungsmittel enthält, die bei uns in Amerika normalerweise nicht auf dem Speiseplan stehen (und die es in den meisten Supermärkten und Restaurants nicht gibt), ist sie in keinster Weise gefährlich oder mangelhaft. Tatsächlich ist die neue makrobiotische Ernährungsweise viel gesünder (geringer Fett- und Cholesteringehalt, weniger überzüchtete Produkte, mehr Ballaststoffe) als die Kostform, die von der ADA empfohlen wird.

▷ *Fette sind »unentbehrlich für die Aufnahme von fettlöslichen Vitaminen«, da sie »zum einen die Träger der Vitamine sind und zum anderen die Fähigkeit des Körpers erhöhen, diese Vitamine zu absorbieren«* (aus der ADA-Broschüre *Food Facts Talk Back*).
Peinlich genaue Untersuchungen an Versuchstieren und Menschen haben (ebenso wie epidemiologische Studien an Volksgruppen, die sich extrem fettarm ernähren) durchweg bewiesen, daß die Aufnahme von Fett für die Absorption von fettlöslichen Vitaminen nicht zwingend notwendig ist.
Dies ist ein weiteres Beispiel für falsche Angaben der ADA, die sich wissenschaftlich nicht halten lassen und auf veralteten und bereits widerlegten Ernährungsgrundsätzen basieren, den Studenten aber auch heutzutage noch vermittelt werden. Von den fettlöslichen Vitaminen (A, D, E und K) können zwei (A und D) bei Überdosierung sogar giftig und tödlich sein, und eins (Vitamin K) kann lebensgefährliche Wechselwirkungen zwischen Nahrungsmitteln und Drogen verursachen und die Blutgerinnung stören. Überdies ist Vitamin D kein Vitamin, sondern ein

Hormon, das als Reaktion auf die UV-Strahlung des Sonnenlichts in der Haut gebildet und in der Leber und den Nieren aktiviert wird. Nicht das Fett, das mit der Nahrung aufgenommen wird, sondern Sonnenlicht ist ausschlaggebend für die ausreichende Versorgung mit Vitamin D. Hinzu kommt noch: Je mehr Fett (Öl) Sie aufnehmen, desto mehr Vitamin E benötigt Ihr Körper.

▷ *Milch und Milchprodukte »sind besonders wichtig für die Versorgung mit Calcium und Phosphor; außerdem beliefern sie den Körper mit Protein, Riboflavin und anderen Nährstoffen«* (aus der ADA-Broschüre *Food Facts Talk Back*).*

Die folgende Tabelle zeigt die von der ADA vorgeschriebenen täglichen Milchmengen, die die aufgeführten Personengruppen für ihr gesundheitliches Wohl zu sich nehmen sollen:

Erwachsene	mindestens 0,5 Liter
Kinder bis zu 10 Jahren	0,5 bis 0,75 Liter
Kinder ab 10 Jahren und Jugendliche	mindestens 1 Liter
Schwangere und stillende Frauen	mindestens 1 Liter
Schwangere Jugendliche	1,25 bis 1,5 Liter

Diese ADA-Empfehlungen sind unverantwortlich und stellen eine potentielle Gesundheitsgefährdung dar. Warum? Milch, in diesen Mengen aufgenommen, kann den Verlust von Calcium eher begünstigen als verhindern. Eine arglose schwangere Jugendliche würde ihren armen Körper – allein durch die tägliche Milchration – mit jeweils 50 Gramm Fett und Protein sowie mit über 200 Milligramm Cholesterin bombardieren, wenn sie sich nach den aufgeführten Richtlinien der ADA richten würde. Sie würde Gefahr laufen, eine Überdosis Vitamin D (400 I.E.** sind pro Liter enthalten). Solch große Mengen an Vitamin D, Fett und Cholesterin sind ihrer Gesundheit und ihrem Wohlbefinden ganz sicher nicht förderlich.

Viele Ernährungswissenschaftler würden der Behauptung, daß Milch und Milchprodukte »besonders wichtig für die Versorgung mit Calcium und Phosphor« seien, nicht zustimmen. Pflanzen sind überaus calciumreich, und Sie können Ihren Calciumbedarf ohne Schwierigkeiten mit Gemüse decken. Nebenbei bemerkt, hat der Mensch seinen Calciumbedarf nicht immer mit Milch gedeckt. Die Haltung von Milchkühen ist erst in den letzten 10000 Jahren – und da noch nicht einmal überall – üblich geworden. Darüber

* Anmerkung der Redaktion: In der Bundesrepublik Deutschland wird seit längerer Zeit schon propagiert: Milch ist kein Getränk, sondern ein Nahrungsmittel. Sie sollte deshalb auch nicht als Durstlöscher angeboten werden. Dies gilt besonders für Kinder und ältere Menschen.

** Anmerkung der Radaktion: I.E. = Internationale Einheit.

hinaus können zahlreiche Menschen auf der ganzen Welt Milch im Erwachsenenalter nicht mehr richtig verdauen. Milch ist eine der Hauptursachen für Nahrungsmittel-Allergien und Darmleiden bei vielen Menschen.
Milch und Milchprodukte können Teil einer gesunden Ernährung sein (solange es sich um fettarme Milch oder Magermilch handelt), aber niemals in den Mengen, die die ADA empfiehlt. Der Phosphorgehalt unserer üblichen Nahrungsmittel ist sowieso schon gefährlich hoch und muß nicht durch Milch noch gesteigert werden. Ironischerweise empfiehlt die ADA als Alternative zu Milch Spinat als Calciumlieferanten. Tatsächlich aber ist Spinat ein schlechter Lieferant für biologisches Calcium, da er Oxalsäure enthält, die Calcium bindet und dem Körper die Absorption erschwert.

Solange solch irrige Ansichten von den anerkannten Ernährungsautoritäten verbreitet werden, solange wird auch das Wissen, das an Lehrinstituten – und dazu gehören neben Schulen und Universitäten auch die Krankenhäuser – vermittelt wird, fehlerhaft bleiben.

Die neue Ernährungsweise

Zur Zeit ist eine Ernährungsrevolution im Gange, die die Einstellungen, Überzeugungen und Handlungsweisen der Ernährungsspezialisten im ganzen Land verändert. Mehr und mehr Ernährungsexperten weichen von den herkömmlichen Ernährungsdogmen ab und wenden sich neuen Theorien zu, die sich auf wissenschafltiche Tatsachen und Beweise stützen und sich nicht mit veralteten und ungenauen Informationen zufrieden geben. Die neue Ernährungsweise, die die bereits genannten Prinzipien verwirklicht und eine Ernährung mit geringerem Proteingehalt sowie den Gebrauch von Nahrungsergänzungen vorsieht und die daneben auch die Bedeutung regelmäßiger sportlicher Aktivitäten betont, hat die Ernährungsexperten der alten Garde dazu gebracht, ihre überholten Überzeugungen und Ernährungsempfehlungen zu überdenken.

So wie die *Leistungs-Diät* eine Revolution in der Sporternährung auslöste, hoffe ich, daß auch die *Top-Diät* einen Beitrag zu einer neuen und gesünderen allgemeinen Ernährungsweise leisten wird. Im Gegensatz zu vielen Ernährungsempfehlungen der Vergangenheit bewirkt meine Diät tatsächlich bessere Gesundheit, höhere Widerstandskraft, gesteigerte Ausdauer und größere Energie.

Heute gibt es bereits zahlreiche Gesundheitsorganisationen und spezielle Interessengruppen, die eng mit Ärzten und Ernährungsexperten zusammenarbeiten und Sie in allen Ernährungsfragen zuverlässig beraten werden.

Dazu gehören in den USA zum Beispiel die Pritikin Longevity Centers, Bio-Nutrionics, das Kushi Institute und das Cooper Institute (Adressen und Kurzbeschreibung dieser Gesundheitorganisation finden Sie auf der Seite 257 in Anhang III).

Und auch die Krankenhäuser erkennen allmählich, daß sie den Ernährungsproblemen ihrer Patienten mehr Aufmerksamkeit widmen müssen. So gibt es beispielsweise im Doctor's Hospital in Hollywood/Florida (siehe auch Anhang III) ein spezielles VIP-Ernährungsprogramm, das auf der Haas-Diät basiert und die Ernährungsprinzipien der *Leistungs-Diät/Top-Diät* verwirklicht. Daneben raten auch immer mehr Ärzte ihren eigenen Familien und ihren Patienten zu dieser Diät, sei es, daß sie ihnen zu besserer Gesundheit oder auch zu einem völlig neuen Lebensgenuß verhelfen kann.

Und nun kommen wir zum Ausgangspunkt dieses Kapitels zurück und beschäftigen uns mit der richtigen Ernährung während eines Krankenhausaufenthaltes und vor bzw. nach operativen Eingriffen. Ich werde Ihnen zeigen, wie Sie sich vor den schädlichen Auswirkungen einer Vollnarkose schützen und sich schneller und besser von Operationen erholen können. Wenn Sie im Krankenhaus gesund und fit bleiben wollen, so müssen Sie wissen, wie Sie den wunden Punkt der Krankenhäuser umgehen und sich richtig ernähren können.

Natürlich gibt es Krankenhäuser, in denen die Kost optimal auf die gesundheitlichen Bedürfnisse der Patienten abgestimmt ist, aber leider sind das immer noch die wenigsten. Sie können und sollten sich jedoch auch im Krankenhaus richtig ernähren. Das richtige Essen kann häufig ausschlaggebend dafür sein, daß Sie operative Eingriffe und die gefährlichen Substanzen einer Narkose überleben, lebensgefährliche Infektionen vermeiden und krankenhausbedingte Ernährungs-Mangelerscheinungen verhindern können. Viele Menschen erkennen die entscheidende Bedeutung der Ernährung vor, während und nach einem Krankenhausaufenthalt erst, wenn sie krankenhausbedingte Probleme am eigenen Leibe verspüren müssen. Leider haben manche Menschen ihre einzige Chance dann bereits verspielt. Nach den Schätzungen von Charles B. Inlander, dem geschäftsführenden Direktor der People's Medical Society, könnten in den USA jedes Jahr etwa 50 000 Todesfälle in den Krankenhäusern, die auf eine fehlerhafte Krankenhauskost zurückzuführen sind, vermieden werden. Für all die vielen Patienten, denen nicht wie im genannten Doctor's Hospital in Hollywood/Florida ein wissenschaftlich ausgefeilter Ernährungsplan zur Verfügung steht, habe ich die folgenden *Top-Diät-Vorsorgetips* erarbeitet. Sie werden Ihnen dabei helfen, einer falschen Krankenhausernährung zu begegnen und sich vor den Gefahren einer Narkose, einer Operation oder einer Infektion zu schützen. Außerdem werden Ihnen diese Tips erst im Krankenhaus selbst, und später dann auch zu Hause, dabei helfen, schneller und besser wieder zu Kräften zu kommen.

Die Top-Diät-Vorsorgetips für die richtige Ernährung im Krankenhaus

Vorsorgetip Nr. 1

Nehmen Sie Ihre eigenen Vitamin- und Mineralstoffpräparate mit!

Krankenhaus-Ernährungsexperten gehen häufig von einem Trugschluß aus, der Sie in Bedrängnis bringen kann: Sie glauben, daß Sie alle notwendigen Nährstoffe erhalten, wenn Sie eine ausgewogene Kost bekommen. Diese Ernährungsexperten verwenden viel unnötige Zeit auf das unrealistische Vorhaben, eine Kost zusammenzustellen, die den Körper hundertprozentig mit den täglich empfohlenen Mengen an Vitaminen, Mineralstoffen, Energie und Proteinen versorgt. Mindestens drei Gründe zeigen die Sinnlosigkeit solcher Fleißarbeit:

1. Die offiziell empfohlenen Nährstoffmengen sind Richtwerte, die nicht auf den Nährstoffbedarf eines Menschen zugeschnitten sind, der gerade im Krankenhaus liegt. Krankheiten, Verletzungen, ärztliche Behandlungen und chirurgische Eingriffe verändern Ihren Vitamin- und Mineralstoffbedarf. Die empfohlenen Mengen können den Nährstoffbedarf während eines Krankenhausaufenthaltes häufig nicht decken.
2. Unter den gebräuchlichen Getreide-Frühstücksflocken gibt es bereits Produkte, die die offiziell empfohlenen Nährstoffmengen hundertprozentig zur Verfügung stellen. Ein Krankenhaus-Diätexperte aber versucht stundenlang, diese Nährstoffe in ein Menü einzuarbeiten, das letztendlich aus überzüchteten Produkten zubereitet wird, zu lange gegart wird, fade schmeckt, den tatsächlichen Nährstoffbedarf nur unvollkommen deckt und zu alledem auch noch viel mehr Kalorien, Fett und Cholesterin enthält als die erwähnten Frühstücksflocken.
   Die meisten Krankenhauspatienten sollten regelmäßig Getreideprodukte, die mit Nährstoffen angereichert sind und/oder Vitamin- bzw. Mineralstoff-Zusatzpräparate bekommen. Mit dieser Maßnahme hätte die unnötige Arbeit der Ernährungsexperten bei ihren zeitaufwendigen Rechnungen ein Ende.
3. Die offiziellen Empfehlungen umfassen keineswegs alle notwendigen Nährstoffe. Operationen, Narkose, Bettlägerigkeit, flüssige Ernährung, Übelkeit, Müdigkeit, ärztliche Behandlung und Stress können Ihren Nährstoffbedarf (besonders an Spurenelementen und Ballaststoffen) schon bei kurzzeitiger Ernährung mit überzüchteter Klinikkost drastisch erhöhen. Wenn die offiziellen Empfehlungen für ein paar Nährstoffe eingehalten werden, so bedeutet dies noch lange nicht, daß damit all Ihren Nährstoffbedürfnissen Rechnung getragen wird. In der Praxis bedeutet es vielmehr häufig, daß der tatsächliche Nährstoffbedarf nicht gedeckt wird.

Es gibt viele hervorragende Nährstoff-Zusatzpräparate, mit deren Hilfe Sie sich gegen krankenhausbedingte Ernährungs-Mangelerscheinungen schützen können. Und wer sich schneller und besser erholen will, dem rate ich zu den folgenden Produkten (die genaue Zusammensetzung dieser Präparate finden Sie in Anhang I). Sollten die genannten Produkte nicht erhältlich sein, so sollten Sie bei der Auswahl der zur Verfügung stehenden Ersatzprodukte darauf achten, daß sie sich in der Zusammensetzung und den charakteristischen Merkmalen nicht wesentlich von den hier aufgeführten unterscheiden.

QuickFix
Dieser köstliche Trunk mit Orangengeschmack wurde bereits an anderer Stelle erwähnt. QuickFix ist ein Elektrolyt-Getränk, das den Körper mit Kalium- und Magnesiumsaspartat versorgt und für diejenigen, die sich in physischen Stressituationen befinden (und dazu zählt auch ein Aufenthalt im Krankenhaus) eine wertvolle Ernährungshilfe sein kann. Es enthält komplexe Kohlenhydrate, Vitamine der B-Gruppe, Vitamin C und andere Nährstoffe, die der guten Gesundheit dienen. Es hat nur wenig Kalorien und enthält keine künstlichen Farb- oder Geschmacksstoffe und keine Konservierungsmittel.

Endurance Weight Gain Powder
Viele Krankenhauspatienten bruachen zusätzliche Kalorien, um Ernährungs-Mangelerscheinungen zu verhindern. Dieses Mixgetränk (Sie brauchen nur noch fettarme Milch hinzuzufügen) liefert zusätzliche Proteine, Vitamine, Mineralstoffe, Spurenelemente und wichtige Ballaststoffe. Sie können es in Ihrem Krankenzimmer einfach zubereiten – und haben in einer Minute eine fertige Mahlzeit.

Endurance Multivitamin Fitness Paks
Diese Kapseln liefern Ihnen viele Vitamine und Mineralstoffe und helfen Ihnen, Ernährungs-Mangelerscheinungen zu vermeiden, die auf eine reduzierte Kalorienzufuhr, auf Stress oder seelische Erschütterungen im Krankenhaus zurückzuführen sind. Sie haben keine künstliche Ummantelung und enthalten weder Bindemittel noch Farbstoffe, die Abwehrreaktionen bei Menschen, die unter Allergien leiden oder eine spezielle Diät benötigen, auslösen könnten. Außerdem enthalten diese Kapseln weder Mais- noch Weizenprodukte, keine Hefe und auch keine Milch- oder Eierbestandteile.

Endurance Anabolic Formula
Diese Kapseln enthalten die verzweigtkettigen Aminosäuren, L-Carnitin, Arginin und Ornithin, die beim Harnstoffzyklus eine Rolle spielen, wie auch die zugehörigen Vitamine, die für Ihren Stoffwechsel erforderlich sind. Diese Anabolika unterstützen die Muskelbildung und wirken sich günstig auf den Proteinbestand des Körpers aus. Somit verringern sie die Gefahr eines durch Krankenhauskost verschuldeten Proteinmangels.

Vorsorgetip Nr. 2

Versuchen Sie, ein Krankenhaus zu finden, in dem Sie natürliche, unbehandelte Lebensmittel sowie eine fett- und cholesterinarme Kost erhalten können!

Diese Aufforderung wird Ihnen vielleicht erst einmal unmöglich erscheinen. Sie können aber mit ein paar Anrufen bei örtlichen Krankenhäusern bestimmt rasch herausfinden, welche Kliniken nach den modernsten Ernährungserkenntnissen arbeiten.

Vorsorgetip Nr. 3

Nehmen Sie sich Ihr eigenes Essen mit ins Krankenhaus oder bitten Sie Freunde oder Verwandte, Ihnen die Gerichte der Top-Diät zuzubereiten und mitzubringen!

Natürlich sollten Sie Ihrem Arzt oder Ernährungsberater genau sagen, was Sie tun (und das bezieht sich selbstverständlich auch auf die Vitamin- und Mineralstoffpräparate, die Sie gerade einnehmen). Nur auf diese Weise können Sie erfahren, ob diese Präparate auch in Ihrer momentanen Verfassung gut für Sie sind. Im allgemeinen aber tun Sie sich selbst einen Gefallen, wenn Sie auf Ihre Gesundheit achten und auf die Krankenhauskost verzichten.

Lassen Sie sich im Krankenhaus nicht einschüchtern. Sie haben ein Anrecht auf gesunde Ernährung, und Ihr Essen sollte wirklich so gut wie möglich sein. Schließlich steht Ihre Gesundheit auf dem Spiel und nicht die Ihres Arztes oder Ernährungsberaters. Bitten Sie ihn, Sie bei Ihrer Ernährung zu beraten. Wenn Ihnen dieser Rat vernünftig erscheint, wird er es wahrscheinlich auch sein. Bitten Sie jedoch höflich um eine Erklärung, wenn Sie seine Empfehlungen nicht verstehen. Dies ist besonders wichtig, wenn Sie Medikamente einnehmen müssen. Dann müssen sie nämlich unter Umständen auf bestimmte Nahrungsmittel verzichten, die die positiven Wirkungen der Medikamente beeinträchtigen könnten.

Vorsorgetip Nr. 4

Verzichten Sie auf rohes Gemüse und Obst, das bakteriell verseucht sein könnte, wenn Sie eine Chemo- oder Strahlentherapie machen oder Medikamente einnehmen, die die Abwehrkräfte des Körpers schwächen!

Untersuchungen haben gezeigt, daß fast 50 Prozent der Infektionen, die bei Krebspatienten (also bei Menschen, deren Immunsystem höchstwahrscheinlich schon geschwächt ist) auftraten, im Krankenhaus entstanden. Achten Sie stets darauf, daß Ihre Kost peinlich sauber zubereitet und gründlich gekocht wurde, und verzichten Sie auf rohe Lebensmittel und zweifelhafte Gerichte, die bereits eine Zeitlang unverschlossen waren oder ausgekühlt sind.

Vorsorgetip Nr. 5

Vermeiden Sie Fleisch und andere Nahrungsmittel, die die Speiseröhre oder die Luftröhre leicht verstopfen können, wenn Sie Beruhigungsmittel einnehmen müssen oder sich zum Essen nicht aufsetzen können!

Erstickungstod kommt hin und wieder sogar im Krankenhaus vor. Sie sollten sich vor allem dann an diese Regel halten, wenn Sie Beruhigungs- oder Schlafmittel bekommen oder andere Medikamente einnehmen, die Sie müde oder schläfrig machen, aber auch wenn Sie bereits älter sind und nicht mehr alle Zähne haben (oder Ihr Gebiß nicht richtig sitzt). Bemühen Sie sich, Ihre Nahrung gründlich zu kauen, bis sie durch Ihre Speichelflüssigkeit richtig aufgelöst ist.

Vorsorgetip Nr. 6

Fragen Sie immer bei der Krankenschwester oder dem Arzt nach, ob Sie auch wirklich die Kost erhalten, die für Sie gedacht und auf Ihre Bedürfnisse abgestimmt ist!

Auch Ärzte, Ernährungsspezialisten und Krankenschwestern sind Menschen und können Fehler machen. Schon öfter hat der falsche Patient die falsche Kost erhalten, und solch ein Irrtum kann mitunter schlimme Folgen haben. Gehen Sie also lieber auf Nummer Sicher.

Und schließlich sollten Sie auch über Ihre Rechte als Krankenhauspatient Bescheid wissen. Erkundigen Sie sich rechtzeitig bei den örtlichen Krankenhäusern nach den geltenden Statuten und der Hausordnung. Meistens gibt es ein Merkblatt, in dem Sie alles Wissenswerte über die geltenden Richtlinien erfahren können. Wenn Sie sich im Krankenhaus richtig ernähren, so bedeutet das, daß Sie auf Ihre Gesundheit achten und Gebrauch machen von Ihrem Recht, den Gefahren, die mit Ihrem Krankenhausaufenthalt verbunden sind, mit dem Schutz der bestmöglichen Ernährung zu begegnen.

Die richtige Ernährung bei operativen Eingriffen

Wie schnell Sie sich von einer schädlichen Narkose oder von der seelischen Belastung einer Operation erholen können und wie schnell und gut Ihr Körper nach einem operativen Eingriff heilt, hängt zu einem Großteil davon ab, wie Sie sich vorher ernährt haben und was Sie nach solchen Strapazen essen. Daneben hilft Ihnen die richtige Ernährung auch dabei, postoperative Depressionen und andere Komplikationen zu vermeiden.

Viele Ernährungsspezialisten hat die Erfahrung gelehrt, daß ihre Patienten vor und nach chirurgischen Eingriffen ein Vielfaches der offiziell empfohlenen Nährstoffmengen für ihr Wohlergehen benötigen. Die

Schwierigkeit liegt nun aber darin, daß die üblichen Flüssignahrungen oder die normale Klinikkost nicht alle notwendigen Nährstoffe enthält. Und hier muß dann der ahnungslose Patient auch selbst darum besorgt sein, einem möglichen Nährstoffmangel vor und nach seiner Operation vorzubeugen. Da eine unzureichende Nährstoffversorgung die Gesundheit und den Heilungsprozeß der Betroffenen ernstlich gefährden können, möchte ich Ihnen einige Möglichkeiten aufzeigen, wie Sie den schädlichen Auswirkungen und den gesundheitlichen Komplikationen entgehen können, die durch die giftigen Substanzen einer Narkose oder durch eine Krankenhauskost mit unzureichendem Nährstoffgehalt mitunter verursacht werden.

Wie Betäubungsmittel wirken

Die Narkose ist ein wunderbares und willkommenes medizinisches Verfahren, das den Chirurgen die Möglichkeit gibt, medizinische Wundertaten zu vollbringen. Bevor die Narkose (um 1840 herum) entwickelt wurde, konnten die Ärzte nur Amputationen vornehmen und kleinere Eingriffe durchführen, wie sie etwa zur Behandlung von äußeren Wunden notwendig sind. Operationen im Bauch- und Brustraum oder im Schädel galten als undurchführbar. Bei alledem darf man jedoch nicht vergessen, was eine Narkose tatsächlich ist, nämlich der wissenschaftlich exakte Gebrauch von tödlichen Giften in genau den Mengen, die notwendig sind, um die Schmerzen und manchmal auch das Bewußtsein außer Kraft zu setzen. Wer eine Operation vor sich hat, der sollte zum einen den Narkotisierungsprozeß kennen und zum anderen auch wissen, wie man sich vor den möglichen schädlichen Auswirkungen dieser Gifte schützen kann.

Wenn Sie (zum Beispiel im Bauchraum) operiert werden müssen, werden Sie wahrscheinlich in der Nacht vor dem Eingriff ein Beruhigungs- oder Schlafmittel bekommen, das Ihnen eine ungestörte Nachtruhe beschert. Am nächsten Morgen erhalten Sie dann vielleicht eine Injektion mit einem Medikament zur Entspannung. Vor der Operation selbst wird Ihnen dann möglicherweise der Anästhesist (ein Facharzt, der darauf spezialisiert ist, während einer Operation die richtige Menge von Betäubungsmitteln bereitzustellen und zu überwachen) durch eine Gesichtsmaske reinen Sauerstoff verabreichen. Damit kann der Patient überleben, ohne in den etwa zwei Minuten, in den er narkotisiert wird, selbst zu atmen.

Um die Narkose für die meisten Operationen im Brust- oder Bauchraum einzuleiten, verwendet der Anästhesist muskelentspannende oder -lähmende Stoffe und Barbiturate (Schlafmittel). Die ersteren können gefährliche Gifte (wie zum Beispiel Curare) enthalten und dürfen nur sehr vorsichtig verabreicht werden, damit ihre toxische Wirkung für den Organismus erträglich bleibt und keine tödliche Gefahr entstehen kann. Auch die Barbiturate müssen sehr behutsam dosiert werden, damit das Ausmaß ihrer beruhigenden Wirkung stets kontrolliert werden kann. Normalerweise wird die Dosis dieser Drogen ganz allmählich gesteigert, wobei die wichtigen Körperfunktionen ständig überwacht werden.

Aber dies sind nur die ersten Fremdstoffe, die in Ihren Körper eindringen. Danach läßt der Anästhesist die starken Geschütze auffahren: zuerst einmal ein Gemisch aus Distickstoffmonoxid (dasselbe Lachgas, das Sie von Ihrem Zahnarzt her kennen) und Sauerstoff. Da Lachgas allein für die tiefe Betäubung, die für die meisten chirurgischen Eingriffe erforderlich ist, nicht ausreicht, reichert der Anästhesist diese Gasmischung mit halogenisierten Gasen wie Enfluran, Isofluran und Halothan an. Diese Betäubungsmittel greifen das Herz und die Herzgefäße an und müssen ganz exakt dosiert werden; eine Abweichung von weniger als einem Prozent kann tödlich sein. Anschließend verabreicht der Anästhesist nochmals Curare, um die Bauchmuskeln völlig zu entspannen. Und nun muß er den Patienten an einen Respirator anschließen, um ihn künstlich zu beatmen. Wenn die Operation abgeschlossen ist, kommen – dreimal dürfen Sie raten – richtig! – weitere Drogen an die Reihe. Nach dem Eingriff ist die Zeit gekommen, dem Patienten Gegenmittel zu verabreichen. Wenn der Patient dann wieder atmet, prüfen der Anästhesist und der Arzt vom Dienst die Blutmenge und -zusammensetzung und überzeugen sich davon, daß alle Körperfunktionen normale Werte zeigen. Dann wird der Patient so weit geweckt, daß er den weiteren Anweisungen der Krankenschwester Folge leisten kann.

Die Arbeit des Anästhesisten ist der eines Fluglotsen vergleichbar: Konstantes Überwachen von lebenswichtigen Funktionen und ständige Korrekturen, die buchstäblich über Leben und Tod entscheiden, sind Routinearbeiten. Kein Wunder, daß eventuelle »Kunstfehler« der Anästhesisten mit astronomischen Summen versichert sind. Die meisten chirurgischen Eingriffe, die eine Narkose erfordern, sind heutzutage ungefährlich; die Überlebensrate ist daher auch so hoch wie niemals zuvor in der Geschichte. Das Überleben des chirurgischen Eingriffs ist aber auch gleichzeitig das erste Anzeichen für die beginnende Genesung – entweder für eine unvollkommene Genesung, die wiederum zu ernsthaften gesundheitlichen Problemen führen kann, oder aber für eine vollständige Genesung, damit Sie sich endlich bester Gesundheit erfreuen können. Was ist Ihnen lieber?

Wie schon erwähnt, kann die Art der Ernährung dazu beitragen, die schädlichen Auswirkungen der zahlreichen Narkoseeingriffe auf ein Minimum zu reduzieren. Außerdem kann die richtige Ernährung zu einer vollständigen und schnellen Genesung beitragen und den Heilungsprozeß verkürzen. Im Krankenhaus richtig zu essen, bedeutet nicht nur, sich vor möglichen Ernährungs-Mangelerscheinungen zu schützen, die auf eine fehlerhafte Krankenhauskost zurückzuführen sind. Es bedeutet vielmehr auch, sich gegen die schädlichen Auswirkungen von Betäubungsmitteln zu wappnen und den Körper mit den richtigen Nährstoffen zu versorgen, um eine schnelle und gründliche Genesung zu ermöglichen. Diese Ziele hatte ich im Auge, als ich den Top-Diät-Operationsschutzplan erarbeitete.

Der Top-Diät-Operationsschutzplan

Achtung! Erkundigen Sie sich immer bei Ihrem Arzt, Chirurgen oder Anästhesisten, ob Sie aus irgendwelchen medizinischen Gründen vor der Operation auf spezielle Kost, Vitamine oder Mineralstoffe verzichten sollten (einige Chirurgen zum Beispiel wünschen nicht, daß die Patienten größere Mengen von Vitamin E schlucken, da Vitamin E die Blutgerinnungszeit negativ beeinflussen kann).

1. Operation und Betäubungsmittel versetzen Ihrem Körper und seinen Stoffwechselfunktionen einen Schock. Sie sollten also spätestens zwei Wochen vorher beginnen, sich in Ihrer Ernährung auf die Operation vorzubereiten. Dies tun Sie am besten, indem Sie die Dr. Haas Top-Diät für Höchstleistungen genau befolgen und so Ihren Körper mit zusätzlichen Nährstoffen stärken. Es gibt Operationen, nach denen Sie nur flüssige Nahrung zu sich nehmen dürfen. Hier bietet sich hochwertiger flüssiger Nahrungsersatz an (siehe Anhang II), der Sie konzentriert mit Nährstoffen versorgt und ausreichend Ballaststoffe enthält, die in den üblichen Flüssignahrungen im Krankenhaus häufig fehlen. Die flüssigen Ergänzungspräparate, die ich meinen Patienten empfehle (siehe Anhang I), sorgen vor und nach der Operation für eine adäquate Ernährung.
2. Wenn Sie nach der Operation eine leichte Kost mit geringem Nährwert erhalten (wie zum Beispiel Gelatinedesserts, Cola-Getränke, Brühe), sollten Sie – solange keine medizinischen Gründe dagegen sprechen – leichte oder flüssige Mahlzeiten verlangen, die genug Proteine, Ballaststoffe, Vitamine, Mineralstoffe, Spurenelemente und andere wichtige Nährstoffe enthalten. Mit der Erlaubnis Ihres Arztes können Sie sich leichte Gerichte aus der folgenden Liste aussuchen, um einem Nährstoffmangel vorzubeugen:

   ▷ Alle Top-Diät-Suppen.
   ▷ Gemüsebrühe aus Brokkoli und/oder anderem Grüngemüse.
   ▷ Bananen- oder Möhrenpüree (zum Beispiel Babynahrung).
   ▷ Instant-Kartoffelpüree, das mit Wasser oder fettarmer Milch angerührt wird.
   ▷ Gemüsecocktails.
   ▷ Bohnen-, Erbsen- oder Linsensuppe.
   ▷ Süßkartoffeln oder Yamswurzeln.
   ▷ Maispüree (gekochte Maiskörner einfach im Mixer pürieren).
   ▷ Ungesüßtes Apfelmus.
   ▷ Hafergrütze mit Süßstoff, Zimt und Rosinen.

3. Wenn Ihr Arzt Ihnen feste Nahrung erlaubt, so bestehen Sie darauf, daß alle Mahlzeiten ohne Öl, Margarine, Butter oder fette Saucen (ein-

schließlich der üblichen Salatsaucen) zubereitet sind. Fette und Öle können den Heilungsprozeß verzögern, da sie die Entzündungsgefahr erhöhen und den Sauerstofftransport des Blutes beeinträchtigen. Auf meiner Liste von Nahrungsmitteln, die Sie nicht essen sollten, stehen Fleisch, Eigelb, Käse, Avocados, Mayonnaise, Erdnußbutter und Eiscreme.

4. *Wenn Ihr Arzt nichts dagegen einzuwenden hat,* nehmen Sie jeden Tag Ihre Vitamin- bzw. Mineralstoff-Zusatzpräparate ein, damit Sie wirklich genügend Nährstoffe erhalten. Sehen Sie außerdem ein Präparat vor, das sowohl die verzweigtkettigen Aminosäuren als auch die am Harnstoffzyklus beteiligten Aminosäuren sowie die zu ihrem Stoffwechsel gehörigen Nährstoffe enthält und für das richtige Stickstoff-(Protein-)-Gleichgewicht sorgt.
5. Wenn keine medizinischen Einwände gegeben sind, nehmen Sie genügend Kalorien zu sich, um einen Gewichtsverlust während des Krankenhausaufenthaltes zu vermeiden. Verwenden Sie nährstoffreiche Nahrungsersatzprodukte, die Ihnen dabei helfen, Ihr Gewicht zu halten (siehe auch Die Dr. Haas Top-Diät für maximalen Gewichtsverlust sowie Anhang I).
6. Wenn Ihr Arzt es erlaubt, machen Sie nach jeder Mahlzeit einen Spaziergang, und wenn Sie nur den Krankenhausflur auf und ab gehen. Körperliche Aktivitäten, auch Gehen, können dazu beitragen, größere Mineralstoffverluste, die durch die Bettruhe entstehen, zu verhindern. Außerdem verringert das Laufen nach dem Essen den Triglyzerid-(Fett-)Gehalt Ihres Blutes.
7. Wenn keine medizinischen Einwände bestehen, so sollten sie viel Flüssigkeit zu sich nehmen. Trinken Sie Wasser, Fruchtsäfte, High-Tech-Wasser (siehe Ernährungsneuheiten Teil 2: Die neuen Fettvernichter und Energielieferanten) und nährstoffreiche Gemüsebrühen.

Eine vernünftige Ernährung trägt erheblich zu Ihrer Genesung nach chirurgischen Eingriffen bei und hilft Ihnen, schnell und richtig gesund zu werden. Beginnen Sie einfach damit, Ihrem Körper die richtigen Nährstoffe zur Verfügung zu stellen und ihm die schädlichen zu entziehen. Den Rest können Sie dann getrost Mutter Natur überlassen.

Die Dr. Haas Top-Diät bei Erkältungskrankheiten und Fieber

Wenn die *Top-Diät* Ihnen auch zuverlässig alle notwendigen Nährstoffe zur Verfügung stellt, damit Sie sich bester Gesundheit erfreuen können und gegen so schwerwiegende Leiden wie Diabetes, ernährungsbedingten Krebs und Herzgefäßkrankheiten bestmöglich gewappnet sind, so können Sie sich doch hin und wieder einmal eine ganz normale Erkältung holen. Wissen Sie, *was und wie* Sie *essen* sollten, um das Fieber, die Schmerzen und die anderen unliebsamen Begleiterscheinungen einer solchen Erkältung zu bekämpfen? Wenn Sie der Erkältung mit dem richtigen Essen beikommen wollen, so dürfen Sie es nicht dabei bewenden lassen, eine Tasse Hühnerbrühe zu schlürfen. Aber Sie können diesen Kampf gewinnen, wenn Sie sich nach den folgenden Ausführungen richten.

Der Arzt lag schon (so ziemlich) richtig

»Trinken Sie viel, essen Sie etwas Leichtes, nehmen Sie Aspirin, halten Sie sich warm und ruhen Sie sich gründlich aus!« Das war der Rat, den mir mein Arzt jedesmal gab, wenn ich ihn fragte, was ich gegen meine Erkältung tun könnte. Dies sind altbewährte Empfehlungen des gesunden Menschenverstandes, die jeder schon gehört und befolgt hat, um einer Erkältung Herr zu werden. Sie sind gut – soweit sie es eben sein können. Wenn Sie sich aber nicht mit diesem eingeschränkten Erfolg zufrieden geben wollen, dann sollten Sie die *Top-Diät* für Ihr Vorhaben einspannen. Wählen Sie Ihre Nahrungsmittel und Getränke gezielt aus, um die unliebsamen Begleiterscheinungen – rauher Hals, laufende Nase usw. – auf ein Minimum zu beschränken und um Ihr Immunsystem anzuregen.

Was ist eine Erkältung? Was ist eine Grippe?

Viele Menschen gehen fälschlicherweise davon aus, Erkältung und Grippe (Influenza) seien ein und dasselbe. In Wirklichkeit handelt es sich dabei um verschiedene Erkrankungen, die von verschiedenen Virustypen verursacht werden. Erkältung und Grippe haben gemeinsame Symptome – rauher oder schmerzender Hals, verstopfte Nase, Stirnhöhlenentzündung und Fieber.

Eine Grippe hat jedoch ernstere und allgemeinere Beschwerden: Gliederschmerzen zum Beispiel, höheres Fieber sowie Müdigkeit und Appetitlosigkeit, die auch nach der Infektion noch wochenlang anhalten können.

Mehr als 100 verschiedene Rhinoviren (eine Untergruppe von Viren, die im allgemeinen Erkrankungen des Nasen-Rachenraumes hervorrufen) können eine *Erkältung* hervorrufen. Aber nicht jeder, der diesen Viren ausgesetzt ist, holt sich eine Erkältung, die normalerweise mit tränenden Augen, Niesen, laufender Nase und rauhem Hals einhergeht. In manchen Fällen greift die Infektion auch auf die unteren Atmungsorgane (Lunge) über und bewirkt eine Bronchitis, die durch tiefsitzenden Husten, Keuchen und Atembeschwerden gekennzeichnet ist.

Eine *Grippe* ist eine Virusinfektion, und Antibiotika, die in der Regel den Patienten verschrieben werden, können die Mikroorganismen, die für die Grippe verantwortlich sind, nicht töten; das funktioniert nur bei normalen bakteriellen Infektionen. *Antibiotika wie Penicillin und Tetrazycline können gegen Grippeviren (und auch gegen alle anderen Viren) nichts ausrichten.* Falls Ihr Arzt Ihnen bei Ihrem nächsten Infekt Antibiotika verschreibt, dann deshalb, weil er es für möglich hält, daß Sie in zweiter Linie auch unter einer bakteriellen Infektion leiden (zum Beispiel unter einer Halsentzündung, die durch Streptokokken hervorgerufen wurde), der mit Antibiotika beizukommen ist. Antibiotika können auch dazu beitragen, einer Sekundärinfektion bei Patienten, die an einer chronischen Bronchitis, einem Emphysem oder anderen Lungenkrankheiten leiden, vorzubeugen.

Es gibt drei verschiedene Gruppen von Grippeviren, Typ A, B und C. Der häufigste ist Typ A, gegen den es ein Medikament gibt (Amantadine), das den Ausbruch verhindern und den Verlauf abmildern kann. Etwa alle drei Jahre gibt es weltweite Typ A Epidemien. Erkrankungen mit Typ B kommen etwa alle fünf Jahre vor, entgegen dem regionalen und sporadischen Auftreten von Typ C.

Schlimm ist nur, daß sich der Virustyp, der am weitesten verbreitet ist, ständig verändert und *ungefähr alle zehn Jahre völlig neue Eigenschaften* besitzt. Dieser neuen Virusart können dann möglicherweise Millionen von Menschen zum Opfer fallen, wie zum Beispiel bei der großen Grippe-Epidemie 1917–18 und den berüchtigten Epidemien der Hongkong-Grippe und der Asiatischen Grippe in jüngster Zeit. Wenn neue Arten der Grippeviren in Erscheinung treten, so folgen Epidemien, da das Immunsystem der Menschen für eine Abwehr dieser neuen Arten nicht gerüstet ist.

Gut ist jedoch, daß wir uns vor solch »mörderischen« Virusarten kaum fürchten müssen, da die Grippeviren ständig wissenschaftlich überwacht werden. Sobald eine neue Art auftritt, wird ein wirksamer Impfstoff dagegen entwickelt. Es kann aber auch vorkommen, daß die Wissenschaftler sich öffentlich blamieren, wie zum Beispiel im Fall der kürzlich angekündigten Schweinepest, die dann nie ausbrach. Die Gesundheitsbehörden empfehlen jetzt jährliche Grippe-Schutzimpfungen für all diejenigen, die infolge einer

Grippeinfektion ernsthafte gesundheitliche Schäden davontragen können: Dazu gehören Menschen, die unter Herzkrankheiten, Lungenemphysem, Diabetes, Nierenproblemen, schwerer Anämie oder geschwächtem Immunsystem leiden – und alle über 65.

Die meisten Ärzte empfehlen normalerweise keine besondere Kost, um das Immunsystem im Kampf gegen die Erkältung zu unterstützen. Dennoch hat die Ärzteschaft kürzlich entdeckt, daß Mutter doch recht hatte: Hühnerbrühe hilft tatsächlich, die Symptome einer Erkältung zu mildern!

Hühnerbrühe – das ganz normale Heilmittel für die ganz normale Erkältung?

Viele von uns lächeln, wenn sie von den magischen Kräften hören, die der Hühnerbrühe bei Erkältungskrankheiten zugeschrieben wird. Kann so etwas ganz Normales tatsächlich helfen, eine Erkältung zu bekämpfen?

Nun, ja und nein. Es sieht so aus, als ob eine Hühnerbrühe dem kranken Körper tatsächlich hilft, Krankheitserreger loszuwerden, denn der heiße Dampf, den wir einatmen, wenn wir die Brühe trinken, trägt dazu bei, den Erreger aus den Nasengängen und dem Hals herauszuwaschen, ihn also aus seiner liebsten Umgebung zu vertreiben. So, wie die Zusammensetzung der Hühnerbrühe keinerlei Geheimnisse birgt (jede andere heiße Brühe hat den gleichen wohltuenden Effekt), so ist auch nichts Falsches daran, sich an einer Hühnerbrühe oder einer anderen leichten Suppe (siehe folgende Liste) zu laben, wenn man den nächsten Infekt überstehen will. Suppe ist wirklich eine gute Sache!

Haas-bewährte Suppen gegen die ganz normale Erkältung

Hühnerbrühe
Tomatensuppe*
Pasta e fagioli (Bohnensuppe mit Nudeln, siehe Rezeptteil dieses Buches)
Minestrone
Gemüsesuppe
Zwiebelsuppe (ohne Käse)
Graupensuppe*
Kidneybohnensuppe
Linsensuppe*

* Ohne Sahne, Öl, Butter oder Margarine zubereitet.

Wichtig bei Fieber: Flüssigkeit, Flüssigkeit und nochmals Flüssigkeit

Wenn Sie erkältet sind, neigen Sie durch erhöhte Körpertemperatur oder Durchfall zu Flüssigkeitsverlusten. Bei größeren Flüssigkeitsverlusten (etwa 5 Prozent Ihres Körpergewichts) kann der Körper das Fieber nicht mehr unter Kontrolle halten und hat auch keine Möglichkeit, die Infektion zu bekämpfen.

Mit Hilfe erhöhter Temperatur kann der Körper ungünstige Bedingungen für Mikroorganismen schaffen und Sie in Ihrem geschwächten Zustand vor Überanstrengungen schützen. Mit Schüttelfrost, einer häufigen Begleiterscheinung des Fiebers, verschafft er sich zusätzliche Wärme. Wie ein Automotor kann auch der menschliche Körper überhitzt werden und funktioniert nicht mehr, wenn er kein Kühlmittel mehr hat. Lang anhaltendes, hohes Fieber kann, besonders bei Kindern, sogar das Gehirn schädigen und zum Koma führen. Es ist also überaus wichtig, dem Körper ausreichend Flüssigkeit zuzuführen, um eine Überhitzung zu vermeiden. Glücklicherweise treten Gehirnschäden durch hohes Fieber nur selten auf, dennoch sollten Sie bei fieberhaften Erkältungen stets alles Notwendige tun, um Gesundheitsschäden vorzubeugen.

Anders als bei Erwachsenen, deren normale Körpertemperatur im Durchschnitt bei 37°C liegt, schwankt sie bei Kindern – je nach Tageszeit, körperlicher Aktivität und der Stelle, an der die Temperatur gemessen wird – zwischen 37,3 und 38,9°C. Eine gute Faustregel besagt, daß die rektal gemessene Temperatur 0,5°C über und die unter den Achseln gemessene Temperatur 0,5°C unter der im Mund gemessenen liegt.

Wenn die Temperatur eines Kindes auf über 39°C ansteigt, so hat das Kind Fieber. In diesem Fall sollten Sie stets Ihren Arzt verständigen, und wenn es nur telefonisch ist. Die Höhe des Fiebers zeigt nicht immer die Schwere der Krankheit an – manche Kinder haben selbst bei schweren Krankheiten eine niedrige Temperatur, während andere nicht ernstlich krank sind, aber dennoch hohes Fieber (40°C) haben.

Bei Kindern wie bei Erwachsenen ist das Fieber selbst keine Krankheit, es ist das Symptom einer Krankheit, zum Beispiel einer Virusinfektion. Bei Kindern wird Fieber häufig von Masern, Windpocken und anderen Virus- und bakteriellen Infektionen verursacht. Da das Fieber ein ganz natürlicher Bestandteil des körpereigenen Abwehrsystems gegen Infektionen ist, braucht es normalerweise nicht unterdrückt zu werden – es sei denn, die Körpertemperatur überschreitet 40°C, oder das hohe Fieber hält länger als 72 Stunden an oder wird von anderen Symptomen, wie etwa von Übelkeit oder Erbrechen, begleitet.

Um einem gefährlichen Temperaturanstieg vorzubeugen und eine Dehydratation (Flüssigkeitsverlust) des Körpers zu verhindern, muß dem Körper genügend Flüssigkeit zugeführt werden, damit er die Flüssigkeit, die er duch

Fieber, Erbrechen und Durchfall verliert, wieder ersetzen kann. Fieberbedingte Dehydratation und Flüssigkeitsverlust aufgrund gesteigerter körperlicher Aktivität haben eine gemeinsame Eigenschaft: In keinem Fall wird das Durstzentrum wegen des gesteigerten Flüssigkeitsbedarfs alarmiert. Was und wieviel aber sollten Sie nun bei Ihrer nächsten Erkältung trinken?

Die Zwei-Stufen-Regel für die optimale Flüssigkeitsversorgung

Regel 1: Entscheiden Sie sich für solche Getränke, die kein Fett und nur sehr wenig Zucker enthalten (noch besser wäre es, wenn Sie anstelle von Zucker mit Süßstoff gesüßt werden). Der Körper kann in einer Stunde höchstens einen halben bis einen Liter Flüssigkeit aus dem Magen und dem Darm aufnehmen. Deshalb sollten Sie sich, sobald Sie das erste Anzeichen für eine Erkältung oder Fieber wahrnehmen, ein Getränk (oder auch mehrere) aus der Liste der Haas-bewährten Getränke (siehe unten) aussuchen und in der nächsten Stunde einen halben bis einen Liter davon trinken, um Ihren Körper optimal mit Flüssigkeit zu versorgen. Im Anschluß daran trinken Sie alle zwei Stnden mindestens einen viertel Liter Flüssigkeit (Regel 2 berät Sie bei der richtigen Wahl), sofern Sie keine anderweitigen ärztlichen Anweisungen erhalten.

Regel 2: Trinken Sie hauptsächlich Wasser. Aber trinken Sie zusätzlich zweimal am Tag mindestens einen viertel Liter:

QuickFix (siehe Anhang I)
Orangensaft (ungesüßt)
Grapefruitsaft (ungesüßt)
Apfelsaft (ungesüßt)
Fruchtsäfte und -limonaden (mit Süßstoff gesüßt)
Früchtetees, zum Beispiel Lindenblütentee (mit Süßstoff gesüßt)
Heiße Zitrone (Wasser und Zitronensaft, eventuell mit Süßstoff gesüßt)
Heißes »Zucker«-Wasser (Wasser, mit Süßstoff gesüßt)

Soll man bei einer Erkältung zusätzlich Vitamin C schlucken?

Vielleicht. Es ist inzwischen erwiesen, daß zusätzliche Dosen von Vitamin C die typischen Erkältungssymptome lindern können. Dagegen gibt es jedoch keinen Beweis dafür, daß große Mengen von zusätzlichem Vitamin C (über 500 mg/Tag) Erkältungen *vorbeugen* könnten.

Vitamin C, in großen Mengen genossen, kann das Entstehen von freien Radikalen (reaktive Substanzen, die gesundes Gewebe angreifen und zerstören können, siehe auch Seite 87) begünstigen, wenn nicht auch andere Antioxidantien (zum Beispiel Vitamin E, siehe auch Seite 86) in der Ernährung enthalten sind. Daher empfehle ich, außer dem zusätzlichen

Vitamin C auch eine Multivitamintablette einzunehmen. Die *Top-Diät* liefert Ihnen 150 bis 1000 mg Vitamin C, je nachdem, für welche Nahrungsmittel und Getränke Sie sich entscheiden. Diese Mengen gilt es zu berücksichtigen, wenn Sie Ihren täglichen Vitamin C-Verbrauch errechnen.

Unter den Ernährungswissenschaftlern herrscht immer noch Uneinigkeit, was die optimale Dosis von Vitamin C pro Tag anbelangt. Manche glauben, die offiziell empfohlenen 60 mg* pro Tag seien ausreichend; andere wieder sind der Ansicht, daß der Körper während einer Erkältung täglich mindestens zwei Gramm (also 2000 mg und mehr) benötigt. Die Klärung dieser Frage kann sich noch lange hinziehen. Und wer extrem viel Vitamin C schluckt, ohne gleichzeitig auch andere Nährstoffe zu sich zu nehmen, die das Vitamin C ergänzen, setzt dabei möglicherweise seine Gesundheit aufs Spiel.

Die häufigsten Wirkungen eines zu hohen Vitamin C-Verbrauchs sind Durchfall und Flüssigkeitsverlust, also genau das, was Sie bei Erkältung und Fieber vermeiden sollten. Bisherige Untersuchungen unter klinischen Bedingungen haben ergeben, daß gerade bei Erkältungskrankheiten ein täglicher Verbrauch von bis zu zwei Gramm Vitamin C im allgemeinen keinen Durchfall oder andere unerwünschte Nebenwirkungen verursacht.

Wer einen empfindlichen Magen oder eine Überempfindlichkeit gegen Säuren (Vitamin C ist eine schwache Säure) hat, sollte Calciumascorbat verwenden, das Calciumsalz von Vitamin C. Diese Form von Vitamin C hat die gleiche Wirkung wie das normale Vitamin C; es verursacht im allgemeinen keine Übersäuerung des Magens und versorgt den Körper darüber hinaus noch mit zusätzlichem Calcium. Synthetisches Vitamin C ist ebenso wirksam wie das Vitamin C, das aus natürlichen Quellen stammt, es ist meistens auch viel billiger. Aber Puristen, denen es nichts ausmacht, mehr zu zahlen, mögen selbstverständlich weiterhin »natürliches« Vitamin C einnehmen.

Die richtigen Nahrungsmittel gegen Erkältungsbeschwerden

Leider gibt es keine Wundernahrungsmittel (einmal abgesehen von der Hühnerbrühe), die Erkältungen vorbeugen oder sie heilen können. Dennoch gibt es einiges, auf das Sie verzichten bzw. was Sie bevorzugt essen sollten, wenn Sie sich eine Erkältung zugezogen haben.

---

* Anmerkung der Redaktion: In der Bundesrepublik Deutschland werden 75 mg empfohlen.

Was Sie nicht essen sollten

Machen Sie einen Bogen um Nahrungsmittel mit hohem Fett- oder Ölgehalt wie Mayonnaise, Eiscreme, Erdnußbutter, Butter, Margarine, die meisten roten Fleischsorten, Eigelb, Avocados, Weichkäse, Hartkäse, saure Sahne und Milchprodukte aus Vollmilch. Ein hoher Fettverbrauch kann das Immunsystem, das durch die Infektion sowieso schon angegriffen ist, zusätzlich belasten. Wenn Sie Milch trinken oder Milchprodukte essen müssen, nehmen Sie Produkte aus fettarmer Milch und begrenzen Sie die Menge pro Tag auf höchstens 0,5 Liter Milch bzw. 450 g Joghurt, Hüttenkäse usw., denn Milchzucker (Lactose) erhöht die Durchfallgefahr.

Verzichten Sie auf stark gesüßte Speisen wie etwa reinen Zucker, Süßigkeiten und gesüßte Getränke, um eine Hypoglykämie (Blutzuckermangel) zu vermeiden, die Schwindelanfälle, Kopfschmerzen und andere unliebsame Begleiterscheinungen der Krankheit verstärken kann.

Was Sie bevorzugt essen sollten

Nehmen Sie viele komplexe Kohlenhydrate zu sich, zum Beispiel braunen Reis, Bohnen- oder Linsensuppe, jede Art von Gemüse oder Gemüsesuppen und -brühen, gebackene Kartoffeln oder Süßkartoffeln, Zitrusfrüchte

Mustermenü gegen Erkältungsbeschwerden

Frühstück
0,2 l Saft einer Zitrusfrucht
Warme Hafergrütze (eventuell mit Süßstoff gesüßt)

Mittagessen
Ein Haas-Suppengericht (siehe Rezeptteil) oder eine Haas-bewährte Suppe gegen die ganz normale Erkältung (siehe Seite 113).
1–2 Scheiben Vollkorntoast, mit ungesüßtem Fruchtmark bestrichen

Abendessen
100 g Hühnerbrust
Gedünstetes Gemüse nach Wahl oder Salat mit einem Dressing ohne Öl oder eine gebackene Kartoffel

oder

1 Teller Bohnen- oder Linsensuppe (wenn Sie ein leichtes Abendessen bevorzugen)

Zwischenmahlzeit
125 g ungesüßtes Apfelmus oder 1 Banane oder 1 Zitrusfrucht
(lassen Sie es bei 1 Zwischenmahlzeit pro Tag bewenden!)

Getränke
Heißes QuickFix (siehe Anhang I) oder ein anderes Getränk aus der Liste der Haas-bewährten Getränke bei Erkältungskrankheiten (siehe Seite 115)

und Bananen, Nudeln mit einfacher Tomatensauce, Vollkornbrot (eventuell mit ungesüßtem Trockenobst), außerdem Getränke aus der weiter oben angeführten Liste der Haas-bewährten Getränke, Vollkorn-Frühstücksflocken und -Müslis (siehe auch die Listen der Haas-bewährten Getreideprodukte in der Tabelle Seite 53/54 und unter »Zwischenmahlzeiten« auf Seite 70), Multivitamin-/Mineralstoff-Ergänzungspräparate (siehe Anhang I) und nach Belieben täglich bis zu 100 Gramm Huhn, Truthahn oder Meeresfrüchte.

Versuchen Sie es doch einmal mit Fischölen!

Fischöle, wie zum Beispiel Eikosapetaensäure (EPS) und Dokosahexaensäure (DHS), die mit der Nahrung und als Nahrungs-Ergänzungspräparate aufgenommen werden können, können eventuell bei Fieber und Erkältungen ebenfalls hilfreich sein. Jüngste Untersuchungen haben ergeben, daß man bei einigen Krankheiten, die von Entzündungen begleitet werden, mit der Verabreichung dieser Öle positive Ergebnisse erzielen kann. Zwar ist noch nicht bewiesen, daß Fischöle auch die Symptome einer Erkältung lindern, aber ein Versuch in dieser Richtung könnte sich lohnen. Mir ist nicht bekannt, daß diese Verwendung von Fischölen auch allgemein empfohlen wird. Aber einige meiner Patienten haben Fischöl-Zusatzpräparate bei Erkältungen eingenommen und von ausgezeichneten Resultaten berichtet. EPS und DHS kommen auch im Lachs und in der Makrele vor – zwei Fische, die in Ihrer neuen Höchstleistungsernährung enthalten sein sollten. Inzwischen hat sich herausgestellt, daß nur 30 Gramm Lachs pro Tag bereits eine antithrombotische Wirkung auf die Blutgerinnung haben (indem sie dazu beitragen, daß das Blut nicht zu dickflüssig wird, was die Gefahr einer Arterienverstopfung erhöhen würde). Eben diese Menge könnte Ihnen auch dabei helfen, einem gefährlich hohen Temperaturanstieg vorzubeugen.

Die richtige Ernährung kann Ihnen also auch dann eine wertvolle Hilfe sein, wenn Sie einmal erkältet sind. Sie trägt dazu bei, die unangenehmen Begleiterscheinungen dieser Krankheit zu lindern und die Anzahl Ihrer krankheitsbedingten Abwesenheitstage von Schule und Arbeitsplatz möglichst gering zu halten. Bis die Wissenschaft einen ungefährlichen und wirksamen Impfschutz gegen die Erkältungserreger entwickelt hat, kann Ihnen die *Top-Diät* mit ihren Ernährungsvorschlägen für das Erzielen von Höchstleistungen in allen Lebenslagen auch dann nützlich sein, wenn Sie sich mit einer Erkältung und Fieber auseinandersetzen müssen.

Die Top-Diät-Frau

Durch die Veröffentlichung der *Leistungs-Diät* haben viele Frauen zum ersten Mal davon gehört, daß sie andere Ernährungsbedürfnisse haben als Männer. Die Ernährungsrevolution bei den Frauen, die jetzt so richtig in Gang gekommen ist, hat zahlreiche wissenschaftliche Untersuchungen auf den Plan gerufen, die die Bedeutung der Ernährung näher erläutern und auf diese Weise den Frauen zu optimaler Gesundheit, Schönheit und Fitness verhelfen wollen.

Das Prämenstruationssyndrom, Gestosen (Erkrankungen in der Schwangerschaft mit erhöhtem Blutdruck, Nierenerkrankung und Krampfanfall) und ein – im Vergleich zum Manne – wesentlich höheres Vorkommen von Fettleibigkeit, Osteoporose (Schwund des festen Knochengewebes bei Zunahme der Markräume), Anämie (Blutarmut), Gallensteinen, Depressionen, Infektionen der harnableitenden Wege und Arthritis – all diese Krankheiten zeigen, daß Frauen besondere Ernährungsbedürfnisse haben, denen lange Zeit keine Beachtung geschenkt wurde.

Als *Top-Diät*-Frau sind Sie so gut wie nur möglich gegen diese Krankheiten und andere gesundheitliche Beschwerden, mit denen Frauen schon immer zu kämpfen hatten, gerüstet. Und darüber hinaus werden Sie den Reiz der persönlichen Bestleistung kennenlernen, und zwar in allen Bereichen Ihres Lebens, sei es im Beruf, zu Hause oder in der Freizeit.

In den letzten zwei Jahren haben mir Frauen aus der ganzen Welt geschrieben, die mehr über ihre besonderen Ernährungsbedürfnisse wissen wollten. Am häufigsten tauchten in diesen Briefen Fragen auf, die Osteoporose, Eisenmangelanämie und Fettleibigkeit betrafen.

Osteoporose

Den meisten von uns ist das Problem der Osteoporose, von der so viele Frauen unserer Bevölkerung betroffen sind, bekannt. Osteoporose vermindert die Stabilität des Knochengerüsts durch Mangel an Calcium, Magnesium und anderen lebenwichtigen Mineralstoffen. Da es eine schleichende Krankheit ist, bleibt sie oft unerkannt, bis ein Drittel der Knochensubstanz oder mehr bereits verloren sind. Im Durchschnitt enthält der Körper einer erwachsenen Frau 1200 g Calcium, 99 Prozent davon befinden sich im Knochengewebe. Zuwenig Calcium in den Knochen bewirkt, daß selbst geringfügige Stöße oder kleine Erschütterungen Knochenbrüche zur Folge haben können – nur durch ein Zimmer zu laufen, zum Beispiel, oder gegen eine Tür zu stoßen, ist dann bereits gefährlich.

Das häufige Auftreten von Osteoporose bei Frauen hat folgende Gründe:

▷ Sie essen zu proteinreich, was gleichzeitig bewirkt, daß Calcium und andere Mineralstoffe mit dem Urin ausgeschieden werden.
▷ Sie essen kalorienreduziert (um Gewicht zu verlieren oder das Idealgewicht zu halten) und nehmen als Folge davon nicht genug Calcium und Magnesium zu sich.
▷ Sie sind körperlich nicht so aktiv, wie sie sein sollten (regelmäßiges Sporttreiben beugt einem Calciummangel der Knochen vor).
▷ Der Blutspiegel von Östrogen und verwandten Hormonen fällt mit dem Alter, wodurch im Laufe der Zeit Calciumverluste entstehen.
▷ In ihrer Haut wird nicht genug Vitamin D (eigentlich ein Hormon) als Reaktion auf die UV-Strahlung des Sonnenlichts gebildet (oder sie sind einfach nicht oft genug in der Sonne) und/oder sie nehmen nicht genug Vitamin D mit der Nahrung auf (letzteres ist heutzutage selten, da Vitamin D vielen Nahrungsmitteln zugesetzt wird; aber es kann vorkommen, wenn Frauen einseitige Diäten machen oder nur wenig oder gar nicht in der Sonne sind).

Bei der üblichen Ernährungsweise stehen Milch und Milchprodukte an der Spitze der Calciumlieferanten. Frauen, die Milch nicht vertragen, eine Milchallergie haben oder sie ganz einfach nicht mögen, können das notwendige Calcium auch durch Gemüse oder durch Ergänzungspräparate erhalten. Die offiziell empfohlene Menge Calcium pro Tag liegt derzeit bei 800 Milligramm. Es gibt aber viele Völker auf der ganzen Welt, die mit nur 200 Milligramm Calcium pro Tag wachsen und gedeihen – und keine Probleme mit Osteoporose haben. Die meisten Wissenschaftler führen dies darauf zurück, daß sie weniger Protein (täglich nur 25 bis 40 Gramm vorrangig pflanzliche Proteine) zu sich nehmen als die amerikanischen Frauen mit ihren 50 bis 200 Gramm Protein pro Tag.

Ich bin jedoch nicht dafür, daß Frauen sich nun extrem proteinarm (weniger als 40 Gramm pro Tag) ernähren sollten, weil die Gewöhnung an wenig Protein schon in der Kindheit erfolgen müßte. Erwachsene, die plötzlich zu einer proteinarmen Ernährung übergehen, verursachen damit einen beinahe abrupten Calciumverlust. Der Gewöhnungsprozeß kann mehrere Monate oder sogar Jahre dauern. Meine Empfehlungen gehen deshalb dahin, daß Frauen, vor allem diejenigen, die körperlich nicht besonders aktiv sind, Calcium-Magnesium-Präparate zu sich nehmen sollten, die täglich mindestens 500 bis 1000 Milligramm Calcium (und ungefähr die Hälfte Magnesium) bereitstellen. Viele Frauen leiden schon jahrzehntelang unter Calciummangel. In solchen Fällen können zusätzliches Calcium und Sonnenbestrahlung (oder zusätzliches Vitamin D) den lebenslangen Mineralstoffmangel *beheben.*

Für Frauen, die auch weiterhin sehr viel Protein (täglich 150 Gramm oder mehr) zu sich nehmen, kann die Verabreichung von zusätzlichem Calcium in den oben genannten Mengen noch unzureichend sein. Seit Bodybuilding sich auch bei Frauen großer Beliebtheit erfreut, schlucken viele Frauen die unter Bodybuildern verbreiteten Protein-Zusatzpräparate und essen zu viele stark proteinhaltige Nahrungsmittel wie etwa Steaks und Eier. Dies ist weder die geeignete Art und Weise, Muskeln heranzubilden, noch kann es der Osteoporose vorbeugen. Im Idealfall sollte die Kost 40 bis 80 Gramm – also genug, aber nicht zuviel – Protein pro Tag enthalten. Zwei Drittel davon sollten mit Getreide und Getreideprodukten, mit Salat und Gemüse aller Art gedeckt werden, das restliche Drittel mit Geflügel und Fisch (und auf Wunsch auch mit fettarmen Milchprodukten).

Meine Calcium-Empfehlungen beruhen auf den Forschungsergebnissen, daß Frauen im Durchschnitt täglich 320 Milligramm Calcium oder mehr verlieren können und daß ihr Körper etwa 20 bis 40 Prozent des Calciums aufnehmen kann, das ihm mit der Nahrung zugeführt wird. Bei einigen Personengruppen, zum Beispiel bei solchen, die ständig bestimmte Medikamente einnehmen oder unter Magen-Darm-Krankheiten leiden, kann die Absorptionsrate sogar unter 15 Prozent sinken. Das Ergebnis sind dann unweigerlich Calciumverluste im Knochenbau, auch wenn die tägliche Calciumzufuhr bei 800 Milligramm liegt. Schwangere und stillende Frauen brauchen sogar noch mehr Calcium. Natürlich müssen die Frauen von heute unserem hektischen Leben mit seinen hohen Anforderungen ebenfalls ihren Tribut zollen: Stress und Ärger können ebenfalls Calciumverluste bis zu 900 Milligramm pro Tag verursachen. Auch Frauen, die körperlich sehr aktiv sind, können beträchtliche Mengen an Calcium verlieren, vor allem bei starkem Schwitzen.

Offiziell werden folgende Calciummengen pro Tag empfohlen:

		Anm. d. Red. BRD
Säuglinge		
bis ½ Jahr	360 mg	500 mg
½–1 Jahr	540 mg	500 mg
Kinder und Jugendliche		
1–10 Jahre	800 mg	600–1000 mg
11–18 Jahre	1000 mg	1000– 800 mg
Erwachsene Frauen		
Nicht schwanger oder stillend	800 mg	analog
Schwangere Frauen	1200 mg	analog
Stillende Frauen	1200 mg	analog

Eisen und Anämie

Männer lagern mehr Eisen in ihrem Körper ab als Frauen. Ein gesunder Mann kann 1000 Milligramm Eisen speichern, eine gesunde Frau (vor der Menopause) dagegen nur 200 Milligramm – und eventuell sogar noch weniger, wenn ihre Kost nicht genug Eisen enthält. Schwangerschaft und Blutverluste während der Menstruation können diese Eisenvorräte um 10 bis 40 Milligramm pro Tag schrumpfen lassen.

Aus diesen Gründen sind gerade die Frauen prädisponiert für eine Eisenmangelanämie – eine Krankheit, bei der die roten Blutkörperchen weniger Hämoglobin (das den Sauerstoff in alle Teile des Körpers transportiert) enthalten als normal. Die reduzierte Eisen- und Sauerstoffversorgung des Gewebes kann die Energieproduktion beeinträchtigen und Lethargie, Müdigkeit, eingeschränkte Gehirntätigkeit, Apathie, Kopfschmerzen, Nagelverkrümmung und Blässe bewirken.

Von einem Eisenmangel werden hauptsächlich Frauen im gebärfähigen Alter, ältere Frauen, Gruppen mit niedrigem Einkommen und Minderheiten betroffen, obwohl beinahe die gesamte amerikanische Bevölkerung (einschließlich der Männer) von der Eisenmangelanämie bedroht ist. Untersuchungen weisen nach, daß die Eisenvorräte bei etwa jeder vierten College-Studentin bereits mehr oder weniger stark angegriffen sind. Die monatlichen Blutverluste durch die Menstruation bedeuten durchschnittlich 28 Milligramm Eisenverlust. Wenn zu diesem Verlust dann noch eine eisenarme Kost kommt, kann sich der Bedarf bei Frauen an zusätzlichem Eisen verdoppeln.

Die Fähigkeit der Frauen, Eisen aus der Nahrung aufzunehmen, variiert sehr stark. Daher läßt sich nur schätzen, wieviel Eisen eine Frau am Tag durchschnittlich absorbiert. Für die täglich aus der Nahrung aufgenommene Eisenmenge sind mehrere Faktoren bestimmend: die Menge des Eisens, das im Blut transportiert wird, die Art des Eisens, das aufgenommen wird (tierischer Herkunft oder aus pflanzlichen Produkten) und die An- bzw. Abwesenheit von fördernden oder hemmenden Substanzen (zum Beispiel von Vitamin C, das die Absorption von Eisen fördert, und/oder Oxalsäure, die die Absorption hemmt). Die Absorptionsfähigkeit steigt während des Wachstums, während der Schwangerschaft und wenn die Eisenvorräte des Körpers stark geschrumpft sind.

Zu den Substanzen, die Eisen in die Form umwandeln können, in der der Körper es am besten absorbieren kann, gehören die Magensäure und die Ascorbinsäure (Vitamin C). Aus diesem Grunde wird den Eisenpräparaten häufig Vitamin C zugesetzt. Säurebinder, die die Magensäure reduzieren, können allerdings bei regelmäßiger Einnahme die Wirkung von Vitamin C blockieren und auf diese Weise das Enstehen einer Eisenmangelanämie begünstigen.

Die Eisenmengen, die den Frauen offiziell empfohlen werden, errechnen sich aus einer durchschnittlichen Absorptionsrate von 10 Prozent pro Tag und dem durchschnittlichen Eisengehalt der Nahrung in den USA, die ungefähr 6 Milligramm Eisen pro 1000 Kilokalorien (4200 Kilojoule) liefert. Das bedeutet, daß eine Frau – wenn sie keine Zusatzpräparate einnimmt – ungefähr 2800 Kilokalorien (11 760 Kilojoule) pro Tag essen muß, um die notwendige Menge an Eisen zu erhalten. Diese Energiemenge würde die meisten Frauen zu Fettleibigkeit verurteilen. Die offiziell empfohlenen 40 bis 70 Milligramm pro Tag für schwangere Frauen würden den Kalorienbedarf ins Unermeßliche steigern.

Offiziell werden folgende Eisenmengen pro Tag empfohlen:

		Anm. d. Red. *BRD*
<u>Säuglinge</u>		
bis ½ Jahr	10 mg	6 mg
½–1 Jahr	15 mg	8 mg
<u>Kinder</u>		
1– 3 Jahre	15 mg	8 mg
4– 6 Jahre	10 mg	8 mg
7–10 Jahre	10 mg	10 mg
<u>Jugendliche und Erwachsene</u>		
Allgemein im Durchschnitt	18 mg	12 mg
Frauen 11–50 Jahre	18 mg	18 mg
Frauen über 51 Jahre	10 mg	12 mg
Schwangere Frauen	40–70 mg	25 mg
Stillende Frauen (bis zu 3 Monate nach dem Abstillen)	40–70 mg	22 mg

Wie aber kann eine Frau, die nicht gewillt ist, wegen ihres Eisenbedarfs übergewichtig zu werden, trotzdem sicherstellen, daß sie jeden Tag genug Eisen bekommt, um einer Anämie vorzubeugen? Dadurch, daß sie besonders eisenreiche Höchstleistungsnahrung auswählt und sie in vernünftigem Umfang mit zusätzlichen Eisenpräparaten ergänzt.

Eisenreiche Höchstleistungsnahrung

Ich rate Ihnen, auf die üblicherweise empfohlenen eisenhaltigen Nahrungsmittel wie Leber, Erdnußbutter, Eier und rotes Fleisch zu verzichten. Diese Lebensmittel sind der optimalen Gesundheit nicht zuträglich, da sie zuviel Fett und/oder Cholesterin enthalten. Stattdessen empfehle ich allen Frauen, die persönliche Bestleistungen vollbringen und eine bessere Gesundheit erringen wollen, folgende Nahrungsmittel:

Bohnen	Kartoffeln
Erbsen	Mais
Linsen	Vollkornprodukte
Grüngemüse	Erdbeeren
Squash	Pfirsiche
Rosenkohl	Birnen
Brokkoli	Ungesüßtes Apfelmus

Und hier sind noch zwei weitere Tips, wie Sie mehr Eisen aufnehmen können, ohne die Kalorienmenge zu erhöhen:

▷ Kochen Sie in eisernen Töpfen und Pfannen (das kann den Eisengehalt bestimmter Nahrungsmittel um sage und schreibe 3000 Prozent erhöhen).
▷ Essen Sie Vitamin-C-reiche Nahrungsmittel oder kombinieren Sie die Nahrungsmittel der oben aufgeführten Liste mit Vitamin-C-Ergänzungspräparaten.

Mit Hilfe der vorgeschlagenen Höchstleistungsernährung können Sie die täglichen Eisenmengen, die offiziell für Frauen empfohlen werden, ohne Schwierigkeiten erreichen. Und wenn Sie diese empfohlenen Nahrungsmittel aus irgendwelchen Gründen einmal nicht regelmäßig zu sich nehmen können, so helfen Ihnen Eisen-Zusatzpräparate dabei, einer Eisenmangelanämie vorzubeugen.

Fettleibigkeit

Schlank zu sein ist für die Gesundheit einer Frau wichtiger, als vormals angenommen wurde. Heute wissen wir, daß Frauen doppelt so häufig an Diabetes leiden wie Männer. Die meisten weiblichen Diabetiker haben Übergewicht, und Fettleibigkeit trägt – das gilt als absolut sicher – wesentlich zur Entstehung dieser Krankheit bei. Auch wenn Diabetes in Ihrer Familie häufig ist, sind Sie doch keineswegs ebenfalls zu dieser Krankheit verurteilt. Fast jeder Fall von Erwachsenen-Diabetes ist zu verhindern, und *das normale Körpergewicht zu halten, ist eine wichtige Maßnahme zur Vorbeugung gegen Diabetes.*

Im Kapitel »Die Dr. Haas Top-Diät für maximalen Gewichtsverlust« erfahren Sie alles Wissenswerte über die ideale Ernährung für Frauen (und Männer), die ihr überflüssiges Körperfett auf gesunde und wirksame Weise loswerden möchten. Die dort genannten Höchstleistungs-Nahrungsmittel und -Zusatzpräparate geben Ihnen einen leistungsstarken Ernährungsplan an die Hand, der Ihren besonderen weiblichen Ernährungsbedürfnissen Rechnung trägt.

Topfit im Büro

Möchten Sie sich den Weg zu beruflichem Erfolg einfach eressen? Meine Patienten tun das bereits. Und auch Sie brauchen sich nur an meinen Topfit-im-Büro-Plan zu halten, wenn Sie fit sein und vorwärts kommen möchten. Zahlreiche Spitzenkräfte in den Chefetagen der größten und leistungsstärksten amerikanischen Unternehmen leben bereits nach diesem Plan, der auch Ihnen dabei hilft, bei guter Gesundheit beruflich erfolgreich zu sein.

Dieser Plan hat sich bereits für Geschäftsmänner und -frauen in großen wie in kleinen Firmen bewährt, da er es ihnen – unabhängig von ihrer jeweiligen Position oder Verantwortlichkeit – ermöglicht, wirklich kreativ zu arbeiten und persönliche Bestleistungen zu bringen. Er kann auch Ihnen dabei helfen, Ihre Energie bei Vorstandssitzungen, Verkaufsgesprächen, Präsentationen und allgemein in körperlich und geistig anstrengenden Zeiten zu steigern. Und was genauso wichtig ist: Der Topfit-im Büro-Plan zeigt Ihnen, wie Sie den versteckten Gefahren, die an Ihrem Arbeitsplatz lauern und Ihre Gesundheit ernstlich beeinträchtigen können, am besten begegnen.

Wie Sie die Büromüdigkeit besiegen können

Der Zwang, jeden Tag acht Stunden lang oder länger auf relativ begrenztem Raum unter dem normalen Stress und den nervenaufreibenden Anforderungen der Routinearbeit (mit ihren Konferenzen, Telefongesprächen, Computer-Arbeit usw.) verbringen zu müssen, kann am späten Vormittag eine geistige und körperliche Müdigkeit verursachen, die bis zum frühen Nachmittag anhält. In dieser Zeit wird in den Büros wesentlich weniger produktiv und effizient gearbeitet; jetzt unterlaufen den Angestellten die meisten Fehler, die die Firmen mitunter teuer zu stehen kommen. Die meisten Büroangestellten greifen dann fast instinktiv zu zuckerhaltigem Essen und Kaffee, um ihre absinkende Leistungsfähigkeit anzukurbeln. *Dies ist genau das, was Sie nicht tun sollten, wenn Sie keine Energie verlieren wollen!* Denn letztendlich werden Zucker und Coffein Ihre Müdigkeit und Leistungsschwäche nur weiter verstärken.

In diesem Fall verhält sich Ihr Blutzucker nämlich wie eine Berg- und Talbahn. Zuerst lassen Zucker und Coffein den Blutzuckerspiegel drastisch ansteigen; einige Stunden später jedoch sinkt der Blutzuckerspiegel wieder ab – und zwar häufig noch unter den ursprünglichen Wert, der Müdigkeit und Leistungsabfall verursacht hat. Das typische Berufstätigen-Frühstück mit einem gefüllten Krapfen, einem Kopenhagener oder einem Brötchen mit Kaffee ist genau das, was Sie nicht essen sollten, wenn Sie im Büro topfit sein wollen.

Klar, in den meisten Büros stehen Automaten mit Süßigkeiten und Kuchen neben der allgegenwärtigen Kaffeemaschine, so daß die Angestellten ständig versucht sind, von dieser naheliegenden Möglichkeit Gebrauch zu machen. Machen Sie einen Bogen um diese Versuchung und packen Sie stattdessen einen Top-Diät-Imbiß in Ihre Tasche oder Ihren Aktenkoffer. Dieser Imbiß wird dazu beitragen, Ihren normalen Blutzuckerspiegel den ganzen Tag lang gleichmäßig aufrechtzuerhalten und somit auch Müdigkeit zu vermeiden. Solche Imbisse sind zum Beispiel:

- ▷ Puffreiskekse
- ▷ Ungesalzene Brezeln
- ▷ Vollkornbrot, mit ungesüßtem Fruchmark bestrichen
- ▷ Popcorn (ohne Fett zubereitet)
- ▷ Vollkornknabbermischungen und -müslis (siehe auch die Listen der Haas-bewährten Getreideprodukte in der Tabelle Seite 53/54 und unter »Zwischenmahlzeiten« auf Seite 70)
- ▷ Brote und Muffins nach bewärten Haas-Rezepten (1 Portion, Zubereitung siehe Seite 188)
- ▷ Warmes oder kaltes QuickFix (siehe Anhang I und Seite 68) anstelle von Kaffee

Weg mit dem Kaffee, es lebe QuickFix!

Mir wäre es sehr recht, wenn zuckerfreie »Energie-Drinks« den Kaffee aus seiner vorrangigen Stellung als nationales Bürogetränk vertreiben würden. Ich persönlich empfehle QuickFix (siehe Anhang I). Im Gegensatz zu Kaffee enthält QuickFix energiefördernde Substanzen, wie zum Beispiel Vitamine der B-Gruppe, Kalium- und Magnesiumspartate und Vitamin C, aber kein Coffein, keinen Zucker und keine künstlichen Substanzen. Firmen wären gut beraten, wenn sie ihren Angestellten statt des obligatorischen Kaffees zuckerfreie Getränke anbieten würden, und das um so mehr, als neuere Forschungsergebnisse eindeutig belegen, daß der Genuß von Coffein mit einem erhöhten Cholesterinspiegel einhergehen kann.

Das richtige Mittagessen für Berufstätige

Das Mittagessen ist vielleicht die gefährlichste Mahlzeit für alle Berufstätigen. Das übliche Mittagessen von Berufstätigen enthält häufig mehr Fett, Cholesterin und Kalorien, als viele Menschen während des ganzen Tages verzehren. Wenn ich einmal zu einem Arbeitsessen eingeladen bin, bestelle ich mir folgende Gerichte:

0,2 l Tomaten- oder Gemüsesaft
Einen großen, gemischten Salat mit einem Dressing aus Essig, Süßstoff und einem Teelöffel geriebenem Parmesankäse
und danach entweder
einen Teller Suppe (ca 0,25 l Bohnen-, Erbsen-, Linsen-, Gemüsesuppe oder Minestrone)
oder
eine gebackene Kartoffel mit fettarmem Hüttenkäse, Joghurt o. ä.
oder
Meeresfrüchtecocktail (vorzugsweise Hummer) mit Barbecuesauce
oder
½ Hühner- oder Truthahn-Sandwich (höchstens 60 g Geflügelfleisch), nur mit Senf bestrichen

Vergessen Sie die zwei Martinis zum Mittagessen. Nehmen Sie Getränke, die keinen Zucker enthalten oder mit Süßstoff gesüßt sind, Mineralwasser (mit geringem Natriumgehalt) mit einem Spritzer Zitronen- oder Limonadensaft oder trinken Sie einfaches Leitungswasser (erkundigen Sie sich, ob Ihr örtliches Leitungswasser viel Natrium enthält; wenn ja, nehmen Sie lieber abgefülltes Wasser mit geringem Natriumgehalt).*

Ozon, fluoreszierende Leuchtstoffe und Zigarettenrauch

Drei der schädlichsten Substanzen, denen Bürotätige täglich bei der Arbeit ausgesetzt sind, sind Ozon, fluoreszierende Leuchtstoffe und passiv eingeatmeter Zigarettenrauch. Sie sind die heimlichen Mörder im Büro, die die Werktätigen um Energie und Gesundheit bringen. Darüber hinaus können sie ernsthafte Erkrankungen und Arbeitsunfähigkeit verursachen, wenn die Mitarbeiter ihnen ständig ausgesetzt sind. Sie werden sehen, warum.

* Anmerkung der Redaktion: Die EG Mineralwasser-Richtlinie bezeichnet ein Mineral- und Heilwasser als »natriumarm«, wenn 1 Liter weniger als 20 mg Natrium enthält. Achten Sie auf das Etikett, bevor Sie trinken. Fast alle Mineral- und Heilwässer sind mit den Natrium-Angaben versehen.

Ozon (dreiatomiges Sauerstoffmolekül) bildet sich normalerweise unter dem Einfluß elektrischer Entladungen aus gewöhnlichem Sauerstoff (zweiatomiges Sauerstoffmolekül). Gewitterstürme sind eine natürliche Ozonquelle. Auch elektronische Geräte, zum Beispiel Schreibmaschinen, Computer und Fotokopierer, erzeugen (unterschiedlich viel) Ozon (siehe auch die Tabelle der Ozonkonzentrationen im Kapitel »Die Dr. Haas Top-Diät auf Flugreisen«, Seite 77). Eine ständige Ozonbelastung in den relativ begrenzten Büroräumen kann die Gesundheit der Mitarbeiter gefährden, da Ozon das Lungengewebe zerstören kann; es kann mit Lungenkrankheiten wie Lungenkrebs und Lungenemphysem in Verbindung gebracht werden. Bei empfindlichen Menschen kann es außerdem bereits bestehende Krankheiten wie Bronchitis, Lungenentzündung und Asthma verschlimmern.

Fluoreszierende Leuchtstoffe werden mit einem erhöhten Risiko für maligne Melanome in Verbindung gebracht – eine besondere Art von Hautkrebs, die tödlich ist, wenn sie nicht rechtzeitig behandelt wird. Fluoreszierende Leuchtstoffe senden Licht mit einer anderen Wellenlänge als die Sonne. Wissenschaftler untersuchen zur Zeit, auf welche Art und Weise das künstliche Licht aus Leuchtstoffröhren den Körper schädigt. Einige Forscher sind der Meinung, daß fluoreszierende Leuchtstoffe Müdigkeit, Nervosität bei der Arbeit, unerklärliche Kopfschmerzen und Augenüberanstrengung verursachen, wenn man ihnen ständig ausgesetzt ist und gleichzeitig zuwenig oder gar kein Sonnenlicht erhält (und dies dürfte bei den meisten Bürotätigen gezwungenermaßen zumindest an fünf Tagen in der Woche der Fall sein). Leuchtstoffröhren enthalten außerdem diverse Gase, die mit der Zeit aus den Beleuchtungskörpern ausströmen. Die Wirkung dieser Gase auf die menschliche Gesundheit ist noch nicht völlig erforscht. Vorläufig gibt es jedoch Hinweise, daß diese schädlichen Gase für die Werktätigen, die ihnen ständig ausgesetzt sind, Gesundheitsrisiken in sich bergen. Es sind jedoch weitere Untersuchungen erforderlich, bevor wir über ihre langfristigen Auswirkungen auf die Gesundheit Bescheid wissen.

Passiv eingeatmeter Zigarettenrauch

Wer als Nichtraucher in relativ geschlossenen Büroräumen arbeitet, in denen die Kollegen rauchen dürfen, raucht in Wirklichkeit bis zu einer Packung Zigaretten pro Tag. Der Zigarettenrauch, der in die Luft entweicht und passiv eingeatmet wird, kann genau wie der direkt aus der Zigarette inhalierte Rauch Emphyseme, Lungenkrebs und Herzkranzgefäßerkrankungen hervorrufen. Der Zigarettenrauch, der in die Luft entweicht, enthält doppelt so viel Teer und Nikotin und die fünffache Menge an Kohlenmonoxid (das die Sauerstoffversorgung des Herzens behindert) wie der Rauch, der in die Lungen des Rauchers gelangt. Der direkt inhalierte Rauch passiert den Tabak und den Filter, bevor er in die Lunge kommt; der Rauch, der in die Luft entweicht, bleibt ungefiltert und ist daher giftiger – und zwar sowohl für den Raucher als auch für den Nichtraucher.

Wenn Sie in einem Raum arbeiten, in dem pro Stunde sieben Zigaretten geraucht werden (in vielen Büros durchaus üblich), so erreicht der Kohlenmonoxidgehalt der Luft 50 Prozent der Höchstgrenze, die von den staatlichen Gesundheitsbehörden zugelassen ist. Der arme Büroangestellte, der neben einem Raucher sitzt, muß eventuell doppelt so viel Kohlenmonoxid einatmen, wie in der Industrie maximal erlaubt ist. Bei nichtrauchenden Büroangestellten, die gezwungen sind, passiv mitzurauchen, kann sich der Kohlenmonoxidgehalt ihres Blutes innerhalb von zwei Stunden vervierfachen. Wenn Sie selbst nicht rauchen, aber in einer rauchgeschwängerten Umgebung arbeiten, so *werden Sie ebenfalls zum Raucher,* ob Sie es wollen oder nicht.

Über die politischen und wirtschaftlichen Konsequenzen in bezug darauf, daß Büroangestellte, die selbst nicht rauchen, die tödlichen Gase und giftigen Substanzen aus den Zigaretten anderer Leute einatmen müssen, läßt sich sicherlich streiten. Der Schutz jedoch, den Ihnen die richtige Ernährung gegen die schädlichen Auswirkungen des Zigarettenrauches bieten kann, ist über jeden Streit erhaben.

Der Topfit-im-Büro-Ernährungsschutzplan

Mein Topfit-im-Büro-Ernährungsschutzplan besteht aus zwei einfachen Regeln, die Ihnen helfen, sich gegen die unvermeidliche Berührung mit Ozon, fluoreszierenden Leuchtstoffen und Gasen, die aus Leuchtstoffröhren entweichen können, sowie mit Zigarettenrauch zu schützen und so gegen diese drei wesentlichen, versteckten Gefahren für Ihre Gesundheit gewappnet zu sein.

Regel 1: Schützen Sie Ihren Körper mit einem gehaltvollen Antioxidantienpräparat. Jedes Multivitamindragee, das Vitamin C, E, Beta-Carotin, Selen, Molybdän und Vitamine der B-Gruppe enthält, versorgt Sie mit allen wichtigen Nährstoffen, die Sie benötigen, um sich gegen die giftigen Substanzen im Büro zu schützen. Antioxidantien hindern die freien Radikalen und krebserzeugenden chemischen Substanzen daran, ihre schädliche Wirkung zu tun, indem sie ihrer Entstehung im Körper entgegenwirken oder sie neutralisieren (in Anhang I finden Sie die empfehlenswerte genaue Zusammensetzung solcher Multivitaminpräparate).

Regel 2: Verzichten Sie auf pflanzliche Öle (zweifach ungesättigte Öle) wie Maiskeim- und Distelöl, da sie ein hohes Potential an freien Radikalen besitzen – was Sie meiden sollten, wenn Sie in einem Büro arbeiten, das die Entstehung von freien Radikalen sowieso schon begünstigt. Wer sich fett-

und cholesterinarm ernährt, ist gegenüber den schädlichen Auswirkungen von Zigarettenrauch und anderen giftigen Substanzen wie Ozon weniger anfällig. So erkranken beispielsweise sehr viel weniger Japaner, die in Japan leben und amerikanische Zigaretten rauchen, an Lungenkrebs, solange sie sich in traditioneller Weise, also fett- und cholesterinarm, ernähren. Kommen sie jedoch als Einwanderer in die USA und passen sich der üblichen fett- und cholesterinreichen amerikanischen Ernährung an, treten Lungenkrebs und andere Lungenkrankheiten, die mit dem Rauchen in Verbindung stehen, bei ihnen ebenso häufig auf wie bei amerikanischen Rauchern.

Die richtige Ernährung und wirksame Zusatzpräparate können Sie zwar bis zu einem gewissen Grad gegen die Gefahren im Büro abschirmen, einen vollständigen Schutz jedoch können sie nicht bieten. Es ist nun einmal Tatsache, daß wir wahrscheinlich immer mit der Bedrohung durch alle möglichen schädlichen Substanzen leben müssen. Anstatt entsetzt die Hände über dem Kopf zusammenzuschlagen, sollten wir lieber jede Gelegenheit ergreifen, um uns so gut wie nur möglich gegen die Umweltverschmutzung am Arbeitsplatz zu wappnen. Tun Sie den ersten Schritt und ernähren Sie sich nach der *Top-Diät* mit echter Höchstleistungsnahrung, um sich vor den versteckten Gefahren im Büro zu schützen.

Was Sie vor einer Vorstandssitzung oder einer wichtigen Besprechung essen sollten

Wenn Sie in Ihrem Beruf an die Spitze kommen und dort bleiben wollen, müssen Sie bei Vorstandssitzungen, Verkaufskonferenzen und anderen wichtigen Besprechungen wirkliche Weltklasseleistungen erbringen. Dafür brauchen Sie Energie und Selbstvertrauen, die Ihnen die richtige Höchstleistungsnahrung geben kann. Sie werden besser aussehen, wirklich gesund und topfit erscheinen und – als Folge davon – Führungspositionen erreichen. Richtig essen, um im Beruf erfolgreich zu sein – jetzt wissen Sie, was damit gemeint ist.

Bei Ihrem ehrgeizigem Vorhaben sollten Sie sich in erster Linie an die Prinzipien der Dr. Haas Top-Diät für Höchstleistungen halten. Daneben sollten Sie vor dem nächsten Termin folgende Tips beherzigen:

▷ Schlafen Sie sich in der Nacht vorher gründlich aus!
▷ Verzichten Sie vor Ihrer Besprechung auf Kaffee, Tee und Schokolade!

Eine verdrießliche, quälend lange, schlaflose Nacht vor Ihrer Konferenz läßt Ihre Sinne und Ihren Geschäftsgeist abstumpfen. Schon manch leitender Angestellter hat das Vertrauen seiner Vorgesetzten oder Kunden verloren (und vielleicht sogar eine Gehaltserhöhung oder Beförderung verspielt), weil er in einer wichtigen Sitzung schwache Leistungen geboten hat. Besorgen Sie sich eventuell ein harmloses Schlafmittel, am besten ein natürliches Präparat, das zum Beispiel Vitamin B_3, Inosit und andere Nährstoffe enthält, die das Gehirn entspannen und eine ähnliche Wirkung erzielen wie viele verschreibungspflichtige Medikamente. Es ist bereits erwiesen, daß mit einer solchen Kombination von ganz normalen Nährstoffen über das Gehirn der Schlaf eintritt – und zwar ohne jede Spur von unliebsamen Nachwirkungen, die verschreibungspflichtige Schlafmittel häufig mit sich bringen können. Auch ein »Betthupferl«, das viel komplexe Kohlenhydrate enthält (siehe »Zwischenmahlzeiten« Seite 70) kann den Schlaf herbeizaubern, denn mit Hilfe der Kohlenhydrate kann das Gehirn Substanzen aufnehmen, die es braucht, um besser einschlafen zu können.

Wenn es zu einer lebhaften Sitzung kommt, die allen Beteiligten vollste Aufmerksamkeit abverlangt, werden coffeinhaltige Substanzen den verantwortlichen Firmenrepräsentanten, der ja sowieso schon nervös ist, noch unruhiger erscheinen lassen; um so weniger wird es ihm gelingen, seinen Zuhörern vertrauensvoll zu erscheinen. Auch in diesem Fall kann eine Mahlzeit, die reich an komplexen Kohlenhydraten ist, aber höchstens 300 Kilokalorien (1250 Kilojoule) enthält, beruhigend wirken und Sie trotzdem mit all der Energie versorgen, die Sie brauchen, um während der ganzen Sitzung hundertprozentig topfit zu sein. Zu viele Kilokalorien können den Fettgehalt des Blutes schnell ansteigen lassen, wodurch das Gehirn weniger Sauerstoff erhält – und das ist etwas, was sich kein Firmenvertreter bei einer wichtigen Konferenz leisten kann.

Hier ist ein *Top-Diät*-Imbiß, den ich Ihnen empfehlen kann, wenn Sie vor einer wichtigen Besprechung etwas essen möchten:

0,25 l eines beliebigen Getränks, das weder Fett noch Coffein enthält und ohne Zucker bzw. mit Süßstoff gesüßt ist (zum Beispiel QuickFix, siehe Anhang I)
2 Scheiben Vollkorntoast, mit ungesüßtem Fruchtmark bestrichen
1 mittelgroße Banane oder 1 Apfel

Dieser Imbiß liefert Ihnen genau die richtige Menge an komplexen bis einfachen Kohlenhydraten, die rasch für anhaltende Energie sorgen, und genügend Kilokalorien, die Ihnen die Kraft geben, auch den höchsten Anforderungen mehrere Stunden lang gewachsen zu sein. Er ist auch als kleine Stärkung am Nachmittag geeignet – eine hervorragende Alternative zu Kaffee und Süßigkeiten.

Im Büro topfit zu sein, ist einfach, macht Spaß und schmeckt. Ein Spaziergang in einer Pause oder während der Mittagszeit hilft auch gegen das nachmittägliche Tief. Körperliche Aktivität erhöht Ihr Energiepotential, solange Sie sich an die allgemeinen Prinzipien der *Top-Diät* halten und meine speziellen Topfit-im-Büro-Ernährungstips befolgen. Höchstleistungen im Geschäftsleben erfordern viel Energie und genau dazu kann Ihnen die richtige Ernährung verhelfen. *Erfolg im Beruf beginnt mit der Top-Diät für persönliche Bestleistung.*

Auf dem Weg zum Erfolg

Die *Top-Diät* ist der Schlüssel zum Erfolg in Ihrem Leben, denn Ihre Leistungen in Schule und Beruf, bei Spiel und Sport, aber auch in kranken Tagen zu Hause oder im Krankenhaus hängen alle von der richtigen Höchstleistungsernährung ab.

Die *Top-Diät* wird auch in Ihrem Fall halten, was sie verspricht, genauso wie bei Cher, Don Johnson, Ivan Lendl und den vielen anderen Menschen aus den unterschiedlichsten Berufen, denen ihre Gesundheit wichtig war. Alle diese Menschen genießen jetzt den Erfolg: eine bessere Gesundheit, größere Leistungsfähigkeit und ungeahnte Lebensfreude. Sie können besser denken, arbeiten, spielen und Sport treiben, weil sie sich ein Ernährungsprogramm zu eigen gemacht haben, das sie noch lange fit sein läßt, wenn andere längst aufgegeben haben. Dasselbe Programm, das ihnen zum Erfolg verholfen hat, wird jetzt auch in Ihrem Fall funktionieren, denn es gibt ernährungswissenschaftliche Erkenntnisse, die jeder für sich nutzen kann – unabhängig von Alter, Geschlecht, Beruf oder Grad der körperlichen Aktivität.

Es gibt keine Entschuldigung dafür, die *Top-Diät* nicht zu befolgen. Sie können viele Ihrer Lieblingsspeisen essen, egal, ob zu Hause oder unterwegs im Restaurant. Die verschiedenen leckeren, neuen Nahrungsersatzprodukte sind ein äußerst nahrhafter und abwechslungsreicher Genuß für alle, die abnehmen möchten, aber das obligatorische Knäckebrot mit Hüttenkäse ihrer bisherigen Diäten nicht mehr sehen können. Neuere ernährungswissenschaftliche Erkenntnisse, zum Beispiel über die positive Wirkung von zusätzlichem L-Carnitin und den verzweigtkettigen Aminosäuren auf die Gewichtsreduktion und die Energieproduktion, machen das Abnehmen heute wirksamer als je zuvor.

Die *Top-Diät*-Frau, der nun endlich ebenfalls gesicherte ernährungswissenschaftliche Erkenntnisse zur Verfügung stehen, kann sich jetzt optimaler Gesundheit und maximalen Leistungsvermögens erfreuen, wenn sie ihren besonderen weiblichen Ernährungsbedürfnissen Rechnung trägt. Sie weiß, daß sich ihre Ernährungsbedürfnisse beträchtlich von denen der Männer unterscheiden und sie daher ihre Ernährung entsprechend umstellen und auf andere Dinge Wert legen muß. Diese Umstellungen können dazu beitragen, das Risiko von Osteoporose, Brust- und Gebärmutterkrebs (der wahrscheinlich mit einem übermäßigen Fettkonsum in Verbindung steht), Diabetes, Bluthochdruck, Arthritis und Depressionen zu verringern.

Den Sportlern stellt die *Top-Diät* die notwendige Menge an Energie zur Verfügung, die sie für ihren gesteigerten Bedarf gerade in Wettkampfsituationen so dringend benötigen. Sie erfahren, wie sie das große Angebot an Nahrungsergänzungen, einschließlich der neuesten High-Tech-Wasser und High-Tech-Proteinpräparate, richtig – das heißt, den neuesten wissenschaftlichen Erkenntnissen entsprechend – nutzen können. Nun brauchen Athleten keine überzuckerten Getränke mehr zu trinken oder Unmengen von Proteinen zu verzehren, um ihre Leistung und Ausdauer anzukurbeln.

Wenn Sie einmal im Krankenhaus liegen müssen, werden die Vorsorgetips und der Operationsschutzplan der *Top-Diät* Ihnen dabei helfen, den schädlichen Auswirkungen einer fehlerhaften Krankenhausernährung vorzubeugen. Mit Hilfe der richtigen Kost und mit den entsprechenden Zusatzpräparaten wird es Ihnen gelingen, den Heilungsprozeß nach operativen Eingriffen zu beschleunigen und sich insgesamt schneller und besser zu erholen.

Berufstätige Männer und Frauen können mit dem Topfit-im-Büro-Programm einem Nachlassen der Energie und den damit verbundenen Leistungstiefs vorbeugen und sich gleichzeitig vor den versteckten Gefahren schützen, die im Büro lauern und Ihre Gesundheit bedrohen. Darüber hinaus erhalten Sie die Möglichkeit, die Anzahl Ihrer krankheitsbedingten Abwesenheitstage zu verringern und somit sowohl produktiver als auch effizienter zu arbeiten. Damit können Sie Ihrer Firma und dem Gesundheitswesen Kosten und vor allem sich selbst viele Unannehmlichkeiten ersparen.

Wenn Sie wirklich das Beste vom Leben haben und in allen seinen Bereichen so erfolgreich wie nur möglich sein wollen, rate ich Ihnen dringend, sich die einfachen Prinzipien der *Top-Diät* zu eigen zu machen, die schon so vielen Menschen die optimale Entfaltung ihrer Persönlichkeit ermöglicht haben. Nun wird dieses Gewußt-Wie Ihnen dabei helfen, richtig zu essen, um Erfolg zu haben.

Guten Appetit!

Teil II
Rezepte zur Top-Diät

Tips für Einkauf und Zubereitung

Die Rezepte in diesem Buch halten sich strikt an die amerikanische Originalausgabe der Haas-Diät. Das bedeutet, daß Ihnen die eine oder andere Zutat vielleicht ungewohnt erscheinen mag, obwohl alles auch bei uns erhältlich ist. Die folgenden Tips wollen Ihnen den Einstieg in die Haas-Diät erleichtern und ein paar Möglichkeiten aufzeigen, wie sich typisch deutsche Produkte sinnvoll in diese Diät einbauen lassen.

Geräte und Hilfsmittel

Spezielle Küchengeräte sind zum Nachkochen der Haas-Rezepte kaum erforderlich. Allerdings benötigen Sie eine gute Küchenwaage und einen Meßbecher, mit denen Sie auch kleinere Mengen zuverlässig abwiegen bzw. abmessen können. Hilfreich sind ein *Mixer* oder *Pürierstab* und für die Backrezepte ein *elektrisches Rührgerät.*

Eine amerikanische Backspezialität sind Muffins, ein süßes oder pikantes Kleingebäck, das ähnlich wie ein Brötchen aussieht. Es wird in speziellen *Muffin-Blechen* gebacken, die mehrere Vertiefungen besitzen. Falls Sie ein solches Blech nicht erhalten, können Muffins auch einzeln in kleinen Auflaufförmchen (Ramequin-Förmchen) backen.

In einer *beschichteten Pfanne* läßt sich mit einem Minimum an Fett garen. Doch sollten Sie unbedingt darauf achten, daß die Beschichtung einwandfrei bleibt und nicht durch spitze Gegenstände beschädigt wird (am besten Rührlöffel bzw. Bratenwender aus Holz verwenden). Neuere Modelle haben eine härtere, weniger empfindliche Beschichtung.

Wer eine *Tiefkühltruhe* oder ein geräumiges *Drei-Sterne-Gefrierfach* besitzt, sollte die Möglichkeit des Einfrierens nutzen. Viele Haas-Gerichte eignen sich ausgezeichnet dazu. Sehr vorteilhaft zum Abfüllen von Einzelportionen sind dabei gefrierfeste und hitzebeständige Behälter oder Plastikbeutel, in denen Sie die Mahlzeiten auch gleich wieder aufwärmen können.

Fett einsparen

Viel Fett einsparen können Sie bei Milchprodukten, wenn Sie stets Joghurt und Milch der geringsten Fettstufe den Vorzug geben. Der amerikanische körnige Frischkäse (Hüttenkäse) hat einen noch niedrigeren Fettgehalt als der deutsche; Sie können ihn in den Haas-Rezepten durch Magerquark ersetzen, ohne den Nährwert nennenswert zu verändern.

Achten Sie darauf, daß Fertigprodukte wie *Salat-Dressings* keine Ölzusätze enthalten. Natürlich können Sie auch Ihr eigenes Dressing selbst zubereiten, z. B. aus Zitronensaft, Wein-, Obst- oder Sherryessig, frischen oder getrockneten Kräutern, Senfpulver, Knoblauch, Meerettich ...
Der Autor verwendet zum Braten häufig ein kalorienfreies, wachsähnliches Spray, das bei uns jedoch noch nicht auf dem Markt ist. Wir empfehlen statt dessen, beim Garen in der beschichteten Pfanne ganz auf Fett zu verzichten oder die Töpfe und Pfannen mit *Backspray* einzusprühen bzw. dünn mit Öl auszupinseln. Allerdings bleiben diese geringfügigen Fettzugaben in den Nährwertangaben unberücksichtigt.
Entfettete Hühnerbrühe wird in den Haas-Rezepten häufig verwendet. Stellen Sie dazu selbstgekochte Brühe oder Brühe aus der Dose in den Kühlschrank, bis das Fett zu einer weißlichen Schicht erstarrt und sich mühelos abheben läßt.

Würzen

Eine der Grundregeln bei der Zubereitung von Haas-Rezepten ist der weitgehende *Verzicht auf Salz*. Würzen Sie statt dessen mit reichlich frischen oder getrockneten *Kräutern;* auch *Hefepulver* bietet sich als salzarme Würze an. Eine wichtige Würzzutat in den Haas-Rezepten ist *Parmesan,* der nur sparsam verwendet zu werden braucht. Fertig abgepackten, geriebenen Parmesan sollten Sie immer vorrätig haben; wenn Sie ihn jedoch am Stück kaufen und selbst reiben, schmeckt er noch pikanter. *Senfpulver* (gemahlene Senfkörner) ist fertig zubereitetem Senf vorzuziehen, da fertiger Senf Salz und Zucker enthält. Wenn Sie jedoch auf Ihren gewohnten Senf nicht verzichten wollen, bleiben Sie dabei – bei sprarsamer Dosierung fällt der Unterschied kaum ins Gewicht.
Achten Sie bei Fertigprodukten aller Art (z. B. Salat-Dressings, Gemüse in der Dose) auf einen niedrigen Salzgehalt; lassen Sie sich im Reformhaus über *natriumarme Produkte* beraten. Bohnen, Tomaten und Mais in der Dose sind meist in salzhaltiger Flüssigkeit konserviert; spülen Sie sie vor der Verwendung gut ab – so haben Sie wieder einiges an Salz eingespart!
Um den Salzgehalt von *Tamari,* der in den Haas-Rezepten empfohlenen Sojasauce, zu reduzieren, sollten Sie die Sauce zur Hälfte mit Wasser verdünnen.

Süßmittel

Für *Zucker* gilt dasselbe wie für Salz: Verwenden Sie ihn äußerst sparsam, und zwar in Form von Fruchtzucker. *Süßstoff* spart viele Kalorien. Natürliche Süßmittel sind Trockenfrüchte, die in Müslis und Kuchen köstlich schmecken. Getrocknete *Papayas* lassen sich in den Haas-Rezepten gut durch getrocknete *Aprikosen* ersetzen; anstelle getrockneter *Ananas* können Sie die doppelte Menge zuckerfreier Dosen-Ananas oder frischer Ananas verwenden.

Vollkornprodukte
Greifen Sie grundsätzlich zu Vollkornprodukten. Vollkorn-Frühstücksflokken, Naturreis, Vollkorn-Kekse und -Cracker, Vollkorn-Teigwaren, Vollkornmehl liefern mehr Nährstoffe, sättigen nachhaltiger und sorgen für eine gute Verdauung. An Vollkornbrot steht uns eine weit größere Auswahl zur Verfügung als den Amerikanern, so daß Sie hier für viel Abwechslung sorgen können – vergessen Sie dabei auch das Knäckebrot nicht, das der Haas-Diät in geradezu idealer Weise entspricht!
Vollkornbrösel machen Sie am besten selbst aus altbackenem Vollkornbrot. Brechen Sie das Brot, das mindestens 1 Tag alt sein sollte, in Stücke und lassen Sie es trocknen. Dann ist es kein Problem, es im Mixer zu feinen Bröseln zu zerhacken.

Geröstete Nüsse und Samen
Geröstete Nüsse, Samen, auch Kokosraspel, können Sie leicht selbst herstellen: Heizen Sie dazu den Backofen auf 180°C vor. Streuen Sie das Röstgut (Mandeln, Kokosraspel, Sesamsamen, Haselnüsse, Weizenkeime...) auf das Backblech und schieben Sie es in den Ofen. Der Röstvorgang dauert etwa 4–10 Minuten; kontrollieren Sie öfters nach, sonst kann es leicht passieren, daß die Nüsse zu dunkel werden.

Gebackene Kartoffeln
Gebackene Kartoffeln sind zusammen mit einem der köstlichen Haas-Dips eine unkomplizierte, sehr schmackhafte Mahlzeit und tauchen in der Haas-Diät immer wieder auf. Die Garzeit verkürzt sich, wenn Sie eher kleine Kartoffeln wählen, sie ringsum mit einer Gabel anpieksen und in Folie wickeln. So sind die Kartoffeln schon nach 30–45 Minuten weich (große Kartoffeln benötigen bis zu 1½ Stunden Garzeit!).

Vorrat

Damit Sie jederzeit eine Mahlzeit à la Haas zusammenstellen können, empfehlen wir Ihnen, einen Vorrat an folgenden Lebensmitteln zu halten:
Brot: 500 g Roggenvollkornbrot, 2 Pakete Knäckebrot, je 1 Paket Vollkorntoast und Vollkorn-Cracker.
Frühstücksflocken: 500 g Vollkorn-Haferflocken, je 1 Paket Corn-Flakes und Bran-Flakes, 500 g Müslimischung (ohne Zuckerzusatz).
Teigwaren: 500 g Vollkorn-Lasagne, 500 g Vollkorn-Makkaroni, 500 g Vollkorn-Spaghetti, 500 g Vollkorn-Bandnudeln.
Getreide und Getreideerzeugnisse: 500 g Naturreis, 500 g Gerste, 250 g Weizenvollkornmehl, 250 g Weizenkeime.
Trockenfrüchte, Nüsse und Samen: Je 250 g Datteln, Aprikosen und Rosinen, Walnüsse, Haselnüsse, Sesamsamen, Kokosraspel, Mandeln.

Gemüse und Hülsenfrüchte: 2,5 kg Kartoffeln, 500 g Zwiebeln, 2 Knollen Knoblauch, Linsen, weiße und rote Bohnen.
Fertigprodukte: Instant-Brühe, Instant-Kakaopulver (ungesüßt), Apfelmus (ungesüßt).
Öle und Fette: Je ½ l Olivenöl und Sojaöl, 250 g Diätmargarine.
Süßmittel: 1 Glas Honig, 250 g Fruchtzucker, Süßstoff in fester und flüssiger Form.
Kräuter, Gewürze und sonstige Würzmittel: Basilikum, Bierhefe-Pulver, Currypulver, Chilipulver, Essig, Knoblauchpulver, Kümmel, Meerettich, Mixed Pickles, Muskat, Origano, Paprikapulver, Parmesan, grüner, schwarzer und weißer Pfeffer, Rosmarin, Senf, Sojasauce, Thymian, Worcestersauce, Zimt, Zitronen.

Zu den Rezepten

Nährwert- und Portionsangaben: Grundsätzlich beziehen sich die Nährwertangaben auf 1 Portion. Aus wie vielen Portionen ein Gericht besteht, steht am Anfang jedes Rezepts. Öfter ist die Portionszahl variabel, da sich die Portionsgröße nicht zuletzt nach Ihrem Appetit richtet sowie danach, ob Sie abnehmen oder nur Ihr Gewicht halten wollen. Den Nährwertangaben am Ende der Rezepte liegt jeweils die größte der angegebenen Portionszahlen zugrunde – bei »4–6 Portionen« geht die Nährwertanalyse also von 6 Portionen aus.

Abkürzungen

TL	Teelöffel (= 5 ml)	l	Liter
EL	Eßlöffel (= 14 ml)	ml	Milliliter (= 1/1000 l)
g	Gramm	kcal	Kilokalorien
kg	Kilogramm	kJ	Kilojoule

Rezeptübersicht

Getränke

Frühstück

Vorspeisen und Snacks

Suppen

Salate und Salatsaucen

Beilagen und Gemüsegerichte

Kartoffelgerichte

Hauptgerichte

Saucen und Aufstriche

Brote und Muffins

Nachspeisen und Kuchen

Getränke

Diese Getränke-Rezepte sind als kleine Leckereien zwischendurch gedacht. Vergessen Sie nicht, die Nährstoffe in Ihrem Tagesplan zu berücksichtigen, damit Sie Ihr Limit an Kalorien und Natrium nicht überschreiten. Süßen Sie, wenn überhaupt, bitte nur mit Süßstoff.

Ohne Einschränkung dürfen Sie dagegen trinken:
Mineralwasser, nach Belieben mit frischem Zitronensaft aromatisiert, Früchte- und Kräutertees, Diätlimonaden.
Mineralwasser steht nicht umsonst ganz oben auf der Getränkeliste; trinken Sie möglichst viel davon – am besten bis zu 1 Liter pro Tag. Mineralwasser, gleich ob mit oder ohne Kohlensäure, entschlackt und füllt außerdem den Magen, so daß Sie weniger Hunger haben.

Anmerkung der Redaktion: Unter der Bezeichnung DEM® sind Diät-Drinks in Apotheken zu haben. Es gibt sie in den Geschmacksrichtungen Vanille, Kakao und Zartbitter.

Bananenmilch

Für 1 Portion
50 g Banane
⅛ l Magermilch
Süßstoff

Banane in Stücke schneiden und mit der Milch in den Mixer geben. Glatt pürieren. Mit Süßstoff abschmecken.

Nährwertangaben pro Portion	
kcal/kJ	90/380
Kohlenhydrate	17,2 g
Eiweiß	4,8 g
Fett	0,1 g
Cholesterin	0 mg
Natrium	66 mg

Erdbeermilch

Für 1 Portion
100 g Erdbeeren
⅛ l Magermilch
Süßstoff

Die Erdbeeren waschen, entstielen und zerdrücken. Mit der Milch gut verquirlen. Mit Süßstoff abschmecken.

Nährwertangaben pro Portion	
kcal/kJ	79/334
Kohlenhydrate	13,3 g
Eiweiß	5,2 g
Fett	0,6 g
Cholesterin	0 mg
Natrium	68 mg

Kiwi-Dickmilch

Für 1 Portion
100 g Dickmilch
100 g Kiwi, in Scheiben geschnitten
10 g Bran-Flakes
Süßstoff

Dickmilch, Kiwi und Bran-Flakes im Mixer glatt pürieren. Mit Süßstoff abschmecken.

Nährwertangaben pro Portion	
kcal/kJ	128/538
Kohlenhydrate	17,7 g
Eiweiß	5,7 g
Fett	3,9 g
Cholesterin	0 mg
Natrium	0 mg

Schokoladenmilch mit Eis

Für 1 Portion
1/8 l Magermilch
20 g Instant-Kakaopulver
50 g Milcheis

Die Milch mit dem Kakaopulver und dem Eis in den Mixer geben und schaumig aufschlagen.

Nährwertangaben pro Portion	
kcal/kJ	147/617
Kohlenhydrate	24 g
Eiweiß	6,9 g
Fett	1,6 g
Cholesterin	0 mg
Natrium	96 mg

Frühstück

Exotischer Früchte-Aufstrich

Für 300 ml
(pro Portion 1 EL)
220 g körniger Frischkäse
1 EL Zitronensaft
1/4 TL Nelkenpfeffer
30 g getrocknete Papaya (oder Aprikosen), fein gehackt
30 g getrocknete Ananas, fein gehackt
30 g Pekannüsse, fein gehackt

Frischkäse mit dem Zitronensaft und dem Nelkenpfeffer in den Mixer geben und zu einer glatten Creme rühren. Papaya, Ananas und Nüsse zufügen und den Mixer noch 1 Minute weiterlaufen lassen. 1 Woche im Kühlschrank durchziehen lassen. Der Aufstrich schmeckt zu Vollkorntoast, Vollkornbrötchen und Muffins.

Nährwertangaben pro Portion	
kcal/kJ	56/235
Kohlenhydrate	6,6 g
Eiweiß	3,3 g
Fett	2,2 g
Cholesterin	1 mg
Natrium	93 mg

Milchreis mit Rosinen

Für 4 Portionen
640 g gekochter Naturreis
(= 320 g ungekochter)
470 ml Magermilch
1 TL Zimt
4 EL Rosinen
Süßstoff

Den Reis mit der Milch, dem Zimt und den Rosinen in einen Topf geben und zum Kochen bringen. Hitze herunterschalten und unter ständigem Rühren 1 Minute köcheln lassen. Vom Herd ziehen und mit Süßstoff abschmecken. Auf 4 Schalen verteilen.

Nährwertangaben pro Portion	
kcal/kJ	254/1063
Kohlenhydrate	52,6 g
Eiweiß	8,3 g
Fett	1,2 g
Cholesterin	2 mg
Natrium	67 mg

Apfelreis

Für 4 Portionen
560 g gekochter Naturreis
(= 280 g ungekochter)
⅛ l Apfelsaftkonzentrat (ohne Zucker)
⅛ l Wasser
2 Äpfel, klein geschnitten
1 TL Zimt
Süßstoff
60 g Walnüsse, gehackt

Reis, Apfelsaftkonzentrat, Wasser und Apfelstückchen in einen Topf geben. Zum Kochen bringen. Bei Mittelhitze 5–8 Minuten unter ständigem Rühren köcheln lassen, bis die Flüssigkeit aufgenommen und die Äpfel weich sind. Mit Zimt und Süßstoff abschmecken. Auf 4 Teller verteilen und mit den gehackten Walnüssen bestreuen.

Nährwertangaben pro Portion	
kcal/kJ	299/1256
Kohlenhydrate	57,3 g
Eiweiß	5,8 g
Fett	5,8 g
Cholesterin	0 mg
Natrium	5 mg

Bananen-Pfannkuchen

Für 12 Pfannkuchen
(pro Portion 2 Pfannkuchen)
175 g Weizenvollkornmehl
2 EL Fruchtzucker
2 TL Backpulver
235 ml Magermilch
2 Eiweiß, leicht aufgeschlagen
Backspray oder Öl
3–4 große Bananen, gewürfelt

Mehl mit dem Zucker und dem Backpulver in einer Schüssel vermengen, nach und nach die Milch unterrühren. Eiweiß untermischen. Beschichtete Pfanne mit Backspray einsprühen oder dünn mit Öl auspinseln. Bei Mittelhitze heiß werden lassen. Die Bananenwürfel unter den Teig rühren. Für jeden Pfannkuchen knapp ½ Schöpfkelle Teig in die Pfanne geben, mehrere Pfannkuchen gleichzeitig backen. Sobald die Blasen, die sich an der Oberfläche bilden, platzen, Pfannkuchen wenden und noch so lange backen, bis sie unten schön goldbraun sind. Auf einer vorgewärmten Platte warm stellen und den restlichen Teig genauso abbacken. Gegebenenfalls zwischendurch die Pfanne auswischen und neu einsprühen bzw. mit Öl einpinseln, damit die Pfannkuchen nicht zu dunkel werden.

Nährwertangaben pro Portion	
kcal/kJ	259/1087
Kohlenhydrate	59,4 g
Eiweiß	7,2 g
Fett	1,5 g
Cholesterin	1 mg
Natrium	39 mg

Pfannkuchen »Hawaii«

Für 10–12 Pfannkuchen und 820 ml Ananassauce
(pro Portion 2 Pfannkuchen und 135 ml Ananassauce)

Ananassauce
2 560 g-Dosen Ananasstücke im eigenen Saft (ohne Zucker)
1 EL Maisstärke
Süßstoff

Pfannkuchen
175 g Weizenvollkornmehl
3 EL Fruchtzucker
2 TL Backpulver
235 ml Magermilch
2 Eiweiß, leicht aufgeschlagen
Backspray oder Öl
50 g ungesüßte Kokosraspel, geröstet

Ananasstücke gut abtropfen lassen, den Saft in einem Topf auffangen. Maisstärke in dem Saft auflösen. Bei Mittelhitze unter Rühren köcheln lassen, bis die Sauce andickt. Die Ananasstücke zerdrücken, die Hälfte des Fruchtfleisches für die Pfannkuchen beiseite stellen. Die andere Hälfte unter die Sauce rühren und nochmals kurz erhitzen. Dann abkühlen lassen und bis zum Gebrauch in den Kühlschrank stellen. Vor dem Servieren mit Süßstoff abschmecken.
Mehl, Fruchtzucker und Backpulver in einer Schüssel vermischen, nach und nach die Milch unterrühren. Die Eiweiß und das restliche Ananasfleisch untermischen. Eine beschichtete Pfanne mit Backspray einsprühen oder dünn mit Öl einpinseln. Bei Mittelhitze heiß werden lassen. Für jeden Pfannkuchen knapp ½ Schöpfkelle Teig in die Pfanne geben, mehrere Pfannkuchen gleichzeitig backen. Sobald die Blasen, die sich an der Oberfläche bilden, platzen, die Pfannkuchen wenden und noch so lange backen, bis sie unten schön goldbraun sind. Auf einer vorgewärmten Platte warm stellen und den restlichen Teig genauso verbacken. Gegebenenfalls die Pfanne zwischendurch auswischen und neu einfetten, damit die Pfannkuchen nicht zu dunkel werden. Die fertigen Pfannkuchen mit Kokosraspeln (möglichst frisch geröstet) überstreuen und zusammen mit der Ananassauce servieren.

Nährwertangaben pro Portion	
kcal/kJ	242/1016
Kohlenhydrate	42,3 g
Eiweiß	5,2 g
Fett	6,6 g
Cholesterin	1 mg
Natrium	40 mg

Mais-Pfannkuchen

Für 10–12 Pfannkuchen
(pro Portion 2 Pfannkuchen)
175 g Weizenvollkornmehl
2 EL Fruchtzucker
2 TL Backpulver
1 TL Zimt
235 ml Kondensmagermilch (1% Fett)
2 Eiweiß, leicht aufgeschlagen
2 480 g-Dosen Mais, abgetropft
Backspray oder Öl

In einer Schüssel das Mehl mit dem Fruchtzucker, Backpulver und Zimt vermischen. Nach und nach die Milch unterrühren, anschließend das Eiweiß und den Mais. Alles gut vermengen. Beschichtete Pfanne mit Backspray einsprühen oder dünn mit Öl auspinseln. Bei Mittelhitze heiß werden lassen. Für jeden Pfannkuchen knapp ½ Schöpfkelle Teig in die Pfanne geben; mehrere Pfannkuchen gleichzeitig backen. Sobald die Blasen, die sich an der Oberfläche bilden, platzen, Pfannkuchen wenden und noch so lange backen, bis sie unten schön goldbraun sind. Auf einer vorgewärmten Platte warm stellen, restlichen Teig genauso abbacken. Gegebenenfalls zwischendurch die Pfanne auswischen und neu einsprühen bzw. mit Öl auspinseln.
Beilage: Apfelmus (Seite 187).

Nährwertangaben pro Portion	
kcal/kJ	265/1113
Kohlenhydrate	57,1 g
Eiweiß	10,0 g
Fett	1,5 g
Cholesterin	2 mg
Natrium	69 mg

Zimtschnitten

Für 4–6 Portionen
4 Eiweiß
310 ml Kondensmagermilch
1 TL Zimt
1 TL Vanillepulver
1 Prise Muskat
Backspray oder Öl
8 Scheiben Vollkornbrot
Süßstoff

Eiweiß, Kondensmilch, Zimt, Vanillepulver und Muskat in eine Schüssel geben und schaumig schlagen. Beschichtete Pfanne mit Backspray einsprühen oder dünn mit Öl auspinseln, bei Mittelhitze heiß werden lassen. Brotscheiben im Eischaum wälzen. Auf beiden Seiten goldbraun braten. Nach Belieben mit Süßstoff süßen.
Beilage: Apfelmus (Seite 187)

Nährwertangaben pro Portion	
kcal/kJ	150/630
Kohlenhydrate	26,4 g
Eiweiß	9,4 g
Fett	1,5 g
Cholesterin	3 mg
Natrium	311 mg

Lachs-Rührei

Für 4 Portionen
Backspray oder Öl
1 kleine Zwiebel, fein gewiegt
60 g Räucherlachs, gewürfelt
6 Eiweiß, ⅛ l Magermilch
1 Prise Pfeffer

Beschichtete Pfanne mit Backspray einsprühen oder dünn mit Öl auspinseln. Zwiebeln darin goldgelb braten. Lachs zufügen und 1 Minute mitbraten. Inzwischen die Eiweiß mit der Milch und Pfeffer verschlagen. Über die Zwiebel-Lachs-Mischung gießen. Bei Mittelhitze unter ständigem Rühren braten, bis die Eimasse gestockt ist.

Nährwertangaben pro Portion	
kcal/kJ	64/269
Kohlenhydrate	3,1 g
Eiweiß	8,9 g
Fett	1,6 g
Cholesterin	6 mg
Natrium	971 mg

Rührei mit Champignons und Zwiebeln

Für 4 Portionen
8 Eiweiß
⅛ l Magermilch
4 EL geriebener Parmesan
1 kräftige Prise Pfeffer
110 g körniger Frischkäse
Backspray oder Öl
140 g Champignons, in dünne Scheiben geschnitten
1 Zwiebel, fein gehackt

Eiweiß mit der Magermilch und dem Parmesan in eine Schüssel geben, kräftig pfeffern. Mit einem Schneebesen schaumig schlagen, dann den Frischkäse unterschlagen. Eine große, beschichtete Pfanne mit Backspray einsprühen oder dünn mit Öl auspinseln. Bei Mittelhitze heiß werden lassen. Die Champignons und Zwiebel zur Eiweißmischung geben, alles gut verrühren. Eimasse in die Pfanne gießen. Sobald die Masse zu stocken beginnt, mit einem Bratwender zerteilen und unter Rühren fertiggaren.

Nährwertangaben pro Portion	
kcal/kJ	98/411
Kohlenhydrate	5,4 g
Eiweiß	13,7 g
Fett	2,1 g
Cholesterin	6 mg
Natrium	323 mg

Rührei mit Käse

Für 2 Portionen
4 Eiweiß
20 g geraspelter Cheddarkäse
60 g körniger Frischkäse
60 ml Magermilch
1 Prise Pfeffer
1 Prise Chilipulver (nach Belieben)
Backspray oder Öl

Alle Zutaten bis auf das Backspray oder Öl in eine Schüssel geben. Mit dem Rührgerät gut verquirlen. Eine große, beschichtete Pfanne mit Backspray einsprühen oder dünn mit Öl auspinseln, heiß werden lassen. Eimischung hineingießen, stocken lassen, mit einem Bratwender zerteilen und unter ständigem Wenden fertigaren.

Nährwertangaben pro Portion	
kcal/kJ	98/412
Kohlenhydrate	4,0 g
Eiweiß	12,7 g
Fett	3,2 g
Cholesterin	11 mg
Natrium	345 mg

Vorspeisen und Snacks

Lachscreme

Für 350 ml
(pro Portion 1 EL)
450 g Räucherlachs
220 g körniger Frischkäse
1 kleine Zwiebel, gehackt
2 TL Zitronensaft

Alle Zutaten in den Mixer geben und zu einer glatten Creme pürieren. Kalt stellen.
Serviervorschlag: Zu Vollkornbrötchen oder Vollkorntoast reichen.

Nährwertangaben pro Portion	
kcal/kJ	28/117,6
Kohlenhydrate	0,4 g
Eiweiß	3,3 g
Fett	1,4 g
Cholesterin	4 mg
Natrium	45 mg

Krabbencocktail

Für 6 Portionen
270 g Krabben, grob gehackt
235 ml Chilisauce (Fertigprodukt)
4 TL Meerrettich (Glas)
Salatblätter zum Anrichten

Die Krabben mit der Chilisauce und dem Meerrettich vermischen. 1–2 Stunden kalt stellen. 6 Schälchen mit Salatblättern auskleiden und den Krabbencocktail darauf anrichten.

Nährwertangaben pro Portion	
kcal/kJ	79/332
Kohlenhydrate	3,6 g
Eiweiß	14,3 g
Fett	0,7 g
Cholesterin	85 mg
Natrium	96 mg

Dip »Schöne Gärtnerin«

Für 350 ml
(pro Portion 4 EL)
¼ Gurke, grob zerkleinert
4 Radieschen, grob zerkleinert
1 kleine Zwiebel, grob zerkleinert
3 Frühlingszwiebeln, grob zerkleinert
2 Selleriestangen, grob zerkleinert
90 g körniger Frischkäse
½ TL Tamari (Sojasauce)

Gemüse in den Mixer geben; Gerät einige Male kurz einschalten, so daß die Gemüse fein gehackt werden. In eine Schüssel füllen. Frischkäse und Tamari unterrühren. Mehrere Stunden kalt stellen.
Serviervorschlag: Als Aufstrich für Brot oder Vollkorn-Cracker oder zu gebackenen Kartoffeln.

Nährwertangaben pro Portion	
kcal/kJ	38/160
Kohlenhydrate	3,5 g
Eiweiß	5,2 g
Fett	0,4 g
Cholesterin	2 mg
Natrium	183 mg

Gurken-Zwiebel-Dip

Für 350 ml
(pro Portion 2 EL)
70 g körniger Frischkäse
½ Salatgurke, geschält und fein gehackt
1 Prise Pfeffer
1 kräftige Prise Zwiebelpulver
2 EL getrocknete Zwiebelstückchen
1 kräftige Prise Paprika
½ TL Worcestersauce
1 TL Zitronensaft

Frischkäse mit ¼ der Gurke, dem Pfeffer und Zwiebelpulver, 1 EL Zwiebelstückchen, dem Paprika, der Worcestersauce und dem Zitronensaft in den Mixer geben und zu einer glatten Creme pürieren. In eine Schüssel gießen; die restlichen Gurken- und Zwiebelstückchen untermischen. Mehrere Stunden kalt stellen.
Serviervorschlag: Zu rohem Gemüse, Vollkorn-Crackern oder gebakkenen Kartoffeln reichen.

Nährwertangaben pro Portion	
kcal/kJ	18/76
Kohlenhydrate	2,2 g
Eiweiß	2,0 g
Fett	0,2 g
Cholesterin	1 mg
Natrium	61 mg

Crabmeat-Dip

Für 470 ml
(pro Portion 2 EL)
500 g Crabmeat, zerpflückt
80 ml trockener Sherry
4 EL fettarmer Joghurt
4 EL körniger Frischkäse
1 TL Tamari (Sojasauce)
2 Frühlingszwiebeln mit Grün, gehackt
1 Prise Pfeffer
1 EL gehackte Petersilie

Crabmeat in eine Schüssel geben, mit dem Sherry übergießen und 30 Minuten kalt stellen.
Joghurt, Frischkäse, Sojasauce, zwei Drittel der Frühlingszwiebeln und etwas Pfeffer in den Mixer geben und zu einer glatten Masse pürieren. Über das Crabmeat geben und gut vermischen. Restliche Frühlingszwiebeln untermischen. Mit Petersilie bestreuen.
Serviervorschlag: Zu rohem Gemüse oder Vollkorn-Crackern reichen.

Nährwertangaben pro Portion	
kcal/kJ	81/340
Kohlenhydrate	2,3 g
Eiweiß	11,1 g
Fett	1,6 g
Cholesterin	58 mg
Natrium	618 mg

Gefüllte Champignons

Für 4 Portionen
225 g große Champignons, gewaschen und trocken getupft
75 g Vollkornbrösel
60 g Walnüsse, gehackt
1 EL Tamari (Sojasauce)
1 Prise Knoblauchpulver
1 Prise Pfeffer
1 kleine Zwiebel, gehackt
1 EL feingewiegte Petersilie
1 Eiweiß
Backspray oder Öl

Backofen auf 200 °C vorheizen. Von den Champignons vorsichtig die Stiele abdrehen, Stiele wegwerfen. Brösel mit den restlichen Zutaten vermischen und die Champignonhüte damit füllen. Flache, ofenfeste Form mit Backspray einsprühen oder dünn mit Öl auspinseln. Champignons hineinsetzen. 20 Minuten garen, sofort servieren.

Nährwertangaben pro Portion	
kcal/kJ	158/664
Kohlenhydrate	12,4 g
Eiweiß	7,3 g
Fett	10,1 g
Cholesterin	1 mg
Natrium	199 mg

Zwiebel-Joghurt

Für 470 ml
(pro Portion 8 EL)
450 g fettarmer Joghurt
1 Päckchen Zwiebelsuppe, natriumarm (Reformhaus)

Joghurt und Suppenpulver glattrühren; mehrere Stunden kalt stellen.
Serviervorschlag: Zu rohem Gemüse oder zu gebackenen Kartoffeln, aber auch als Aufstrich für Vollkornbrot, -brötchen und Cracker reichen.

Nährwertangaben pro Portion	
kcal/kJ	65/273
Kohlenhydrate	7,4 g
Eiweiß	4,1 g
Fett	2,1 g
Cholesterin	9 mg
Natrium	218 mg

Suppen

Hühnersuppe mit Nudeln

Für 4–6 Portionen
1¾ l entfettete Hühnerbrühe
450 g Hähnchenbrust, gewürfelt
1 EL Tamari (Sojasauce)
1 Prise Pfeffer
1 Prise Knoblauchpulver
225 g Vollkornnudeln, in 5 cm lange Stücke gebrochen

Alle Zutaten in einen großen Topf geben. Zum Kochen bringen und 30 Minuten leise köcheln lassen. Falls die Suppe zu dick wird oder auch beim Aufwärmen, noch etwas Wasser zufügen.

Nährwertangaben pro Portion	
kcal/kJ	266/1117
Kohlenhydrate	28,2 g
Eiweiß	29,9 g
Fett	2,8 g
Cholesterin	59 mg
Natrium	1171 mg

Mais-Kartoffel-Suppe

Für 4 Portionen
1 große Kartoffel, geschält und grob gewürfelt
500 g Maiskörner (tiefgefroren oder aus der Dose)
590 ml Wasser, 1 Lorbeerblatt

1 kräftige Prise Salbei
235 ml Magermilch
1 Prise Knoblauchpulver
1 Prise weißer Pfeffer
1 Prise getrockneter Dill
1 EL geriebener Parmesan
Süßstoff
1–2 Frühlingszwiebeln, mitsamt dem Grün gehackt

Kartoffelwürfel mit dem Mais und dem Wasser in einen großen Topf geben. Zum Kochen bringen; 15 Minuten kochen, bis die Kartoffeln weich sind. Die Kartoffelwürfel und einen Teil der Maiskörner mit einem Schaumlöffel herausheben. Im Mixer pürieren und zurück in den Topf geben. Lorbeerblatt, Salbei, Milch, Knoblauchpulver, weißen Pfeffer, Dill und Parmesan unterrühren und die Suppe nochmals erhitzen. Einige Minuten durchziehen lassen, dann mit Süßstoff abschmecken. Vor dem Servieren das Lorbeerblatt herausnehmen. Mit den Frühlingszwiebeln garnieren.

Nährwertangaben pro Portion	
kcal/kJ	230/966
Kohlenhydrate	49,8 g
Eiweiß	9,0 g
Fett	1,7 g
Cholesterin	2 mg
Natrium	63 mg

Tomatensuppe mit Reis

Für 4–6 Portionen
Backspray oder Öl
1 große Zwiebel, grob gehackt
240 g gekochter Naturreis (= 120 g ungekochter)
1 425 g-Dose Tomaten, gehackt
250 g Tomatenmark
940 ml entfettete Hühnerbrühe
1 Bund Schnittlauch, gehackt
½ TL getrockneter Origano
1 EL Tamari (Sojasauce)

Großen Schmortopf mit Backspray einsprühen oder dünn mit Öl auspinseln. Zwiebel darin anbräunen. Restliche Zutaten zufügen, zum Kochen bringen und 25–30 Minuten unter gelegentlichem Rühren leise köcheln lassen.

Nährwertangaben pro Portion	
kcal/kJ	109/458
Kohlenhydrate	20,0 g
Eiweiß	6,4 g
Fett	0,6 g
Cholesterin	0 mg
Natrium	869 mg

Pasta e fagioli

(Bohnensuppe mit Nudeln)

Für 4–6 Portionen
400 g getrocknete weiße Bohnen
1½ l Wasser
1 mittelgroße Zwiebel, geviertelt und dann in Scheiben geschnitten
2 TL Knoblauchpulver
1 800 g-Dose Tomaten samt Flüssigkeit
½ TL getrocknetes Basilikum
½ TL getrockneter Origano
1 kräftige Prise getrockneter Majoran
3 EL Tamari (Sojasauce)
1 kräftige Prise Pfeffer
½ TL getrockneter Dill
50 g Vollkorn-Hörnchennudeln, ungekocht
Parmesan zum Bestreuen

Bohnen abspülen und verlesen. In einen Topf geben, mit Wasser gut bedecken und zum Kochen bringen. 2–3 Minuten sprudelnd kochen. Dann die Hitze abschalten und die Bohnen zugedeckt 1–1½ Stunden quellen lassen. Bohnen abgießen und zurück in den Topf schütten. Mit 1½ l Wasser übergießen und nochmals zum Kochen bringen. Hitze herunterschalten und die Bohnen 1–1½ Stunden köcheln lassen, bis sie weich sind. Restliche Zutaten zufügen. Weitere 15–20 Minuten köcheln lassen. Falls die Suppe zu dick wird, noch etwas Wasser zugießen. Vor dem Servieren mit etwas Parmesan bestreuen.

Nährwertangaben pro Portion	
kcal/kJ	353/1483
Kohlenhydrate	62,4 g
Eiweiß	21,0 g
Fett	3,1 g
Cholesterin	4 mg
Natrium	354 mg

Bohnen-Gemüse-Suppe

Für 6–8 Portionen
340 g getrocknete weiße Bohnen
2¾ l Wasser
4 mittelgroße Selleriestangen, fein gehackt
3 große Knoblauchzehen, zerquetscht
1 mittelgroße Zwiebel, gehackt
4 mittelgroße Möhren, in Scheiben geschnitten
½ TL getrockneter Thymian
2 EL Tamari (Sojasauce)
½ TL Pfeffer

Die Bohnen über Nacht einweichen (oder 2 Minuten in reichlich Wasser sprudelnd kochen, dann zugedeckt 30 Minuten köcheln lassen). Abgießen. Bohnen mit den restlichen Zutaten in einen großen Topf geben. Zum Kochen bringen. Hitze auf mittlere Stufe herunterschalten und die Suppe 1½–2 Stunden köcheln lassen. Gelegentlich umrühren, dabei die Bohnen an der Topfwand zerdrücken, damit die Suppe schön sämig wird. Beim Aufwärmen gegebenenfalls noch etwas Wasser nachgießen, damit die Suppe nicht zu dick wird.

Nährwertangaben pro Portion	
kcal/kJ	171/718
Kohlenhydrate	32,0 g
Eiweiß	10,5 g
Fett	0,8 g
Cholesterin	0 mg
Natrium	159 mg

Dicke Bohnensuppe

Für 4–6 Portionen
Backspray oder Öl
1 große rote Zwiebel, gehackt
2 Selleriestangen, in feine Scheibchen geschnitten
1 TL Knoblauchpulver
700 ml entfettete Hühnerbrühe
1 EL Worcestersauce
2 TL Tamari (Sojasauce)
1 Prise Pfeffer
3 425 g-Dosen schwarze Bohnen, abgespült und abgetropft

Großen Schmortopf mit Backspray einsprühen oder dünn mit Öl auspinseln. Zwiebel darin anbräunen, dann den Sellerie und das Knob-

lauchpulver zufügen und noch 1 Minute weiterbraten. Die Brühe, Worcestersauce, Tamari und Pfeffer sowie zwei Drittel der Bohnen zugeben. 15 Minuten leise köcheln lassen. Im Mixer oder mit dem Pürierstab pürieren. Die restlichen Bohnen unterrühren und noch 30 Minuten köcheln lassen.
Serviervorschlag: Über Naturreis anrichten, mit gehackten Frühlingszwiebeln bestreuen.

Nährwertangaben pro Portion	
kcal/kJ	208/874
Kohlenhydrate	36,6 g
Eiweiß	14,4 g
Fett	0,9 g
Cholesterin	0 mg
Natrium	498 mg

Linsen-Gersten-Suppe

Für 6–8 Portionen
200 g Linsen, über Nacht eingeweicht
200 g Gerstenkörner, über Nacht eingeweicht
1 425 g-Dose Tomaten, gehackt
2 kleine Zwiebeln, gehackt
2 große Selleriestangen, in Scheiben geschnitten
2 kleine Möhren, in Scheiben geschnitten
2 EL Tamari (Sojasauce)
½ TL Pfeffer
1 TL getrockneter Dill
1 TL Knoblauchpulver
2¼ l entfettete Hühnerbrühe

Sämtliche Zutaten in einen großen Topf geben. Zum Kochen bringen, Hitze herunterschalten. Zugedeckt 50 Minuten leise köcheln lassen, dabei gelegentlich umrühren. Falls die Suppe zu dick wird, noch etwas Wasser zugießen.

Nährwertangaben pro Portion	
kcal/kJ	241/1008
Kohlenhydrate	43,8 g
Eiweiß	15,9 g
Fett	0,7 g
Cholesterin	0 mg
Natrium	1214 mg

Erbsensuppe

Für 8 Portionen
1 mittelgroße Zwiebel, gehackt
400 g getrocknete grüne Erbsen
1½ l Wasser
3 EL Tamari (Sojasauce)
1 TL getrockneter Dill
1 Knoblauchzehe, zerquetscht
6 Spritzer Tabasco
4 Möhren, in Scheiben geschnitten
3 Selleriestangen, in Scheiben geschnitten

Zwiebel und Erbsen mit dem Wasser und den Würzzutaten in einem großen Topf zum Kochen bringen. Hitze herunterschalten, 30 Minuten leise köcheln lassen. Möhren- und Selleriescheiben zufügen und weitere 30 Minuten köcheln lassen. Eventuell noch etwas Wasser zugießen.

Nährwertangaben pro Portion	
kcal/kJ	204/857
Kohlenhydrate	38,0 g
Eiweiß	13,6 g
Fett	0,6 g
Cholesterin	0 mg
Natrium	233 mg

Herzhafte Gemüsesuppe

Für 6–8 Portionen
2 Selleriestangen, gewürfelt
1 große Zwiebel, gehackt
2 Möhren, in Scheiben geschnitten
1 425 g-Dose Tomaten, abgespült, abgetropft und gehackt
700 ml Tomatensaft
470 ml Wasser
1 große Stange Lauch, in Ringe geschnitten
1 mittelgroße Kartoffel, geschält und gewürfelt
450 g Erbsen, tiefgefroren
1 480 g-Dose Mais, abgespült und abgetropft
2 425 g-Dosen weiße Bohnen, abgespült und abgetropft
160 g gekochter Naturreis (= 80 g ungekochter)
1 EL Tamari (Sojasauce)
1 kräftige Prise Thymian
½ TL Pfeffer
1 kräftige Prise Knoblauchpulver
1 TL getrockneter Dill

Sämtliche Zutaten in einen großen Topf geben. Zum Kochen bringen. Hitze herunterschalten und die Suppe 30 Minuten leise köcheln lassen.

Nährwertangaben pro Portion	
kcal/kJ	314/1319
Kohlenhydrate	63,6 g
Eiweiß	16,4 g
Fett	1,7 g
Cholesterin	0 mg
Natrium	373 mg

Salate und Salatsaucen

Maissalat

Für 4–6 Portionen
2 480 g-Dosen Mais, abgespült und abgetropft
1 mittelgroße Tomate, gewürfelt
1 mittelgroße Selleriestange, gewürfelt
1 Frühlingszwiebel, gehackt
50 g körniger Frischkäse
1 EL Rotweinessig
1 TL Tamari (Sojasauce)
1 kräftige Prise Pfeffer
1 EL feingewiegte Petersilie
Süßstoff

Den Mais mit den Tomatenwüfeln, dem Sellerie und der Frühlingszwiebel in einer großen Schüssel vermengen. Den Frischkäse mit dem Essig, Tamari, Pfeffer und Petersilie im Mixer fein pürieren, mit Süßstoff abschmecken. Über die Maismischung geben und alles gut vermengen. Vor dem Servieren im Kühlschrank einige Stunden durchziehen lassen.

Nährwertangaben pro Portion	
kcal/kJ	139/584
Kohlenhydrate	31,2 g
Eiweiß	5,6 g
Fett	1,3 g
Cholesterin	0+ mg
Natrium	75 mg

Spinatsalat

Für 4–6 Portionen
280 g frischer Blattspinat, geputzt, getrocknet und in kleine Stücke gerissen
50 g Pekannüsse, grob gehackt
340 g körniger Frischkäse
250 g fettarmer Joghurt
3 EL Weinessig
1 ¼ TL Senfpulver (oder Senf)
1 TL Tamari (Sojasauce)
2 TL Meerrettich (Glas)
Süßstoff

In einer großen Schüssel den Spinat mit den Nüssen und dem Frischkäse vermischen. Joghurt, Essig, Senfpulver, Tamari und Meerrettich in einer Schüssel verquirlen, mit Süßstoff abschmecken. Kurz vor dem Servieren die Sauce über den Salat gießen und alles gut durchmischen.

Nährwertangaben pro Portion	
kcal/kJ	140/588
Kohlenhydrate	7,5 g
Eiweiß	10,9 g
Fett	8,0 g
Cholesterin	6 mg
Natrium	309 mg

Blumenkohl-Brokkoli-Salat

Für 4–6 Portionen
250 g Blumenkohlröschen, klein zerteilt
250 g Brokkoliröschen, klein zerteilt
175 ml Buttermilch
110 g körniger Frischkäse
1½ TL getrockneter Dill
1 kräftige Prise Pfeffer
1 TL Tamari (Sojasauce)

Blumenkohl und Brokkoli in einer großen Schüssel vermischen. Buttermilch, Frischkäse, Dill, Pfeffer und Tamari in den Mixer geben und zu einer glatten Sauce pürieren. Über die Blumenkohl-Brokkoli-Mischung gießen. Alles gut vermischen.

Nährwertangaben pro Portion	
kcal/kJ	52/218
Kohlenhydrate	7,2 g
Eiweiß	6,3 g
Fett	0,6 g
Cholesterin	1 mg
Natrium	131 mg

Möhrensalat »Waldorf«

Für 8 Portionen
1 kg Möhren, geschabt und geraspelt
120 g Rosinen
60 g Walnüsse, gehackt
2 Äpfel, fein gewürfelt
180 g fettarmer Joghurt
175 ml Apfelsaftkonzentrat (ohne Zucker)

Die Möhren mit den Rosinen, den Walnüssen und den Äpfeln vermischen. Den Joghurt mit dem Apfelsaftkonzentrat glattrühren und über die Möhrenmischung gießen. Alles gut durchmischen, kalt stellen.

Nährwertangaben pro Portion	
kcal/kJ	250/1050
Kohlenhydrate	50,8 g
Eiweiß	5,0 g
Fett	5,1 g
Cholesterin	2 mg
Natrium	108 mg

Krautsalat süß-sauer

Für 6–8 Portionen
1 340 g-Dose Ananasstücke (ohne Zucker)
1 kleiner Kopf Weißkraut, dünn gehobelt
60 g Rosinen
90 g Walnüsse, fein gehackt
160 g körniger Frischkäse
125 g fettarmer Joghurt
2 EL Zitronensaft
Süßstoff

Ananas abtropfen lassen und zerdrücken. In einer großen Schüssel mit dem Weißkraut, den Rosinen und den Walnüssen vermischen. Frischkäse, Joghurt und Zitronensaft in den Mixer geben und zu einer glatten Creme pürieren. Mit Süßstoff abschmecken. Über die Krautmischung gießen, alles gut durchmischen. Vor dem Servieren im Kühlschrank durchziehen lassen.

Nährwertangaben pro Portion	
kcal/kJ	145/609
Kohlenhydrate	18,4 g
Eiweiß	5,3 g
Fett	6,6 g
Cholesterin	2 mg
Natrium	97 mg

Rotkohlsalat

Für 6 Portionen
340 g Rotkohl, dünn gehobelt
2 große Möhren, geraspelt
2 mittelgroße Äpfel (Red Delicious), gewürfelt
60 g Rosinen
2 Selleriestangen, in Scheibchen geschnitten
4 EL Zitronensaft
1 EL getrocknete Zwiebelstückchen
2 TL Dijon-Senf
80 ml Vinaigrette-Dressing ohne Öl, Süßstoff

In einer großen Schüssel den Rotkohl mit den Möhren, Äpfeln, Rosinen und Selleriescheibchen vermengen. Zitronensaft, Zwiebelstückchen, Senf und Vinaigrette-Dressing in den Mixer geben und zu einer glatten Sauce verschlagen. Mit Süßstoff abschmecken. Über die Rotkohlmischung gießen. Alles gut durchmischen.

Nährwertangaben pro Portion	
kcal/kJ	125/525
Kohlenhydrate	31,1 g
Eiweiß	2,4 g
Fett	0,6 g
Cholesterin	0 mg
Natrium	81 mg

Bunter Bohnensalat

Für 8–10 Portionen
1 560 g-Dose Kidney-Bohnen, abgespült und abgetropft
1 450 g-Dose Mais, abgespült und abgetropft
1 450 g-Dose Kichererbsen, abgespült und abgetropft
2 Möhren, fein gehackt
2 EL feingewiegte Zwiebel
3 mittelgroße Frühlingszwiebeln, gehackt
3 EL Mixed Pickles, gehackt
⅛ l Kräuter-Dressing italienische Art, ohne Öl

3 EL Rotweinessig
2 TL Dijon-Senf
1 Prise Pfeffer
1 kräftige Prise Knoblauchpulver
Süßstoff

Die Gemüse mit den Mixed Pickles in einer Schüssel vermengen. In einem Schälchen das Kräuterdressing mit dem Rotweinessig und dem Senf verquirlen, mit Pfeffer, Knoblauchpulver und Süßstoff abschmecken. Über die Bohnenmischung gießen und alles gut durchmischen.

Nährwertangaben pro Portion	
kcal/kJ	210/882
Kohlenhydrate	40,3 g
Eiweiß	10,7 g
Fett	1,9 g
Cholesterin	0 mg
Natrium	274 mg

Thunfisch-Bohnen-Salat

Für 6 Portionen
½ Selleriestange, fein gehackt
3 EL feingewiegte Petersilie
3 EL feingehackte Zwiebel
2 EL Zitronensaft
1 EL Weinessig
3 EL trockener Sherry
1 TL Tamari (Sojasauce)
1 TL getrocknetes Basilikum
1 540 g-Dose weiße Bohnen, abgetropft
1 185 g-Dose Thunfisch naturell, abgetropft und zerpflückt
4 EL entkernte und in Scheiben geschnittene grüne Oliven
Kopfsalatblätter zum Anrichten

Sellerie, Petersilie, Zwiebel, Zitronensaft, Essig, Sherry, Tamari und Basilikum in ein Schraubglas geben und kräftig schütteln. Die so entstandene Sauce in den Kühlschrank stellen. Bohnen, Thunfisch und Oliven vermischen. Mehrere Stunden kalt stellen. Vor dem Servieren 6 Schälchen mit Salatblättern auskleiden. Die Sauce über die Thunfischmischung gießen, gut durchmischen. In die Schälchen verteilen.

Nährwertangaben pro Portion	
kcal/kJ	197/827
Kohlenhydrate	24,9 g
Eiweiß	18,3 g
Fett	2,3 g
Cholesterin	22 mg
Natrium	305 mg

Gemüse-Kartoffel-Salat

Für 4–6 Portionen
900 g Kartoffeln, gekocht, geschält und gewürfelt
2 Möhren, klein geschnitten
1 Selleriestange, klein geschnitten
1 480 g-Dose Erbsen, abgespült und abgetropft
1 Frühlingszwiebel, gehackt
½ Zwiebel, gehackt
160 g körniger Frischkäse
60 g fettarmer Joghurt
3 EL Magermilch
1 TL Dijon-Senf
2 TL Zitronensaft
½ TL Knoblauchpulver
1 EL Rotweinessig
1 kräftige Prise Pfeffer
1 TL getrockneter Dill
Süßstoff

Die Kartoffeln mit dem restlichen Gemüse in einer großen Schüssel vermengen. Alle übrigen Zutaten bis auf den Süßstoff in den Mixer geben und zu einer glatten Creme pürieren. Mit Süßstoff abschmekken. Über die Kartoffelmischung gießen und alles gut vermengen.

Nährwertangaben pro Portion	
kcal/kJ	193/811
Kohlenhydrate	36,5 g
Eiweiß	11,6 g
Fett	1,0 g
Cholesterin	2 mg
Natrium	455 mg

Kartoffelsalat

Für 4–6 Portionen
4 mittelgroße Kartoffeln, geschält und geviertelt
60 g körniger Frischkäse
180 g fettarmer Joghurt
4 EL Rotweinessig
3 TL Dijon-Senf
3 TL Zitronensaft
1 EL Tamari (Sojasauce)
1 kräftige Prise Pfeffer
1 Selleriestange, gehackt
½ kleine Zwiebel, fein gewiegt
2 Frühlingszwiebeln, gehackt

Kartoffeln in einen Topf geben und so viel Wasser zugießen, daß sie bedeckt sind. 25–35 Minuten kochen, bis sie weich sind. Abgießen. Frischkäse, Joghurt, Essig, Senf, Zitronensaft, Tamari und Pfeffer in den Mixer geben und zu einer glatten Sauce pürieren. Sellerie, Zwiebel und Frühlingszwiebeln mit den Kartoffeln vermengen. Die Sauce darübergießen und alles vorsichtig vermischen, am besten, solange die Kartoffeln noch warm sind. Kalt stellen.

Nährwertangaben pro Portion	
kcal/kJ	146/613
Kohlenhydrate	28,4 g
Eiweiß	6,9 g
Fett	1,0 g
Cholesterin	3 mg
Natrium	211 mg

Orientalischer Salat

Für 4 Portionen
8 Radieschen, in dünne Scheiben geschnitten
1 Kopfsalat, in dünne Streifen geschnitten
120 ml Weinessig
60 ml Wasser
60 ml Tamari (Sojasauce)
1 TL Senfpulver (oder Senf)
1 kräftige Prise gemahlener Ingwer
¾ TL Knoblauchpulver
Süßstoff
285 g gekochtes Hähnchenfleisch, gewürfelt
1 Frühlingszwiebel, gehackt
60 g Mandelblättchen, geröstet

Radieschenscheiben mit den Salatstreifen vermischen und auf 4 Schälchen verteilen.
Essig, Wasser, Tamari, Senfpulver, Ingwer und Knoblauchpulver in einem Schälchen verquirlen. Mit Süßstoff abschmecken. Hähnchenfleisch und Frühlingszwiebel in dieser Marinade 30–40 Minuten ziehen lassen. Dann mit einem Schaumlöffel herausheben und in

den Salatschälchen anrichten. Mit gerösteten Mandelblättchen bestreuen. Falls gewünscht, noch ein wenig von der Marinade darüberträufeln.

Nährwertangaben pro Portion	
kcal/kJ	234/983
Kohlenhydrate	10,7 g
Eiweiß	23,0 g
Fett	11,9 g
Cholesterin	48 mg
Natrium	283 mg

Nudelsalat mit Krabben

Für 4–6 Portionen
220 g körniger Frischkäse
⅛ l Magermilch
3 EL Zitronensaft
½ TL Tamari (Sojasauce)
1 TL Dijon-Senf
1 kräftige Prise Pfeffer
450 g gekochte Vollkorn-Makkaroni (= 225 g ungekochte)
2 Selleriestangen, in Scheibchen geschnitten
½ Zwiebel, fein gewiegt
3 Frühlingszwiebeln, gehackt
360 g gekochte Krabben, geputzt und grob gehackt

Den Frischkäse mit der Milch, dem Zitronensaft, Tamari, Senf und Pfeffer in den Mixer geben und zu einer glatten Creme pürieren. Die Nudeln mit dem Sellerie, der Zwiebel und den Frühlingszwiebeln in einer großen Schüssel vermengen, dann die Krabben unterheben. Mit der Creme übergießen. Alles gut durchmischen. Im Kühlschrank einige Stunden durchziehen lassen.

Nährwertangaben pro Portion	
kcal/kJ	274/1151
Kohlenhydrate	34,0 g
Eiweiß	28,9 g
Fett	1,8 g
Cholesterin	116 mg
Natrium	320 mg

Nudelsalat mit Kichererbsen

Für 6–8 Portionen
200 g gekochte Vollkornnudeln beliebiger Form (= 100 g ungekochte)
1 450 g-Dose Kichererbsen, abgespült und abgetropft
2 mittelgroße Tomaten, gewürfelt
400 g tiefgefrorener Brokkoli, aufgetaut und zerkleinert
175 ml Kräuter-Dressing italienische Art, ohne Öl
1 kräftige Prise Pfeffer
1½ TL getrockneter Origano
1 kräftige Prise Knoblauchpulver
6 EL geriebener Parmesan

Die Nudeln mit den Kichererbsen, Tomaten und Brokkolistücken in einer großen Schüssel vermengen. In einem Schälchen das Kräuter-Dressing mit Pfeffer, Origano, Knoblauchpulver und Parmesan verquirlen. Über die Nudelmischung gießen, alles gut durchmischen. 2–3 Stunden kalt stellen.

Nährwertangaben pro Portion	
kcal/kJ	197/827
Kohlenhydrate	33,3 g
Eiweiß	11,7 g
Fett	3,0 g
Cholesterin	3 mg
Natrium	414 mg

Nudel-Hähnchen-Salat mit Trauben

Für 4 Portionen
200 g gekochte Vollkornnudeln beliebiger Form (= 100 g ungekochte)
380 g gekochte Hähnchenbrust, in Streifen geschnitten
225 g kernlose grüne Trauben
1 Selleriestange, gewürfelt
235 ml Buttermilch
1 kräftige Prise getrockneter Dill
1 Prise Zwiebelpulver
1 Prise Knoblauchpulver
½ TL Tamari (Sojasauce)

Die Nudeln mit dem Hähnchenfleisch, den Trauben und dem Sellerie in einer großen Schüssel vermengen. Die Buttermilch mit den Gewürzen abschmecken und über den Salat gießen. Alles gut durchmischen. Vor dem Servieren im Kühlschrank durchziehen lassen.

Nährwertangaben pro Portion	
kcal/kJ	250/1050
Kohlenhydrate	27,7 g
Eiweiß	27,3 g
Fett	3,3 g
Cholesterin	65 mg
Natrium	112 mg

Hähnchensalat Suprême

Für 6 Portionen
360 g gekochtes Hähnchenfleisch, gewürfelt
2 Selleriestangen, gewürfelt
50 g Pekannüsse, grob gehackt
2 Äpfel, gewürfelt
125 g fettarmer Joghurt
50 g körniger Frischkäse
½ TL Dijon-Senf
2 TL Zitronensaft
1 TL Tamari (Sojasauce)
12 Kopfsalatblätter zum Anrichten
6 Ananasringe, frisch oder aus der Dose (ohne Zucker)

Das Hähnchenfleisch mit dem Sellerie, den Nüssen und den Äpfeln in einer großen Schüssel vermengen. Joghurt und Frischkäse mit Senf, Zitronensaft und Tamari in den Mixer geben und zu einer glatten Sauce pürieren. Über die Hähnchenmischung gießen, alles gut durchmischen. 6 Schälchen mit Salatblättern auskleiden, je 1 Ananasring darauflegen. Die Hähnchenmischung darauf anrichten. Vor dem Servieren kalt stellen.

Nährwertangaben pro Portion	
kcal/kJ	251/1054
Kohlenhydrate	25,5 g
Eiweiß	19,3 g
Fett	9,3 g
Cholesterin	45 mg
Natrium	130 mg

Tabbouleh

Für 4 Portionen
170 g Bulgur
420 ml entfettete Hühnerbrühe
4 EL Zitronensaft
1 kräftige Prise Knoblauchpulver
1 kleine Zwiebel, fein gewiegt
3 Frühlingszwiebeln, gehackt
4 EL feingewiegte Petersilie
¼ Salatgurke, gehackt
2 Tomaten, gewürfelt
1 TL getrocknete Minze

4 EL Vinaigrette-Dressing ohne Öl
2 EL Zitronensaft
1 Prise Pfeffer

Bulgur mit der Hühnerbrühe, Zitronensaft und Knoblauchpulver in eine Schüssel geben. Durchmischen und 30–45 Minuten quellen lassen, bis der Bulgur weich ist. Bulgur abtropfen lassen und ausdrücken, um überschüssige Flüssigkeit zu entfernen. Mit den restlichen Zutaten gut vermischen. Kalt stellen.

Nährwertangaben pro Portion	
kcal/kJ	204/857
Kohlenhydrate	44,1 g
Eiweiß	7,3 g
Fett	0,8 g
Cholesterin	0 mg
Natrium	357 mg

Pikanter Apfel-Rosinen-Salat

Für 6 Portionen
2 mittelgroße Äpfel (Red Delicious), gewürfelt
120 g Rosinen
80 g Walnüsse, gehackt
60 ml Magermilch
50 g körniger Frischkäse
½ TL Meerrettich, frisch gerieben
1½ EL Zitronensaft
1 Prise Pfeffer
Süßstoff
1 Kopf Eichblattsalat, in einzelne Blätter zerteilt

Äpfel, Rosinen und Walnüsse in eine große Schüssel geben. Die Milch mit dem Frischkäse, Meerrettich, Zitronensaft und Pfeffer in den Mixer geben, zu einer glatten Sauce pürieren. Mit Süßstoff abschmekken. Über die Apfelmischung gießen und gut durchmischen.
6 Schälchen mit Eichblattsalat auskleiden, den Apfel-Rosinen-Salat darauf anrichten.

Nährwertangaben pro Portion	
kcal/kJ	255/1071
Kohlenhydrate	33,2 g
Eiweiß	6,1 g
Fett	9,8 g
Cholesterin	1 mg
Natrium	51 mg

Hummersalat

Für 4 Portionen
180 g gekochtes Hummerfleisch (Dose)
½ kleine Zwiebel, fein gewiegt
175 ml Haas' Mayonnaise-Aufstrich (Seite 164)
1 Selleriestange, klein gewürfelt
1 Prise Pfeffer

Hummerfleisch zerpflücken und sorgfältig von allen Spelzen befreien. Mit den restlichen Zutaten vorsichtig vermischen.
Serviervorschlag: Auf Salatblättern anrichten oder auf Vollkorn-Fladenbrot servieren.

Nährwertangaben pro Portion	
kcal/kJ	109/458
Kohlenhydrate	5,1 g
Eiweiß	17,7 g
Fett	1,9 g
Cholesterin	50 mg
Natrium	410 mg

Scharfe Knoblauch-Vinaigrette

Für 350 ml
(pro Portion 4 EL)
320 ml Vinaigrette-Dressing ohne Öl
3 EL Chilisauce
2 TL Tamari (Sojasauce)
1 TL Meerrettich, frisch gerieben
1 TL Dijon-Senf
½ TL Paprikapulver
1 kräftige Prise Pfeffer
1 TL Knoblauchpulver
Süßstoff

Alle Zutaten bis auf den Süßstoff in den Mixer geben und zu einer glatten Sauce verschlagen. Mit Süßstoff abschmecken.

Nährwertangaben pro Portion	
kcal/kJ	12/50
Kohlenhydrate	3,9 g
Eiweiß	0,3 g
Fett	0,1 g
Cholesterin	0 mg
Natrium	62 mg

Tomaten-Dressing

Für 470 ml (pro Portion 4 EL)
2 mittelgroße Tomaten, gehackt
½ grüne Paprikaschote, gehackt
1 Selleriestange, gehackt
160 g körniger Frischkäse
60 g fettarmer Joghurt
2 EL geriebener Parmesan
1 TL Senfpulver (oder Senf)

Alle Zutaten in den Mixer geben und zu einer glatten Creme pürieren. Kalt stellen.

Serviervorschlag: Als Dressing für frischen Blattsalat verwenden oder als Dip zu Gemüse reichen.

Nährwertangaben pro Portion	
kcal/kJ	35/147
Kohlenhydrate	3,0 mg
Eiweiß	3,9 g
Fett	0,9 g
Cholesterin	3 mg
Natrium	124 mg

Sellerie-Dressing

Für 320 ml
(pro Portion 6 EL)
125 g fettarmer Joghurt
110 g körniger Frischkäse
1 EL Selleriesamen, zerstoßen (oder 2 EL feingeriebener Knollensellerie)
1 kräftige Prise Pfeffer
1 TL Tamari (Sojasauce)
½ TL Zitronensaft
1 kräftige Prise Knoblauchpulver
1 Selleriestange, fein gehackt

Joghurt und Frischkäse mit den Würzzutaten in den Mixer geben und zu einer glatten Creme pürieren. Den feingehackten Stangensellerie unterziehen. Kalt stellen.
Serviervorschlag: Als Dip zu knakkigem, rohem Gemüse oder Vollkorn-Crackern reichen.

Nährwertangaben pro Portion	
kcal/kJ	44/185
Kohlenhydrate	3,7 g
Eiweiß	5,0 g
Fett	1,2 g
Cholesterin	4 mg
Natrium	187 mg

Meerrettich-Dressing

Für 235 ml
(pro Portion 4 EL)
3 EL Zitronensaft
2 EL Rotweinessig
1 EL Dijon-Senf
1 EL Knoblauchpulver
1 EL feingewiegte Petersilie
1 EL Meerrettich, frisch gerieben
1 TL Tamari (Sojasauce)
1 kräftige Prise Pfeffer
6 EL Vinaigrette-Dressing ohne Öl

Sämtliche Zutaten in den Mixer geben und zu einer glatten Sauce mischen.

Nährwertangaben pro Portion	
kcal/kJ	141/592
Kohlenhydrate	35,4 g
Eiweiß	0,7 g
Fett	0,6 g
Cholesterin	0 mg
Natrium	3 mg

Knoblauch-Dressing

Für 240 ml
(pro Portion 2 EL)
275 g körniger Frischkäse
60 g fettarmer Joghurt
2 EL feingewiegte Petersilie
3 Knoblauchzehen, zerdrückt
2 TL Weinessig
1½ TL Tamari (Sojasauce)

Alle Zutaten in den Mixer geben und zu einer glatten Creme pürieren. Kalt stellen.
Serviervorschlag: Als Dressing über grünen Salat geben oder als Dip zu knackigem rohem Gemüse reichen.

Nährwertangaben pro Portion	
kcal/kJ	31/130
Kohlenhydrate	1,8 g
Eiweiß	4,8 g
Fett	0,5 g
Cholesterin	2 mg
Natrium	175 mg

Gemüsesaft-Dressing

Für 350 ml
(pro Portion 4 EL)
235 ml Gemüsesaft (V-8)
⅛ l Rotweinessig
½ TL Knoblauchpulver
1 TL getrocknetes Basilikum
1 TL getrockneter Origano
1 kräftige Prise getrockneter Majoran
1 kräftige Prise getrockneter Thymian
1 kräftige Prise Senfpulver
1 TL Maisstärke
Süßstoff

Alle Zutaten bis auf den Süßstoff in einen Topf geben. Die Maisstärke auflösen, dann bei mittlerer Hitze unter ständigem Rühren heiß werden lassen, bis die Sauce andickt. Vom Herd ziehen, mit Süßstoff abschmecken. Kalt stellen.
Serviervorschlag: Das Dressing schmeckt besonders gut zu einer Rohkostplatte.

Nährwertangaben pro Portion	
kcal/kJ	17/71
Kohlenhydrate	4,1 g
Eiweiß	0,4 g
Fett	0,1 g
Cholesterin	0 mg
Natrium	11 mg

Parmesan-Kräuter-Dressing

Für 350 ml
(pro Portion 4 EL)
125 g fettarmer Joghurt
110 g körniger Frischkäse
30 g Parmesan
4 EL feingewiegte Petersilie
60 ml Magermilch
2 EL Zitronensaft
2 TL italienische Kräutermischung (im Handel)
2 TL Weinessig

Sämtliche Zutaten in den Mixer geben und zu einer glatten Sauce pürieren. Kalt stellen.
Serviervorschlag: Über grünen Salat gießen oder als Dip zu rohem Gemüse reichen.

Nährwertangaben pro Portion	
kcal/kJ	51/214
Kohlenhydrate	3,1 g
Eiweiß	5,3 g
Fett	1,9 g
Cholesterin	6 mg
Natrium	176 mg

Russische Cremesauce

Für 240 ml
(pro Portion 4 EL)
110 g körniger Frischkäse
125 g fettarmer Joghurt
3 EL Chilisauce (Fertigprodukt)
1 EL getrocknete Zwiebelstückchen (Fertigprodukt)
1 TL Chilipulver

Alle Zutaten in den Mixer geben und zu einer glatten Creme pürieren. Kalt stellen.
Serviervorschlag: Als Dressing zu grünem Blatt- und Gemüsesalat oder als Dip zu Vollkorn-Crackern reichen.

Nährwertangaben pro Portion	
kcal/kJ	219/916
Kohlenhydrate	41,8 g
Eiweiß	9,3 g
Fett	2,7 g
Cholesterin	0,1 mg
Natrium	96 mg

Haas' Mayonnaise-Aufstrich

Für 175 ml
(pro Portion 2 EL)
220 g körniger Frischkäse
2 TL Zitronensaft
½ TL Tamari (Sojasauce)
1 TL Dijon-Senf

Alle Zutaten im Mixer zu einer glatten Creme pürieren. Kalt stellen.

Nährwertangaben pro Portion	
kcal/kJ	28/119
Kohlenhydrate	1,2 g
Eiweiß	4,7 g
Fett	0,4 g
Cholesterin	0,2 mg
Natrium	176 mg

Beilagen und Gemüsegerichte

Süßkartoffel-Füllung

Für 8–10 Portionen
Backspray oder Öl
6 mittelgroße Zwiebeln, gehackt
4 Selleriestangen, gehackt
600 g gekochte Süßkartoffeln, zerdrückt
12 Scheiben Weizen-Vollkornbrot, gewürfelt
180 g Pekannüsse, gehackt
1 ½ TL getrockneter Thymian
1 ½ TL getrockneter Majoran
½ TL getrockneter Salbei
½ TL Pfeffer
⅛ l Magermilch
2 Eiweiß, leicht aufgeschlagen
1 EL Tamari (Sojasauce)

Eine beschichtete Pfanne mit Backspray einsprühen oder dünn mit Öl auspinseln. Zwiebeln und Sellerie darin anbraten, bis die Zwiebeln leicht gebräunt sind. In einer großen Schüssel die Kartoffeln mit den Brotwürfeln, Nüssen, Kräutern und Pfeffer vermengen. Zwiebel-Sellerie-Mischung zufügen. Alles gut vermischen. In einer zweiten Schüssel die Milch mit dem Eiweiß und dem Tamari verquirlen. Unter die Kartoffelmasse ziehen.
Verwendung: Truthahn oder Hähnchen mit der Masse füllen. Die Füllung ist ausreichend für einen 5,5 kg schweren Vogel. Wird die Masse nicht als Füllung, sondern als Beilage verwendet, große Auflaufform mit Backspray einsprühen oder dünn mit Öl auspinseln, die Masse hineingeben. Backofen auf 180 °C vorheizen. Süßkartoffel-Füllung zugedeckt 30–35 Minuten backen.

Nährwertangaben pro Portion	
kcal/kJ	235/987
Kohlenhydrate	28,1 g
Eiweiß	6,3 g
Fett	12,5 g
Cholesterin	1 mg
Natrium	239 mg

Süßes Kartoffelpüree

Für 1 Portion
1 mittelgroße Süßkartoffel, gekocht
1 EL fettarmer Joghurt
1 kräftige Prise Zimt
1 EL Rosinen
Süßstoff

Kartoffel klein schneiden und mit der Gabel zerdrücken. Joghurt unterrühren. Zimt und Rosinen untermischen. Mit Süßstoff abschmecken.

Nährwertangaben pro Portion	
kcal/kJ	297/1247
Kohlenhydrate	67,6 g
Eiweiß	4,7 g
Fett	1,2 g
Cholesterin	1 mg
Natrium	31 mg

Kartoffel-Soufflé mit Früchten

Für 6–8 Portionen
Backspray oder Öl
600 g gekochte Süßkartoffeln, fein gewürfelt
1 560 g-Dose Ananasstücke (ohne Zucker), abgetropft
60 g Rosinen
2 Äpfel, geschält und gewürfelt
150 g Fruchtzucker
3 Eiweiß
⅛ l Kondensmagermilch (1% Fett)
1 TL Zimt

Backofen auf 180°C vorheizen. Große Auflaufform mit Backspray einsprühen oder dünn mit Öl auspinseln. Die Kartoffeln mit den Ananasstücken, Rosinen, Äpfeln und dem Zucker gut vermischen. Die Eiweiß mit der Kondensmilch und dem Zimt halbsteif schlagen und unter die Kartoffelmasse ziehen. In die Auflaufform geben und 30–35 Minuten backen.

Nährwertangaben pro Portion	
kcal/kJ	228/958
Kohlenhydrate	54,5 g
Eiweiß	3,1 g
Fett	0,8 g
Cholesterin	0+ mg
Natrium	33 mg

Möhren-Kartoffel-Gratin

Für 6 Portionen
Backspray oder Öl
2 Möhren, geschabt und geraspelt
150 g Kartoffeln, geschält und gerieben
120 g Süßkartoffeln, geschält und gerieben
2 EL feingewiegte Zwiebel
240 g gekochter Naturreis (= 120 g ungekochter)
80 ml Magermilch
1 TL Hefepulver
5 EL geriebener Parmesan
1 EL Tamari (Sojasauce)

Backofen auf 180°C vorheizen. Auflaufform mit Backspray einsprühen oder dünn mit Öl auspinseln. 235 ml Wasser in einem großen Topf zum Kochen bringen. Die Möhren, Kartoffeln und Zwiebeln hineingeben. Zugedeckt 5 Minuten köcheln lassen. Dann noch 120 ml Wasser zugießen und die restlichen Zutaten zufügen. Gut umrühren. Mischung in die Auflaufform gießen und 25–30 Minuten gratinieren.

Nährwertangaben pro Portion	
kcal/kJ	125/525
Kohlenhydrate	22,9 g
Eiweiß	4,6 g
Fett	4,6 g
Cholesterin	4 mg
Natrium	180 mg

Zucchini-Mais-Gratin

Für 4 Portionen
Backspray oder Öl
1 TL Knoblauchpulver
1 Chilischote, fein zerrieben
45 g Cheddarkäse, gerieben
160 g körniger Frischkäse
4 Eiweiß
1 EL feingewiegte Petersilie
1 TL Tamari (Sojasauce)

700 ml Maispüree (Seite 168)
1 große Zwiebel, gehackt
500 g Zucchini, in Scheiben geschnitten und bißfest gedünstet
1 EL geriebener Parmesan

Backofen auf 180 °C vorheizen. Große Auflaufform mit Backspray einsprühen oder dünn mit Öl auspinseln.
Knoblauchpulver, Chilischote, Käse, Frischkäse, Eiweiß, Petersilie und Tamari in den Mixer geben. Das Gerät so lange laufen lassen, bis eine glatte Creme entsteht. Maispüree mit der Zwiebel und den Zucchini in eine große Schüssel füllen. Käsecreme darübergießen, alles vorsichtig vermischen. In die Auflaufform geben und mit dem Parmesan bestreuen. 45–50 Minuten backen, bis der Gratin fest geworden und die Oberfläche schön goldbraun ist.

Nährwertangaben pro Portion	
kcal/kJ	328/1378
Kohlenhydrate	57,6 g
Eiweiß	20,6 g
Fett	5,4 g
Cholesterin	13 mg
Natrium	432 mg

Zucchini mit Blumenkohl italienisch

Für 4–6 Portionen
Backspray oder Öl
1 TL Knoblauchpulver
400 g Tomaten (Dose, samt Flüssigkeit)
1 EL feingewiegte Petersilie
1 EL Tomatenmark
1 TL Tamari (Sojasauce)
½ TL getrockneter Origano
1 kräftige Prise Pfeffer
⅛ l Wasser
300 g Blumenkohl, in Röschen zerteilt
2 mittelgroße Zucchini, in 1 cm dicke Scheiben geschnitten
2 EL geriebener Parmesan

Große, beschichtete Pfanne mit Backspray einsprühen oder dünn mit Öl auspinseln. Knoblauchpulver, Tomaten, Petersilie, Tomatenmark, Tamari, Origano, Pfeffer und Wasser hineingeben und zum Kochen bringen. 2–3 Minuten kochen lassen. Inzwischen Blumenkohl und Zucchini bißfest dünsten. Zu den anderen Zutaten in die Pfanne geben. Weitere 5 Minuten köcheln lassen, dabei ständig mit einem hölzernen Kochlöffel rühren und die Tomaten zerteilen. Mit Parmesan bestreuen.
Serviervorschlag: Über Naturreis oder Spaghetti anrichten. Oder als Beilage reichen.

Nährwertangaben pro Portion	
kcal/kJ	48/202
Kohlenhydrate	8,0 g
Eiweiß	3,4 g
Fett	0,9 g
Cholesterin	1 mg
Natrium	176 mg

Maispüree

Für 700 ml
(pro Portion 120 ml)
2 480 g-Dosen Mais, abgespült und abgetropft
80 ml Kondensmagermilch (1% Fett)

Die Hälfte der Maiskörner in den Mixer geben, die Kondensmagermilch dazugießen. Zu einer glatten Creme pürieren. In einen Topf gießen und den restlichen Mais zufügen. Heiß werden lassen, aber nicht kochen.
Zum Hauptgericht wird diese Beilage, wenn Sie sie auf Naturreis servieren.

Nährwertangaben pro Portion	
kcal/kJ	133/559
Kohlenhydrate	30,5 g
Eiweiß	5,1 g
Fett	1,2 g
Cholesterin	1 mg
Natrium	20 mg

Squash überbacken

Für 4 Portionen
Backspray oder Öl
800 g Squash, geputzt und in Scheiben geschnitten
1 kleine Zwiebel, fein gewiegt
2 EL Weizenvollkornmehl
235 ml Magermilch
1 Spritzer scharfe Chilisauce
2 TL Tamari (Sojasauce)
40 g geriebener Parmesan
60 g Mandelblättchen

Backofen auf 180 °C vorheizen. Große Auflaufform mit Backspray einsprühen oder dünn mit Öl auspinseln. Squash mit der Zwiebel in einen Topf geben und mit Wasser bedecken. Zum Kochen bringen. 5 Minuten kochen, dann abgießen und gut abtropfen lassen. In die Auflaufform geben. Mehl mit der Milch in einem Topf verquirlen, Chilisauce, Tamari und Parmesan unterrühren. So lange unter Rühren erhitzen, bis die Sauce leicht andickt. Über die Squashmischung gießen. Mit Mandelblättchen bestreuen. 40–45 Minuten backen, bis die Mandeln goldgelb sind.

Nährwertangaben pro Portion	
kcal/kJ	221/928
Kohlenhydrate	16,9
Eiweiß	11,7 g
Fett	13,1 g
Cholesterin	9 mg
Natrium	294 mg

Kartoffelgerichte

Kartoffel-Zwiebel-Pie

Für 4–6 Personen
Backspray oder Öl
450 g Kartoffeln, gerieben
1 mittelgroße Zwiebel, gehackt
2 Frühlingszwiebeln, gehackt
220 g körniger Frischkäse
125 g fettarmer Joghurt
4 Eiweiß
50 g geriebener Parmesan
1 kräftige Prise Pfeffer
1 EL Tamari (Sojasauce)
1 kräftige Prise Knoblauchpulver

Backofen auf 180 °C vorheizen. Tiefe Pie-Form mit Backspray einsprühen oder dünn mit Öl auspinseln. Kartoffeln mit einer Zwiebel und den Frühlingszwiebeln vermischen. In die Form füllen. Die restlichen Zutaten in den Mixer geben und zu einer glatten Creme pürieren. Über die Kartoffelmasse gießen. 45–50 Minuten backen, bis die Masse fest und die Oberfläche goldbraun ist.

Nährwertangaben pro Portion	
kcal/kJ	144/605
Kohlenhydrate	17,1 g
Eiweiß	12,2 g
Fett	3,0 g
Cholesterin	9 mg
Natrium	465 mg

Gebackene Kartoffeln „Neptun“

Für 4 Portionen
2 große Kartoffeln, in der Schale gebacken und lauwarm abgekühlt
½ TL Knoblauchpulver
3 EL Magermilch
60 g fettarmer Joghurt
½ TL Zitronensaft
½ TL Worcestersauce
2 EL gehackte Frühlingszwiebeln
2 EL gehackte grüne Paprikaschote
2 EL gehackte Selleriestange
130 g Krabben, grob gehackt
Parmesan zum Bestreuen

Kartoffeln halbieren und so viel vom Inneren herausheben, daß nur noch eine ½ cm dicke Wand zurückbleibt. Die ausgehobene Kartoffelmasse, Knoblauchpulver, Magermilch, Joghurt, Zitronensaft und Worcestersauce in eine große Schüssel geben und mit dem Rührgerät glatt schlagen. Frühlingszwiebeln, Paprikaschote, Sellerie und Krabben unterrühren. Backofen auf 180 °C vorheizen. Die Kartoffelhälften mit dieser Masse füllen, auf ein Blech setzen und mit geriebenem Parmesan bestreuen. 25–30 Minuten backen, bis die Oberfläche leicht gebräunt ist.

Nährwertangaben pro Portion	
kcal/kJ	277/1163
Kohlenhydrate	52,3 g
Eiweiß	13,7 g
Fett	1,8 g
Cholesterin	36 mg
Natrium	117 mg

Kartoffelpüree mit Parmesan

Für 4 Portionen
4 mittelgroße Kartoffeln, geschält und geviertelt
180–240 ml Magermilch
1 Prise Pfeffer
1 TL Tamari (Sojasauce)
4 TL geriebener Parmesan

Kartoffeln mit Wasser bedecken und 20–25 Minuten kochen, bis sie sehr weich sind. Abgießen. In eine große Schüssel geben. Mit einem Rührgerät oder einer Gabel flockig rühren, dabei nach und nach so viel Milch zugießen, bis ein glattes Püree entstanden ist. Mit Tamari und Parmesan würzen, gut verrühren.

Nährwertangaben pro Portion	
kcal/kJ	188/790
Kohlenhydrate	38,4 g
Eiweiß	7,5 g
Fett	0,9 g
Cholesterin	3 mg
Natrium	139 mg

Kartoffelpuffer

Für 2 Portionen
Backspray oder Öl
1 mittelgroße Kartoffel, gerieben
½ Zwiebel, fein gehackt
2 TL Tamari (Sojasauce)
4 EL Wasser
1 Prise Pfeffer

Eine beschichtete Pfanne mit Backspray einsprühen oder dünn mit Öl auspinseln. Kartoffel mit den restlichen Zutaten gut vermengen. Pfanne bei Mittelhitze heiß werden lassen. Kartoffelteig in 2 Portionen in die Pfanne geben, zu dünnen Puffern flachdrücken. Sobald die Unterseite goldbraun und knusprig ist, wenden und fertigbacken.
Nach demselben Rezept können Sie auch Kartoffelrösti herstellen, wenn Sie den Kartoffelteig unter ständigem Rühren knusprig braten.

Nährwertangaben pro Portion	
kcal/kJ	121/508
Kohlenhydrate	26,4 g
Eiweiß	3,6 g
Fett	0,6 g
Cholesterin	0 mg
Natrium	150 mg

Gebackene Kartoffeln mit Truthahn

Für 4 Portionen
2 große Kartoffeln, in der Schale gebacken und ausgekühlt
180 g fettarmer Joghurt
140 g königer Frischkäse
50 g geriebener Parmesan
2 Frühlingszwiebeln, fein gehackt
1 kräftige Prise Pfeffer
1 TL Tamari (Sojasauce)
½ TL getrockneter Dill
380 g gekochtes Truthahnfleisch, gewürfelt, Paprikapulver

Die Kartoffeln halbieren und so viel vom Inneren herausheben, daß eine ½ cm dicke Wand bleibt. Kartoffelfleisch mit Joghurt, Frischkäse, Parmesan, Frühlingszwiebeln, Pfeffer, Tamari und Dill in eine Schüssel geben. Mit dem Rührgerät glatt rühren. Truthahnwürfel unterziehen. Backofen auf 180 °C erhitzen. Kartoffelhälften mit der Masse füllen. Mit Paprikapulver bestreuen und in eine Form setzen. 25–30 Minuten backen, bis die Oberfläche leicht gebräunt ist.

Nährwertangaben pro Portion	
kcal/kJ	466/1957
Kohlenhydrate	54,9
Eiweiß	41,6 g
Fett	8,7 g
Cholesterin	77 mg
Natrium	465 mg

Gratin dauphinois

Für 4 Portionen
Backspray oder Öl
350 ml Magermilch
½ TL Knoblauchpulver
1 kräftige Prise Pfeffer
5 EL geriebener Parmesan
4 große Kartoffeln, geschält und in 3 mm dicke Scheiben geschnitten
1 Prise Paprikapulver

Backofen auf 200°C vorheizen. Eine 20 × 30 cm große Form mit Backspray einsprühen oder mit Öl auspinseln. In einer Schüssel die Milch mit dem Knoblauchpulver, Pfeffer und 4 EL Parmesan verquirlen. Ein Drittel der Kartoffelscheiben in die Form schichten. Mit einem Drittel der Milch übergießen. Zwei weitere Schichten auf diese Weise einfüllen. Mit Paprikapulver und dem restlichen Parmesan bestreuen. Zugedeckt 40 Minuten backen. Deckel abnehmen und weitere 20 Minuten backen, bis die Oberfläche schön goldbraun ist und die Kartoffeln weich sind.

Nährwertangaben pro Portion	
kcal/kJ	282/1184
Kohlenhydrate	54,2 g
Eiweiß	11,9 g
Fett	2,6 g
Cholesterin	7 mg
Natrium	172 mg

Kartoffel-Laibchen

Für 6–8 Laibchen
(pro Portion 2 Laibchen)
Backspray oder Öl
½ Zwiebel, fein gehackt
300 g Kartoffelpüree mit Parmesan (Seite 170)
2–3 EL Weizenvollkornmehl
2 Eiweiß
1 TL Tamari (Sojasauce)

Beschichtete Pfanne mit Backspray einsprühen oder dünn mit Öl auspinseln. Zwiebel darin anbräunen und unter das vorbereitete und abgekühlte Kartoffelpüree mischen. Mehl eßlöffelweise in das Püree einarbeiten, so daß ein ziemlich trockener Teig entsteht. Flache Laibchen formen. Eiweiß mit Tamari verquirlen. Pfanne mit Küchenpapier auswischen und nochmals leicht einfetten. Die Laibchen in Eiweiß wenden. Bei Mittelhitze braten, bis beide Seiten leicht gebräunt sind.

Nährwertangaben pro Portion	
kcal/kJ	125/525
Kohlenhydrate	24,0 g
Eiweiß	6,0 g
Fett	0,7 g
Cholesterin	1 mg
Natrium	130 mg

Kartoffel-Käse-Soufflé

Für 4–6 Portionen
Backspray oder Öl
10 Eiweiß
210 g körniger Frischkäse
30 g Cheddarkäse, gerieben
½ TL getrockneter Dill
1 Prise Cayennepfeffer
1 Zwiebel, fein gewiegt
2 mittelgroße Kartoffeln, gekocht und fein gehackt

Backofen auf 180 °C vorheizen. Eine 20 × 20 cm große Form mit Backspray einsprühen oder dünn mit Öl auspinseln. Eiweiß, Frischkäse und geriebenen Käse mit den Gewürzen in eine Schüssel geben. Mit dem Rührgerät durchschlagen, bis die Masse schaumig ist. Zwiebel und Kartoffeln unterziehen. In die Form gießen. 35–40 Minuten backen, bis die Oberfläche schön goldbraun ist.

Nährwertangaben pro Portion	
kcal/kJ	146/613
Kohlenhydrate	19,6 g
Eiweiß	12,9 g
Fett	1,7 g
Cholesterin	6 mg
Natrium	289 mg

Hauptgerichte

Linsen-Reis-Topf

Für 4–6 Portionen
200 g Linsen
2 Möhren, fein gehackt
1 große Zwiebel, fein gehackt
1 TL Knoblauchpulver
2 TL Tamari (Sojasauce)
600 ml entfettete Hühnerbrühe
Backspray oder Öl
320 g gekochter Naturreis (= 160 g ungekochter)
60 g geriebener Parmesan

Linsen, Möhren, Zwiebel, Knoblauchpulver, Tamari und Hühnerbrühe in einen großen Topf geben. Zum Kochen bringen. Hitze herunterschalten; die Linsen 1–1½ Stunden köcheln lassen. Backofen auf 200 °C vorheizen. Große Auflaufform mit Backspray einsprühen oder dünn mit Öl auspinseln. Den gekochten Reis und Parmesan unter die Linsen mischen. In die Auflaufform geben und 10 Minuten überbacken, bis der Auflauf durch und durch erhitzt ist und Farbe angenommen hat.

Nährwertangaben pro Portion	
kcal/kJ	252/974
Kohlenhydrate	39,6 g
Eiweiß	16,1 g
Fett	3,5 g
Cholesterin	7 mg
Natrium	573 mg

Bohnen-Reis-Auflauf

Für 6–8 Portionen
3 Zwiebeln, gehackt
350 ml Kondensmagermilch (1% Fett)
220 g körniger Frischkäse
70 g Cheddarkäse, gerieben
1 TL Tamari (Sojasauce)
½ TL getrockneter Estragon
1 kräftige Prise Pfeffer
1 TL Worcestersauce
160 g gekochter Naturreis (= 80 g ungekochter)
320 g gekochte schwarze Bohnen (Dose), gut abgespült
5 Eiweiß, steif geschlagen
Backspray oder Öl

Backofen auf 180 °C vorheizen. Die Zwiebeln in wenig Wasser weich dünsten. Kondensmilch, Frischkäse, geriebenen Cheddar, Tamari, Estragon, Pfeffer und Worcestersauce in den Mixer geben und zu einer glatten Sauce pürieren. Reis und Bohnen in einer großen Schüssel vermengen. Sauce darübergießen. Eiweiß unterheben. Tiefe Auflaufform mit Backspray einsprühen oder dünn mit Öl auspinseln. Bohnen-Reis-Mischung einfüllen. 35–45 Minuten backen, bis der Auflauf an den Rändern leicht gebräunt ist. Vor dem Servieren 10 Minuten ruhen lassen.

Nährwertangaben pro Portion	
kcal/kJ	179/752
Kohlenhydrate	25,2 g
Eiweiß	13,9 g
Fett	2,7 g
Cholesterin	10 mg
Natrium	296 mg

Reis-Pie mit Hähnchenfleisch

Für 4–6 Portionen
Backspray oder Öl
45 g Cheddarkäse, gerieben
350 ml Magermilch
110 g körniger Frischkäse
70 g Weizenvollkornmehl
¼ TL Backpulver
¼ TL Natron
4 Eiweiß
190 g gekochtes Hähnchenfleisch, gewürfelt
240 g gekochter Naturreis (= 120 g ungekochter)
70 g Champignons, in Scheiben geschnitten
2 Frühlingszwiebeln, in Ringe geschnitten

Backofen auf 180 °C vorheizen. Tiefe, runde Pie- oder Kuchenform mit Backspray einsprühen oder dünn mit Öl auspinseln. Käse, Milch, Frischkäse, Mehl, Backpulver, Natron und Eiweiß in den Mixer geben und zu einer glatten Masse pürieren. Hähnchenfleisch mit dem Reis vermengen. In die Pie-Form füllen, die Käsemasse darüber verstreichen. Champignonscheiben und Frühlingszwiebeln hübsch darauf anordnen. 45 Minuten backen, bis der Pie durchgegart ist. Vor dem Servieren 10 Minuten ruhen lassen.

Nährwertangaben pro Portion	
kcal/kJ	192/866
Kohlenhydrate	21,8 g
Eiweiß	17,8 g
Fett	3,3 g
Cholesterin	29 mg
Natrium	271 mg

Reis-Mais-Pfanne mit Frühlingszwiebeln

Für 4 Portionen
Backspray oder Öl
480 g Mais (Dose), abgespült und abgetropft
60 ml Wasser
480 g gekochter Naturreis (= 240 g ungekochter)
1 EL Tamari (Sojasauce)
2 Frühlingszwiebeln, gehackt

Beschichtete Pfanne mit Backspray einsprühen oder dünn mit Öl auspinseln. Mais hineingeben und bei mittlerer Hitze 4–5 Minuten anbraten. Wasser, Reis und Tamari zufügen. Unter ständigem Rühren noch so lange weiterbraten, bis die Flüssigkeit verdampft ist. Vom Herd ziehen und die Frühlingszwiebeln untermischen.

Nährwertangaben pro Portion	
kcal/kJ	234/983
Kohlenhydrate	51,8 g
Eiweiß	6,1 g
Fett	1,7 g
Cholesterin	0 mg
Natrium	113 mg

Reis-Apfel-Curry

Für 6 Portionen
Backspray oder Öl
1 mittelgroße Zwiebel, gehackt
320 g gekochter Naturreis (= 160 g ungekochter)
2 mittelgroße Äpfel, gehackt
320 g fettarmer Joghurt
2 TL Currypulver
1 kräftige Prise Zimt
3 TL Fruchtzucker
edelsüßes Paprikapulver zum Bestreuen

Backofen auf 180 °C vorheizen. Große Auflaufform mit Backspray einsprühen oder dünn mit Öl auspinseln, ebenso eine beschichtete Pfanne. Zwiebel in der Pfanne anbräunen. Zwiebel mit den restlichen Zutaten bis auf das Paprikapulver in einer großen Schüssel vermischen. In die vorbereitete Auflaufform füllen und mit Paprika bestreuen. Zugedeckt 45 Minuten garen.

Nährwertangaben pro Portion	
kcal/kJ	158/664
Kohlenhydrate	29,6 g
Eiweiß	5,1 g
Fett	2,5 g
Cholesterin	8 mg
Natrium	55 mg

Reis mit Hähnchen und Gemüse

Für 4 Portionen
Backspray oder Öl
⅛ l Wasser
½ Zwiebel, fein gehackt
1 Selleriestange, fein gehackt
1 Möhre, fein gehackt
100 g Hähnchenfleisch, gehackt
480 g gekochter Naturreis (= 240 g ungekochter)
1 Prise Knoblauchpulver
1 Prise Pfeffer
1 ½ EL Tamari (Sojasauce)
1 Frühlingszwiebel, mitsamt dem Grün gehackt

Große, beschichtete Pfanne mit Backspray einsprühen oder dünn mit Öl auspinseln. Wasser, Zwiebel, Sellerie und Möhre hineingeben und erhitzen. Bei mittlerer Hitze 5 Minuten kochen lassen. Dann die restlichen Zutaten bis auf die Frühlingszwiebel zufügen. Unter ständigem Rühren noch 5–8 Minuten weiterbraten. Vom Herd nehmen, Frühlingszwiebel untermischen. Sofort servieren.

Nährwertangaben pro Portion	
kcal/kJ	189/794
Kohlenhydrate	33,6 g
Eiweiß	9,6 g
Fett	1,6 g
Cholesterin	16 mg
Natrium	208 mg

Gemüse-Reis-Auflauf

Für 4 Portionen
Backspray oder Öl
320 g gekochter Naturreis
(= 160 g ungekochter)
280 g tiefgefrorene Erbsen, gegart und abgetropft
240 g fettarmer Joghurt
2 Selleriestangen, gewürfelt
2 EL getrocknete Zwiebelstückchen
1 EL Tamari (Sojasauce)
½ TL Senfpulver (oder Senf)
½ TL Currypulver

Backofen auf 180 °C vorheizen. Auflaufform mit Backspray einsprühen oder dünn mit Öl auspinseln. Sämtliche Zutaten in einer großen Schüssel vermischen. In die Auflaufform füllen. Zugedeckt 20–25 Minuten backen, bis der Auflauf durch und durch erhitzt ist.

Nährwertangaben pro Portion	
kcal/kJ	190/798
Kohlenhydrate	36,1 g
Eiweiß	8,4 g
Fett	2,1 g
Cholesterin	5 mg
Natrium	430 mg

Mexikanischer Reistopf

Für 4–6 Portionen
1 410 g-Dose Tomaten, gehackt
½ grüne Paprikaschote, gehackt
1 große Zwiebel, fein gewiegt
½ TL Knoblauchpulver
3 TL Tamari (Sojasauce)
2 TL Chilipulver
1 EL Tomatenmark
640 g gekochter Naturreis
(= 320 g ungekochter)
190 g gekochtes Hähnchenfleisch, gewürfelt

Alle Zutaten außer dem Reis und dem Hähnchenfleisch in einen gußeisernen Topf oder eine große, beschichtete Pfanne geben und bei Mittelhitze 5–10 Minuten anbraten. Reis und Hähnchenfleisch zufügen und weitere 5 Minuten braten, bis das Gericht durch und durch erhitzt ist.

Nährwertangaben pro Portion	
kcal/kJ	192/806
Kohlenhydrate	32,2 g
Eiweiß	11,8 g
Fett	1,8 g
Cholesterin	21 mg
Natrium	214 mg

Reis mit Hähnchen und Brokkoli

Für 4 Portionen
Backspray oder Öl
⅛ l Wasser
4 TL Tamari (Sojasauce)
480 g gekochter Naturreis (= 240 g ungekochter)
190 g gekochtes Hähnchenfleisch, gewürfelt
1 Prise Pfeffer
1 Prise Knoblauchpulver
280 g tiefgefrorener Brokkoli, gegart und gut abgetropft
gehackte Frühlingszwiebeln zum Garnieren

Beschichtete Pfanne mit Backspray einsprühen oder dünn mit Öl auspinseln. Wasser, Tamari und Reis hineingeben und unter Rühren erhitzen. Hähnchenfleisch, Pfeffer und Knoblauchpulver zugeben und heiß werden lassen, dabei ständig rühren. Zum Schluß den Brokkoli zufügen und noch so lange rühren, bis alles gut erhitzt ist. Auf 4 Teller verteilen, mit gehackten Frühlingszwiebeln garnieren und sofort servieren.

Nährwertangaben pro Portion	
kcal/kJ	225/945
Kohlenhydrate	34,0 g
Eiweiß	17,1 g
Fett	2,4 g
Cholesterin	32 mg
Natrium	181 mg

Chili con carne

Für 8–10 Portionen
450 g Kalbfleisch, durchgedreht
2 große Zwiebeln, fein gehackt
2 TL Knoblauchpulver
¾ l Tomatensauce (Fertigprodukt)
450 g Tomaten (Dose), abgespült, abgetropft und gehackt
1,5 kg gekochte Kidney-Bohnen (Dose), abgespült und abgetropft
4 EL Chilipulver
¾ TL scharfe Chilisauce
1 Prise Kreuzkümmel

In einer beschichteten Pfanne das Kalbfleisch ohne Fett anbräunen. Zwiebel und Knoblauchpulver zufügen, ein paar Minuten weiterbraten. Die restlichen Zutaten in einen großen Topf geben. Fleischmischung zufügen, 30–35 Minuten unter gelegentlichem Rühren köcheln lassen. Sehr heiß servieren.

Nährwertangaben pro Portion	
kcal/kJ	343/1441
Kohlenhydrate	34,7 g
Eiweiß	28,2 g
Fett	10,5 g
Cholesterin	69 mg
Natrium	577 mg

Spaghetti »Romanoff«

Für 6–8 Portionen
940 ml Wasser
1 ½ EL körnige Hühnerbrühe
225 g ungekochte Vollkorn-Spaghetti, einmal durchbrochen
Backspray oder Öl
330 g körniger Frischkäse
240 g fettarmer Joghurt

½ TL Tamari (Sojasauce)
1 kräftige Prise getrockneter Thymian
1 kräftige Prise Knoblauchpulver
6 EL geriebener Parmesan
75 g Vollkornbrösel

Wasser zum Kochen bringen, körnige Hühnerbrühe darin auflösen. Spaghetti 8–10 Minuten darin al dente garen. Vom Herd nehmen und beiseite stellen; nicht abgießen. Backofen auf 180° C vorheizen. Auflaufform mit Backspray einsprühen oder dünn mit Öl auspinseln. Frischkäse, Joghurt, Tamari, Thymian, Knoblauchpulver und 5 EL Parmesan zu den Spaghetti geben. Alles gut vermischen. Spaghetti-Mischung in die Auflaufform füllen. Mit Vollkornbröseln und dem restlichen Parmesan bestreuen. 25–30 Minuten backen, bis die Oberfläche goldbraun ist.

Nährwertangaben pro Portion	
kcal/kJ	263/1105
Kohlenhydrate	37,1 g
Eiweiß	19,4 g
Fett	3,6 g
Cholesterin	10 mg
Natrium	931 mg

Spaghetti-Auflauf mit Hühnerbrust

Für 8 Portionen
Backspray oder Öl
900 g gekochte Vollkorn-Spaghetti (= 450 g ungekochte)
900 g rohe, ausgebeinte Hühnerbrust, gewürfelt
2 kleine Zwiebeln, gehackt
2 EL Tamari (Sojasauce)
1 kräftige Prise Pfeffer
230 g Champignons, in Scheiben geschnitten
1 EL Zitronensaft
70 g Weizenvollkornmehl
1 Prise Muskat
½ TL Paprikapulver
60 ml trockener Sherry
235 ml Magermilch
4 EL geriebener Parmesan

Auflaufform mit Backspray einsprühen oder dünn mit Öl auspinseln. Die Spaghetti gleichmäßig darin verteilen. Hühnerbrust mit den Zwiebeln und Tamari in eine beschichtete Pfanne geben und mit Wasser knapp bedecken. Bei mittlerer Hitze 15–20 Minuten garen, herausheben. Zu der Flüssigkeit in der Pfanne 235 ml Wasser, Pfeffer, Champignons und Zitronensaft zufügen. Bei starker Hitze 5 Minuten kochen, herausheben und beiseite stellen. Backofen auf 180 °C vorheizen. Mehl, Muskat, Paprikapulver, Sherry, 580 ml Wasser und die Magermilch mit dem Rührgerät glattrühren. In einen Topf gießen und unter Rühren erhitzen, bis die Sauce andickt. Hühnerbrust und Champignons zufügen und nochmals heiß werden lassen. Über die Spaghetti verteilen und mit Parmesan bestreuen. 30 Minuten goldbraun überbacken.

Nährwertangaben pro Portion	
kcal/kJ	209/878
Kohlenhydrate	26,6 g
Eiweiß	18,9 g
Fett	1,9 g
Cholesterin	46 mg
Natrium	118 mg

Tomaten-Brokkoli-Pie

Für 4–6 Portionen
Backspray oder Öl
220 g körniger Frischkäse
240 g fettarmer Joghurt
35 g Weizenvollkornmehl
¼ TL Backpulver
½ TL Natron
1 Prise weißer Pfeffer
3 Eiweiß
40 g geriebener Parmesan
2 mittelgroße Tomaten, in dünne Scheiben geschnitten
280 g tiefgefrorener Brokkoli, aufgetaut und klein geschnitten

Backofen auf 180° C vorheizen. Tiefe, runde Pie-Form von 22 cm Durchmesser oder Springform mit Backspray einsprühen oder dünn mit Öl auspinseln.
Frischkäse, Joghurt, Mehl, Backpulver, Natron, Pfeffer, Eiweiß und 30 g Parmesan in den Mixer geben und zu einer glatten Masse pürieren. Boden der Pie-Form mit der Hälfte der Tomaten auskleiden. Brokkoli darauf verteilen. Mit der Hälfte der Käsemasse übergießen. Mit den restlichen Tomatenscheiben bedecken. Restliche Käsemasse darübergießen, mit dem restlichen Parmesan bestreuen. 30–35 Minuten backen, bis die Oberfläche goldbraun ist. Vor dem Servieren 10 Minuten ruhen lassen.

Nährwertangaben pro Portion	
kcal/kJ	125/525
Kohlenhydrate	11,8 g
Eiweiß	12,7 g
Fett	3,3 g
Cholesterin	10 mg
Natrium	387 mg

Brokkoli-Nudel-Auflauf

Für 6–8 Portionen
Backspray oder Öl
4 EL Weizenkeime, geröstet
275 g körniger Frischkäse
4 Eiweiß
½ TL Pfeffer
1 kräftige Prise Paprikapulver
1 kräftige Prise Senfpulver
50 g geriebener Parmesan
2 EL Tamari (Sojasauce)
600 g tiefgefrorener Brokkoli, gegart und in kleine Röschen zerteilt
900 g gekochte Vollkornnudeln (= 450 g ungekochte)
2 EL Parmesan zum Bestreuen

Backofen auf 180°C vorheizen. Auflaufform mit Backspray einsprühen oder dünn mit Öl auspinseln und mit Weizenkeimen ausstreuen. Frischkäse, Eiweiß, Pfeffer, Paprikapulver, Senfpulver, Parmesan und Tamari in den Mixer geben; zu einer glatten Creme pürieren. In einer großen Schüssel den Brokkoli und die Nudeln vermengen, Käsecreme daruntermischen. In die Auflaufform füllen und mit Parmesan bestreuen. 25–30 Minuten backen, bis die Oberfläche goldbraun ist.

Nährwertangaben pro Portion	
kcal/kJ	311/1306
Kohlenhydrate	50,1 g
Eiweiß	19,3 g
Fett	3,8 g
Cholesterin	7 mg
Natrium	403 mg

Nudelauflauf

Für 8 Portionen
Backspray oder Öl
900 g gekochte Vollkornnudeln (= 450 g ungekochte)
450 g körniger Frischkäse
1 Rezept Marinara-Sauce (Seite 186)
4 Eiweiß, leicht aufgeschlagen
60 g geriebener Parmesan
½ TL Pfeffer
2 EL Tamari (Sojasauce)
1 Prise Knoblauchpulver
2 TL italienische Würzmischung

Backofen auf 180°C vorheizen. Große, ofenfeste Form mit Backspray einsprühen oder dünn mit Öl auspinseln. Sämtliche Zutaten in einer großen Schüssel vermischen. In die Form füllen. 25–30 Minuten backen, bis die Oberfläche leicht gebräunt ist und Blasen wirft.

Nährwertangaben pro Portion	
kcal/kJ	320/1344
Kohlenhydrate	48,0 g
Eiweiß	20,9 g
Fett	5,1 g
Cholesterin	8 mg
Natrium	683 mg

Lasagne mit Weißweinsauce

Für 8–10 Portionen
450 g Kalbfleisch, durchgedreht
2 TL Knoblauchpulver
2 große Zwiebeln, gehackt
700 ml Magermilch
60 ml Weißwein
45 g Weizenvollkornmehl
1 kräftige Prise weißer Pfeffer
1 Prise Muskat
Backspray oder Öl
900 g gekochte Lasagneblätter (= 450 g ungekochte)
675 g körniger Frischkäse
6 EL Parmesan

Kalbfleisch mit dem Knoblauchpulver und den Zwiebeln in eine beschichtete Pfanne geben und anbräunen. Milch, Weißwein, Mehl, Pfeffer und Muskat in einem Topf verrühren, bis die Flüssigkeit klümpchenfrei ist. Bei mittlerer Hitze unter ständigem Rühren heiß werden lassen, bis die Sauce andickt. Kalbfleischmischung in die Sauce geben. Alles gut durchrühren und nochmals erhitzen. Auflaufform mit Backspray einsprühen oder dünn mit Öl auspinseln. Backofen auf 180°C vorheizen. Boden der Auflaufform mit einem Drittel der Lasagneblätter auskleiden. Ein Drittel der Weißweinsauce darauf verteilen. Die Hälfte des Frischkäses daraufgeben, mit 2 EL Parmesan bestreuen. Dasselbe noch einmal wiederholen. Schließlich als letzte Schichten das letzte Drittel Lasagneblätter und Weißweinsauce einfüllen. Mit 2 EL Parmesan bestreuen. Zugedeckt 25 Minuten backen. Deckel abnehmen und weitere 30–35 Minuten backen, bis die Oberfläche schön goldbraun ist.

Nährwertangaben pro Portion	
kcal/kJ	405/1701
Kohlenhydrate	43,8 g
Eiweiß	32,3 g
Fett	10,2 g
Cholesterin	55 mg
Natrium	442 mg

Lasagne mit Tomatensauce

Für 8–10 Portionen
340 g Kalbfleisch, durchgedreht
1 Rezept Schnelle Tomatensauce (Seite 185)
Backspray oder Öl
600 g gekochte Lasagneblätter (= 300 g ungekochte)
900 g körniger Frischkäse
6 EL Parmesan

Kalbfleisch in einer beschichteten Pfanne anbraten und abtropfen lassen. Unter die Tomatensauce mischen. Backofen auf 180°C vorheizen. Auflaufform mit Backspray einsprühen oder dünn mit Öl auspinseln. Ein wenig Sauce auf dem Boden der Form verteilen. Die Hälfte der Lasagneblätter einschichten, mit der Hälfte des Frischkäses bedecken. 2 EL Parmesan darüberstreuen, die Hälfte der restlichen Sauce darüber verteilen. Diesen Vorgang noch einmal wiederholen, die letzte Schicht (Sauce) noch mit 2 EL Parmesan bestreuen. 45 Minuten backen; aus dem Ofen nehmen. Vor dem Servieren noch 10 Minuten ruhen lassen.

Nährwertangaben pro Portion	
kcal/kJ	330/1386
Kohlenhydrate	38,7 g
Eiweiß	27,2 g
Fett	7,1 mg
Cholesterin	42 mg
Natrium	1230 mg

Gratinierte Krabbenförmchen

Für 4 Portionen
Backspray oder Öl
1 große Zwiebel, fein gehackt
70 g Champignons, in dünne Scheiben geschnitten
270 g Krabben, in grobe Stücke gehackt
½ TL Estragonessig
60 g fettarmer Joghurt
1 kräftige Prise Senfpulver
1 TL Tamari (Sojasauce)
¾ TL Knoblauchpulver
3 EL geriebener Parmesan
1 Eiweiß
100 g Vollkornbrösel
½ TL getrocknetes Basilikum
1 EL feingewiegte Petersilie
1 Prise getrockneter Majoran
1 Prise Pfeffer
Paprikapulver zum Bestreuen

Im Backofen den Grill vorheizen. Beschichtete Pfanne mit Backspray einsprühen oder dünn mit Öl auspinseln. Zwiebel darin anbräunen. Champignons und Krabben zufügen und weitere 2–3 Minuten braten. Beiseite stellen.
Essig, Joghurt, Senfpulver, Tamari, ½ TL Knoblauchpulver, 1 EL Parmesan und das Eiweiß verquirlen. Die Krabbenmischung zufügen und alles gut vermengen. Auf 4 Ramequin-Förmchen verteilen. Vollkornbrösel mit den Kräutern, dem restlichen Parmesan und Knoblauchpulver und Pfeffer vermischen. Auf die Förmchen streuen. Zum Schluß Paprikapulver darüberstreuen. 3–4 Minuten unter den Grill schieben oder so lange gratinieren, bis die Krabbenförmchen durch und durch erhitzt sind und die Oberfläche Blasen wirft.

Nährwertangaben pro Portion	
kcal/kJ	230/966
Kohlenhydrate	17,9 g
Eiweiß	30,0 g
Fett	3,6 g
Cholesterin	154 mg
Natrium	390 mg

Lachs, gedünstet in Sherry

Für 4 Portionen
Backspray oder Öl
4 kleine Lachsfilets, leicht mit Knoblauch bestreut
⅛ l Wasser
⅛ l trockener Sherry
2 TL Tamari (Sojasauce)
2 unbehandelte Zitronen, in dünne Scheiben geschnitten
4 Frühlingszwiebeln, gehackt

Backofen auf 180°C vorheizen. Ofenfeste Form mit Backspray einsprühen oder dünn mit Öl auspinseln. Lachsfilets hineinlegen. Wasser mit Sherry und Tamari verrühren. Über die Lachsfilets gießen. Die Zitronenscheiben darauflegen. Zugedeckt (Deckel oder dicke Alufolie) 45 Minuten bis 1 Stunde (bei nicht zu starker Hitze!) im Ofen garen. 10 Minuten vor Ende der Garzeit den Deckel abnehmen und die Frühlingszwiebeln über den Lachs streuen.

Nährwertangaben pro Portion	
kcal/kJ	247/1037
Kohlenhydrate	8,9 g
Eiweiß	27,7 g
Fett	7,7 g
Cholesterin	47 mg
Natrium	190 mg

Gebackene Bohnen mit Kräutern

Für 6–8 Portionen
Backspray oder Öl
1 800 g-Dose Tomaten, gehackt (mit Flüssigkeit)
1 Zwiebel, fein gehackt
1 kg weiße Bohnen (Dose), abgespült und abgetropft
110 g Vollkornbrösel
3 EL Pecorinokäse
1 TL Tamari (Sojasauce)
1 kräftige Prise getrockneter Origano
1 Prise getrockneter Thymian
1 TL Knoblauchpulver
½ TL getrocknetes Basilikum
1 Prise Pfeffer
3 EL geriebener Parmesan

Backofen auf 180°C vorheizen. Große Auflaufform mit Backspray einsprühen oder dünn mit Öl auspinseln. Sämtliche Zutaten bis auf den Parmesan in einer großen Schüssel vermengen. In die vorbereitete Auflaufform geben. Zugedeckt 50 Minuten backen. Deckel abnehmen und die Bohnen mit dem Parmesan bestreuen. Weitere 5–10 Minuten backen, bis der Käse geschmolzen ist.

Nährwertangaben pro Portion	
kcal/kJ	235/987
Kohlenhydrate	41,0 g
Eiweiß	14,3 g
Fett	2,5 g
Cholesterin	3 mg
Natrium	263 mg

Gersten-Champignon-Schmortopf

Für 6 Portionen
Backspray oder Öl
1 große Zwiebel, fein gehackt
225 g Champignons, in dünne Scheiben geschnitten
470 ml entfettete Hühnerbrühe
2 EL Tamari (Sojasauce)
1 kräftige Prise Pfeffer
200 g Gerste

Beschichtete Pfanne mit Backspray einsprühen oder dünn mit Öl auspinseln. Zwiebel darin anbräunen. Champignons zufügen und 2–3 Minuten mitbraten. Backofen auf 180°C vorheizen. Große Auflaufform mit Backspray einsprühen oder dünn mit Öl auspinseln. Hühnerbrühe mit Tamari und Pfeffer würzen. Gerste, Zwiebel und Champignons zufügen. In die Auflaufform gießen. Zugedeckt 50 Minuten backen oder so lange, bis die Flüssigkeit aufgesogen ist.

Nährwertangaben pro Portion	
kcal/kJ	149/626
Kohlenhydrate	31,0 g
Eiweiß	6,1 g
Fett	0,5 g
Cholesterin	0 mg
Natrium	418 mg

Auberginen mit Kalbfleischfüllung

Für 6–8 Personen
225 g Kalbfleisch, durchgedreht
1 mittelgroße Zwiebel, gehackt
1 TL Knoblauchpulver
4 kleine Auberginen
160 g gekochter Naturreis (= 80 g ungekochter)
200 g Tomaten (Dose), gut abgetropft und gehackt
½ TL Nelkenpfeffer
30 g Pinienkerne, geröstet
2 EL feingewiegte Petersilie
50 g Vollkornbrösel
2 TL Tamari (Sojasauce)
1 Eiweiß, leicht aufgeschlagen
1 Prise Pfeffer
Backspray oder Öl

Kalbfleisch mit der Zwiebel und dem Knoblauchpulver in einer beschichteten Pfanne anbraten. Beiseite stellen. Auberginen der Länge nach halbieren. Fruchtfleisch herauslösen, hacken und in einen Topf geben. Die Schalen zum Füllen beiseite stellen. Fruchtfleisch mit Wasser bedecken, zum Kochen bringen und so lange kochen, bis sich die Farbe ändert. Abgießen. Backofen auf 180°C vorheizen. Auberginenfleisch, Reis, Tomaten, Nelkenpfeffer, Pinienkerne, Petersilie, Vollkornbrösel, Tamari, Eiweiß und Pfeffer zum Kalbfleisch geben. Alles gut vermengen. Auflaufform mit Backspray einsprühen oder dünn mit Öl auspinseln. Die Auberginenschalen hineinsetzen und mit der Kalbfleischmasse füllen. 30 Minuten backen.

Nährwertangaben pro Portion	
kcal/kJ	188/790
Kohlenhydrate	21,6 g
Eiweiß	12,4 g
Fett	6,9 g
Cholesterin	29 mg
Natrium	129 mg

Gefüllte Auberginenröllchen

Für 4–6 Portionen
Backspray oder Öl
1 Eiweiß
160 ml Magermilch
1 TL Tamari (Sojasauce)
70 g Weizenvollkornmehl
1 große Aubergine, geschält und der Länge nach in 10 etwa 3 mm dicke Scheiben geschnitten
220 g körniger Frischkäse
45 g Pecorinokäse, gerieben
2 EL feingewiegte Petersilie
½ Rezept Schnelle Tomatensauce (Seite 185)

Beschichtete Pfanne mit Backspray einsprühen oder dünn mit Öl auspinseln. Eiweiß mit Magermilch und Tamari verschlagen, nach und nach das Mehl unterrühren, bis ein glatter, dünnflüssiger Teig entsteht. Auberginenscheiben durch den Teig ziehen. Bei mittlerer Hitze portionsweise in der Pfanne braten, bis sie weich sind. Beiseite stellen. Frischkäse mit geriebenem Käse und Petersilie vermengen. Backofen auf 190°C vorheizen, flache Auflaufform mit Backspray einsprühen oder dünn mit Öl auspinseln. Auf jede Auberginenscheibe 1 gehäuften EL Käsefüllung setzen, Scheiben aufrollen und gegebenenfalls mit Zahnstochern feststecken. In die Form setzen und mit der Sauce übergießen. 25–35 Minuten backen, bis die Röllchen durch und durch erhitzt sind.

Nährwertangaben pro Portion	
kcal/kJ	202/848
Kohlenhydrate	31,5 g
Eiweiß	13,3 g
Fett	3,2 g
Cholesterin	9 mg
Natrium	950 mg

Gefüllte Paprika

Für 4–6 Portionen
6 große grüne Paprikaschoten
Backspray oder Öl
1 große Zwiebel, fein gewiegt
2 Selleriestangen, gehackt
70 g Champignons, in Scheibchen geschnitten
160 g körniger Frischkäse
25 g Cheddarkäse, gerieben
2 EL geriebener Parmesan
640 g gekochter Naturreis (= 320 g ungekochter)
60 g Walnüsse, gehackt
1 Eiweiß

Von den Paprikaschoten die Dekkel abschneiden, Schoten innen putzen und waschen. 2–3 Minuten in kochendem Wasser blanchieren, gut abtropfen lassen. Backofen auf 180°C vorheizen. Auflaufform mit Alufolie auskleiden und die Paprikaschoten hineinsetzen. Beschichtete Pfanne mit Backspray einsprühen oder dünn mit Öl auspinseln. Zwiebel darin anbräunen. Sellerie und Champignons zufügen und noch 2–3 Minuten weiterbraten.

Frischkäse, geriebenen Käse und Parmesan im Mixer zu einer glatten Creme pürieren. In einer großen Schüssel den Reis mit der Zwiebelmischung, den Walnüssen, der Käsecreme und dem Eiweiß gut vermengen. Paprikaschoten damit füllen. 30 Minuten im Ofen garen.

Nährwertangaben pro Portion	
kcal/kJ	253/1063
Kohlenhydrate	33,7 g
Eiweiß	11,4 g
Fett	8,7 g
Cholesterin	6 mg
Natrium	231 mg

Gefüllte Küken

Für 4 Portionen
160 g gekochter Naturreis (= 80 g ungekochter)
3 Frühlingszwiebeln, gehackt
2 Selleriestangen, fein gehackt
1 mittelgroßer Apfel (Red Delicious), fein gehackt
30 g Rosinen
30 g getrocknete Papaya (oder Aprikosen), gehackt
30 g Pekannüsse, gehackt
½ TL Salbei
3 TL Tamari (Sojasauce)
2 EL + ⅛ l Apfelsaftkonzentrat (ohne Zucker)
4 Küken, gewaschen und trocken getupft
1 kräftige Prise Pfeffer, ⅛ l Wasser

In eine große Schüssel den Reis, die Frühlingszwiebeln, den Sellerie, den Apfel, die Rosinen, die Papaya, die Nüsse, den Salbei, 2 TL Tamari und 2 EL Apfelsaftkonzentrat geben und gut miteinander vermengen. Backofen auf 180 °C vorheizen.
Die Küken mit der Mischung füllen. Keulen vor der Bauchöffnung zusammenbinden. Vögel mit der Brustseite nach oben in eine ofenfeste Form setzen und mit Pfeffer bestreuen. ⅛ l Apfelsaftkonzentrat, das Wasser und 1 TL Tamari verrühren. Küken etwa 1 Stunde garen, dabei häufig mit dem Apfelwasser begießen.
Tip: Sollten Sie keine Küken bekommen, können Sie dieses Gericht auch mit 2 Junghähnchen zubereiten.

Nährwertangaben pro Portion	
kcal/kJ	488/2049
Kohlenhydrate	44,2 g
Eiweiß	45,5 g
Fett	14,4 g
Cholesterin	101 mg
Natrium	242 mg

Gefüllte Muschelnudeln gratiniert

Für 6–8 Portionen
Backspray oder Öl
880 g körniger Frischkäse
45 g Cheddarkäse, gerieben
50 g geriebener Parmesan
2 Eiweiß
50 g Vollkornbrösel
4 EL feingewiegte Petersilie
1 kräftige Prise Pfeffer
1 Rezept Schnelle Tomatensauce (Seite 185)
900 g gekochte Vollkorn-Muschelnudeln oder andere große Nudeln = 450 g ungekochte)

Backofen auf 180 °C vorheizen. Eine große Auflaufform oder zwei kleine mit Backspray einsprühen oder dünn mit Öl auspinseln. In einer großen Schüssel den Frischkäse, geriebenen Käse, die Hälfte des Parmesans, die Eiweiß, Vollkornbrösel, Petersilie und Pfeffer gut vermengen. Die Füllung in die Nudeln streichen, so gut es geht. Boden der Form mit etwas Tomatensauce bedecken, die Nudeln einschichten und mit der restlichen Sauce übergießen. Mit dem restlichen Parmesan bestreuen. 30 Minuten gratinieren.

Nährwertangaben pro Portion	
kcal/kJ	462/1940
Kohlenhydrate	72,4 g
Eiweiß	30,0 g
Fett	5,6 g
Cholesterin	15 mg
Natrium	1657 mg

Saucen und Aufstriche

Schnelle Tomatensauce

Für 8 Portionen

2 450 g-Dosen Tomatensauce (natriumarm)
2 Zwiebeln, fein gehackt
1 340 g-Dose Tomaten, püriert
¾ TL Knoblauchpulver
3 EL Fruchtzucker
2 EL feingehackte Petersilie
1 TL getrockneter Origano
1 Prise getrockneter Thymian
2 TL Tamari (Sojasauce)
1 Prise Pfeffer
1 Anchovisfilet
½ kleiner Apfel, geschält und fein gehackt
1 Lorbeerblatt

Alle Zutaten in einen großen Topf geben. Zum Kochen bringen, Hitze herunterschalten. 30 Minuten leise köcheln lassen. Vor dem Servieren das Lorbeerblatt herausnehmen. *Serviervorschlag:* Zu Vollkorn-Teigwaren servieren.

Nährwertangaben pro Portion	
kcal/kJ	114/479
Kohlenhydrate	23,9 g
Eiweiß	4,1 g
Fett	0,8 g
Cholesterin	2 mg
Natrium	1002 mg

Marinara-Sauce

Für 4 Portionen
4 Knoblauchzehen, zerdrückt
1 800 g-Dose Tomaten
1 EL frisches Basilikum
1 EL Tamari (Sojasauce)
1 EL feingewiegte Petersilie

Knoblauch in einer beschichteten Pfanne mit etwas Wasser andünsten. Tomaten zerhacken und dazugeben. 1 Minuten kochen. Basilikum, Tamari und Petersilie unterrühren. Nochmals gut erhitzen.
Serviervorschlag: Zu Vollkorn-Teigwaren reichen.

Nährwertangaben pro Portion	
kcal/kJ	51/212
Kohlenhydrate	9,7 g
Eiweiß	2,5 g
Fett	0 g
Cholesterin	0 mg
Natrium	369 mg

Pesto

Für 2 Portionen
3 Bund frisches Basilikum, gewaschen
1 Bund Petersilie, gehackt
30 g Pinienkerne
2½ TL Knoblauchpulver
60 g geriebener Parmesan
⅛ l Kräuter-Dressing italienische Art, ohne Öl

Basilikumblättchen abzupfen. Mit der Petersilie, den Pinienkernen und dem Knoblauch im Mixer fein zerhacken. Parmesan einrieseln lassen und das Gerät wieder einschalten; nach und nach das Kräuter-Dressing zugießen. So lange mixen, bis eine glatte Paste entsteht.
Serviervorschlag: Pesto unter heiße Vollkornnudeln mischen. Die Menge dieses Rezepts reicht für etwa 450 g gekochte Nudeln (= 225 g ungekochte).

Nährwertangaben pro Portion	
kcal/kJ	155/651
Kohlenhydrate	11,0 g
Eiweiß	5,7 g
Fett	10,9 g
Cholesterin	4 mg
Natrium	592 mg

Auberginen-Rotwein-Sauce

Für 4–6 Personen
1 800 g-Dose Tomaten, passiert
3 mittelgroße Auberginen, geschält und gewürfelt
1 mittelgroße Zwiebel, gehackt
1 125 g-Dose Champignons, abgetropft
1 TL Knoblauchpulver
80 ml Rotwein
4 EL entsteinte, in Scheiben geschnittene schwarze Oliven
2 TL Fruchtzucker
1 TL getrockneter Origano
½ TL getrocknetes Basilikum
1 EL Tamari (Sojasauce)
1 kräftige Prise Pfeffer

Sämtliche Zutaten in einen großen Topf geben. Zum Kochen bringen. Bei Mittelhitze etwa 30 Minuten kochen, bis die Sauce so dick ist wie gewünscht.
Serviervorschlag: Zu Vollkorn-Teigwaren servieren.

Nährwertangaben pro Portion	
kcal/kJ	142/596
Kohlenhydrate	23,1 g
Eiweiß	4,6 g
Fett	4,3 g
Cholesterin	0 mg
Natrium	950 mg

Apfel-Preiselbeer-Sauce

Für 1,2 l
(pro Person 1 EL)
340 g Preiselbeeren, frisch oder tiefgefroren
3 Äpfel, geschält und gewürfelt
160 ml Apfelsaftkonzentrat (ohne Zucker)
350 ml Wasser
½ TL Zimt
Süßstoff

Preiselbeeren, Äpfel, Apfelsaftkonzentrat und Wasser in einen Topf geben, mit Zimt überstreuen. Zum Kochen bringen. Hitze sofort herunterschalten und 10 Minuten leise köcheln lassen. Abkühlen lassen und mit Süßstoff abschmecken.

Nährwertangaben pro Portion	
kcal/kJ	20/84
Kohlenhydrate	4,3 g
Eiweiß	0,2 g
Fett	0,1 g
Cholesterin	0 mg
Natrium	0+ mg

Apfelmus

Für 700 ml
(pro Person 4 EL)
6 Äpfel, geschält und gewürfelt
180 ml Apfelsaftkonzentrat (ohne Zucker)
180 ml Wasser
1 Prise Zimt
Süßstoff

Äpfel mit dem Apfelsaftkonzentrat und dem Wasser in einen Topf geben, mit Zimt überstreuen. Zum Kochen bringen. Hitze auf mittlere Einstellung herunterschalten. Je nachdem, ob das Mus noch Apfelstückchen enthalten soll oder ob die Äpfel ganz verkocht sein sollen, 8–10 oder 10–15 Minuten köcheln lassen. Kalt stellen. Vor dem Servieren mit Süßstoff abschmecken.

Nährwertangaben pro Portion	
kcal/kJ	219/918
Kohlenhydrate	41,8 g
Eiweiß	9,3 g
Fett	2,7 g
Cholesterin	0,1 mg
Natrium	96 mg

Brote und Muffins*

Nährwertangaben pro Portion	
kcal/kJ	110/462
Kohlenhydrate	20,5 g
Eiweiß	2,7 g
Fett	2,1 g
Cholesterin	1 mg
Natrium	13 mg

Süßes Sesambrot

Für 1 Brot mit 16 Scheiben
Backspray oder Öl
280 g Weizenvollkornmehl
35 g Kleie
100 g Fruchtzucker
1 EL Backpulver
1 TL Zimt
235 ml Magermilch
125 g fettarmer Joghurt
1 mittelgroßer Apfel, geschält und gerieben
4 EL Sesamsamen, geröstet

Backofen auf 180 °C vorheizen. Eine 20 cm lange Kastenform mit Backspray einsprühen oder dünn mit Öl auspinseln. Sämtliche Zutaten bis auf 1 EL Sesamsamen in eine große Schüssel geben und zu einem zähflüssigen Teig verarbeiten. In die Form füllen und mit den restlichen Sesamsamen bestreuen. Etwa 60 Minuten backen. Das Brot ist gar, wenn an einem Holzstäbchen, das in der Mitte eingestochen wird, nichts mehr haften bleibt.
Tip: Sesamsamen können Sie auch selbst rösten: In eine flache Form streuen, 8–10 Minuten bei 180 °C im Backofen bräunen lassen.

* Bei Broten rechnet man für 1 Portion je 1 Scheibe von 12 mm Dicke, bei Muffins je 1 Muffin.

Preiselbeer-Nuß-Brot

Für 1 Brot mit 16 Scheiben
Backspray oder Öl
250 g Preiselbeeren, frisch oder tiefgefroren
60 g Pekannüsse, gehackt
280 g Weizenvollkornmehl
200 g Fruchtzucker
1½ TL Backpulver
1½ TL Natron
200 ml Apfelsaftkonzentrat (ohne Zucker)
1 Eiweiß, steif geschlagen
1 kleiner Apfel, geschält und gerieben
1 EL abgeriebene Orangenschale

Backofen auf 180 °C vorheizen. Eine 20 cm lange Kastenform mit Backspray einsprühen oder dünn mit Öl auspinseln. Sämtliche Zutaten gut vermischen. In die Form geben. 45–50 Minuten backen. Das Brot ist gar, wenn an einem tief eingestochenen Holzstäbchen nichts mehr haften bleibt.

Nährwertangaben pro Portion	
kcal/kJ	148/622
Kohlenhydrate	29,6 g
Eiweiß	1,8 g
Fett	2,6 g
Cholesterin	0 mg
Natrium	81 mg

Kürbis-Rosinen-Brot

Für 1 Brot mit 18 Scheiben
Backspray oder Öl
200 g Weizenvollkornmehl
150 g Fruchtzucker
1 TL Backpulver
1 TL Natron
1 TL Zimt
½ TL Nelkenpfeffer
3 Eiweiß, steif geschlagen
⅛ l Kondensmagermilch (1% Fett)
180 g Rosinen, in Wasser eingeweicht
1 großer Apfel, geschält und gerieben
350 ml gekochter Kürbis, püriert (frisch oder aus der Dose)

Backofen auf 180°C vorheizen. Eine 22 cm lange Kastenform mit Backspray einsprühen oder dünn mit Öl auspinseln. Mehl, Fruchtzucker, Backpulver, Natron, Zimt und Nelkenpfeffer in einer großen Schüssel vermischen. Eiweiß und Magermilch in einer zweiten Schüssel verrühren, zu der Mehlmischung geben. Alles gut durchmischen. Rosinen, Apfel und Kürbispüree unterrühren. Teig in die Form füllen. 50–60 Minuten backen. Das Brot ist gar, wenn an einem Holzstäbchen, das in der Mitte eingestochen wird, nichts mehr haften bleibt. 20 Minuten auf dem Kuchengitter auskühlen lassen.

Nährwertangaben pro Portion	
kcal/kJ	92/386
Kohlenhydrate	21,3 g
Eiweiß	3,0 g
Fett	0,4 g
Cholesterin	0+ mg
Natrium	64 mg

Dattel-Walnuß-Brot

Für 1 Brot mit 18 Scheiben
Backspray oder Öl
140 g Datteln, gehackt
350 g Weizenvollkornmehl
70 g Kleie
2 TL Backpulver
½ TL Natron
150 g Fruchtzucker
120 g Walnüsse, gehackt
1 großer Apfel, geschält und gerieben
3 Eiweiß
235 ml Kondensmagermilch (1% Fett)

Backofen auf 190°C vorheizen. Eine 22 cm lange Kastenform mit Backspray einsprühen oder dünn mit Öl auspinseln. Datteln in einen Topf geben und mit Wasser bedekken. Aufkochen lassen, vom Herd nehmen und zugedeckt quellen lassen. Mehl, Kleie, Backpulver, Natron und Fruchtzucker in einer großen Schüssel vermischen. Datteln samt Wasser, Walnüssen und Apfel zugeben, alles gut zu einem Teig verkneten. Eiweiß und Kondensmagermilch verrühren und unter den Teig mischen. Teig in die Kastenform geben. 50–60 Minuten backen. Das Brot ist gar, wenn an einem Holzstäbchen, das in der Mitte eingestochen wird, nichts mehr haften bleibt.

Nährwertangaben pro Portion	
kcal/kJ	178/748
Kohlenhydrate	31,5 g
Eiweiß	4,5 g
Fett	4,4 g
Cholesterin	1 mg
Natrium	48 mg

Bananen-Dattel-Muffins

Für 16–18 Muffins
Backspray oder Öl
200 g Weizenvollkornmehl
35 g Kleie
100 g Fruchtzucker
70 g Datteln, gehackt
1 großer Apfel, geschält und gerieben
1 EL Backpulver
3 große, sehr reife Bananen, zerdrückt
2 Eiweiß
⅛ l Magermilch

Backofen auf 180 °C vorheizen. Muffinblech oder Einzelförmchen mit Backspray einsprühen oder dünn mit Öl auspinseln. Sämtliche Zutaten bis auf die Eiweiß und die Milch in einer großen Schüssel vermengen. Eiweiß schaumig schlagen, dabei nach und nach die Milch zugießen. Über die restlichen Zutaten geben und gut durchmischen. Förmchen zu zwei Dritteln füllen. 20–25 Minuten backen. Die Muffins sind gar, wenn an einem Holzstäbchen, das in der Mitte eingestochen wird, nichts mehr haften bleibt.

Nährwertangaben pro Portion	
kcal/kJ	105/441
Kohlenhydrate	25,1 g
Eiweiß	1,8 g
Fett	0,3 g
Cholesterin	0+ mg
Natrium	10 mg

Curry-Muffins mit Reis und Hähnchenfleisch

Für 6 Muffins
Backspray oder Öl
320 g gekochter Naturreis (= 160 g ungekochter)
190 g gekochtes Hähnchenfleisch, fein gehackt
1 EL feingewiegte Petersilie
1 Selleriestange, gehackt
½ Zwiebel, gehackt
1½ TL Currypulver
8 gehäufte EL fettarmer Joghurt
2 TL Tamari (Sojasauce)
1 EL Zitronensaft
3 Eiweiß

Backofen auf 190 °C vorheizen. Muffinblech oder Einzelförmchen mit Backspray einsprühen oder dünn mit Öl auspinseln. Alle Zutaten bis auf die Eiweiß in eine Schüssel geben und gut zu einer gleichmäßigen Masse vermischen. Eiweiß steif schlagen und unter die Masse ziehen. Förmchen mit der Masse füllen; oben zu einer runden Kuppe streichen. 35–40 Minuten backen, bis die Muffins oben schön goldbraun sind. Mit einem spitzen Messer ringsum aus den Förmchen lösen.

Nährwertangaben pro Portion	
kcal/kJ	130/546
Kohlenhydrate	15,9 g
Eiweiß	12,0 g
Fett	1,9 g
Cholesterin	24 mg
Natrium	117 mg

Kirsch-Mandel-Muffins

Für 16–18 Muffins
Backspray oder Öl
280 g Weizenvollkornmehl
200 g Fruchtzucker
4 TL Backpulver
1 Eiweiß
235 ml Kondensmagermilch (1% Fett)
1 TL Mandelessenz
1 großer Apfel, geschält und gerieben
180 g frische oder tiefgefrorene Kirschen, entsteint und halbiert
80 g Mandeln, gehackt

Backofen auf 200 °C vorheizen. Muffinblech oder Einzelförmchen mit Backspray einsprühen oder dünn mit Öl auspinseln. Mehl, Fruchtzucker und Backpulver vermischen. In einer zweiten Schüssel Eiweiß, Milch und Mandelessenz verrühren. Zu der Mehlmischung geben, gut einarbeiten. Apfel, Kirschen und Mandeln unterrühren. Förmchen zu drei Vierteln mit dem Teig füllen. 20–25 Minuten backen. Die Muffins sind gar, wenn an einem Holzstäbchen, das in der Mitte eingestochen wird, nichts mehr haften bleibt.

Nährwertangaben pro Portion	
kcal/kJ	146/613
Kohlenhydrate	26,7 g
Eiweiß	3,3 g
Fett	3,1 g
Cholesterin	1 mg
Natrium	20 mg

Süßkartoffel-Muffins

Für 16–18 Muffins
Backspray oder Öl
275 g Fruchtzucker
1 kräftige Prise Zimt
1 großer Apfel, geschält und gerieben
180 g gekochte Süßkartoffeln, zerdrückt
2 große Eiweiß
235 ml Kondensmagermilch (1% Fett)
200 g Weizenvollkornmehl
2 TL Backpulver
1 TL Zimt, 1 Prise Muskat
60 g Rosinen
30 g Walnüsse, gehackt

Backofen auf 190 °C vorheizen. Muffinblech oder Einzelförmchen mit Backspray einsprühen oder dünn mit Öl auspinseln. Vom Fruchtzucker 2 EL abnehmen und mit dem Zimt vermischen. Beiseite stellen. Restlichen Fruchtzucker mit dem Apfel, den Kartoffeln, den Eiweiß und der Milch in eine Schüssel geben. Mit dem Rührgerät glattrühren. Restliche Zutaten bis auf den Zimtzucker zufügen, alles zu einem glatten Teig verarbeiten. Die vorbereiteten Förmchen zu drei Vierteln mit dem Teig füllen. Mit dem Zimtzucker bestreuen. 25–30 Minuten backen.

Nährwertangaben pro Portion	
kcal/kJ	140/588
Kohlenhydrate	30,7 g
Eiweiß	2,1 g
Fett	1,3 g
Cholesterin	0+ mg
Natrium	14 mg

Nachspeisen und Kuchen

Dunkler Dattel-Walnuß-Kuchen

Für 1 Kuchen mit 18 Scheiben
175 g Datteln, gehackt
180 ml Wasser
120 g Johannisbrotpulver (Carobe)
Backspray oder Öl
240 g Walnüsse, grob gehackt
1 mittelgroßer Apfel, geschält und gerieben
385 g Weizenvollkornmehl
175 g Fruchtzucker
1 TL Backpulver
1 TL Natron
1 Eiweiß
1 TL Vanillepulver
180 ml Kondensmagermilch (1% Fett)

Datteln mit dem Wasser und der Hälfte des Johannisbrotpulvers verrühren. Unter Rühren erhitzen, vom Herd nehmen und wieder erkalten lassen. Backofen auf 180°C vorheizen. Eine 22 cm lange Kastenform mit Backspray einsprühen oder dünn mit Öl auspinseln. Von den Walnüssen 80 g abnehmen und beiseite stellen. Die restlichen Nüsse mit dem Apfel, Mehl, Zucker, Backpulver und Natron in eine große Schüssel geben und gut vermischen. In einer zweiten Schüssel das Eiweiß mit dem Vanillepulver und der Milch verquirlen. Dattelmischung und restliches Johannisbrotpulver zu der Mehlmischung geben, Eiweißmasse dazugießen und alles zu einem glatten Teig verarbeiten. In die Form füllen und mit den restlichen Walnüssen bestreuen. 70–80 Minuten backen. Der Kuchen ist gar, wenn an einem Holzstäbchen, das in der Mitte eingestochen wird, nichts mehr haften bleibt.

Nährwertangaben pro Portion	
kcal/kJ	298/1252
Kohlenhydrate	42,5 g
Eiweiß	6,2 g
Fett	12,5 g
Cholesterin	0+ mg
Natrium	64 mg

Gestürzter Ananas-Kürbis-Kuchen

Für 24 Stück
Backspray oder Öl
400 g Fruchtzucker
2 450 g-Dosen Ananasscheiben, abgetropft
420 g Weizenvollkornmehl
2 mittelgroße Äpfel, geschält und gerieben
450 g gekochter Kürbis, püriert (frisch oder aus der Dose)
4 Eiweiß
2 TL Backpulver
2 TL Natron
2 TL Zimt
240 g Rosinen

Backofen auf 180°C vorheizen. Eine 30 × 20 cm lange Form mit Backspray einsprühen oder dünn mit Öl auspinseln. Mit 2 EL Fruchtzucker ausstreuen; Form schütteln, damit sich der Zucker überall gleichmäßig verteilt. Ananasringe am Boden und an den Seiten der Form verteilen; dazu einige der Ringe in Hälften schneiden, um die Seitenwände auszukleiden. Die restlichen Zutaten in eine große Schüssel geben und gut vermischen. In die Form füllen. Etwa 75 Minuten backen. Der Kuchen ist gar, wenn an einem Holzstäbchen, das in der Mitte eingestochen wird, nichts mehr haften bleibt. Den Kuchen in der Form erkalten lassen. Auf eine Platte stürzen. In 5 cm große Quadrate schneiden.

Nährwertangaben pro Portion	
kcal/kJ	191/802
Kohlenhydrate	46,2 g
Eiweiß	2,4 g
Fett	0,4 g
Cholesterin	0 mg
Natrium	79 mg

Schoko-Kirsch-Kuchen

Für 12 Stück

Füllung

450 g tiefgefrorene, entsteinte schwarze Kirschen, aufgetaut (oder Kirschen aus dem Glas samt etwas Flüssigkeit)
60 ml Wasser
3 EL Fruchtzucker
1½ EL Maisstärke
1½ TL Mandelessenz

Teig

Backspray oder Öl
100 g Weizenvollkornmehl
20 g Kakaopulver
20 g Johannisbrotpulver (Carobe)
1 mittelgroßer Apfel, geschält und gerieben
180 g Walnüsse, gehackt
200 g Fruchtzucker
3 Eiweiß
3 TL Vanillepulver

Saft von den Kirschen aus dem Glas bzw. vom Auftauen auffangen und in einen Topf geben, Kirschen beiseite stellen. Wasser, Fruchtzucker und Maisstärke zum Kirschsaft geben und glatt rühren. Bei mittlerer Hitze heiß werden lassen, dabei ständig rühren, bis die Sauce andickt und glasig wird. Vom Herd nehmen, Kirschen und Mandelessenz unterrühren. Bis zur weiteren Verwendung in den Kühlschrank stellen.

Backofen auf 180°C vorheizen. Springform von 20 cm Durchmesser mit Backspray einsprühen oder dünn mit Öl einpinseln. Sämtliche Zutaten bis auf Eiweiß und Vanillepulver in eine große Schüssel geben und gut vermischen. Eiweiß mit dem Vanillepulver leicht aufschlagen. Zu der Mehlmischung gießen, alles zu einem glatten Teig verarbeiten. Die Hälfte des Teigs in die Form füllen. Kirschfüllung darauf verteilen. Restlichen Teig daraufgießen und über den Kirschen verstreichen. 45–50 Minuten backen. Der Kuchen ist gar, wenn an einem Holzstäbchen, das in die Mitte gestochen wird, nichts mehr haften bleibt.

Nährwertangaben pro Portion	
kcal/kJ	244/1025
Kohlenhydrate	39,5 g
Eiweiß	4,0 g
Fett	8,7 g
Cholesterin	0 mg
Natrium	13 mg

Früchtekuchen

Für 1 Kuchen mit 20 Scheiben
200 g Datteln, gewürfelt
150 g getrocknete Aprikosen, gewürfelt
300 g Ananas (Dose), gewürfelt
150 g Haselnüsse, gehackt
15 ml Rum
150 g Fruchtzucker
5 Eiweiß
150 g Weizenvollkornmehl
1 TL Backpulver

Die Früchte mit den Nüssen, dem Rum und dem Zucker mischen. Über Nacht ziehen lassen. Backofen auf 200°C vorheizen. Eiweiß steif schlagen; Mehl mit dem Backpulver mischen und unter den Eischnee ziehen. Masse unter die Früchte heben. Eine 26 cm lange Kastenform mit Pergamentpapier auslegen und den Teig einfüllen. 30 Minuten backen, dann den Ofen auf 175°C herunterschalten. Weitere 60 Minuten backen. Kuchen aus der Form nehmen, auf einem Kuchengitter abkühlen lassen.

Nährwertangaben pro Portion	
kcal/kJ	176/739
Kohlenhydrate	29,5 g
Eiweiß	3,3 g
Fett	4,8 g
Cholesterin	0 mg
Natrium	18 mg

Bananen-Nuß-Kuchen

Für 2 Kuchen mit je 16 Scheiben
Backspray oder Öl
200 g Fruchtzucker
1 großer Apfel, geschält und gerieben
5 reife Bananen
3 Eiweiß
280 g Weizenvollkornmehl
1 TL Natron, in
3 EL warmem Wasser aufgelöst
1 TL Vanillepulver
120 g Pekannüsse, gehackt

Backofen auf 180°C vorheizen. Zwei 20 cm lange Kastenformen mit Backspray einsprühen oder dünn mit Öl auspinseln. Sämtliche Zutaten bis auf die Nüsse in eine große Schüssel geben und mit dem Rührgerät glattrühren. Anschließend die Nüsse untermischen. Teig in die Formen füllen. 50–60 Minuten backen. Die Kuchen sind gar, wenn an einem Holzstäbchen, das in der Mitte eingestochen wird, nichts mehr haften bleibt.

Nährwertangaben pro Portion	
kcal/kJ	101/424
Kohlenhydrate	18,7 g
Eiweiß	1,4 g
Fett	2,6 g
Cholesterin	0 mg
Natrium	31 mg

Gestürzter Apfelkuchen

Für 8 Portionen
Backspray oder Öl
7 große Äpfel, geschält und in Scheiben geschnitten
150 g Fruchtzucker
70 g Weizenvollkornmehl
¼ TL Backpulver
¼ TL Natron
370 ml Kondensmagermilch (1% Fett)
2 Eiweiß
2 TL Zimt
1 EL Zitronensaft

Pie-Form oder Springform von 22 cm Durchmesser mit Backspray einsprühen oder dünn mit Öl auspinseln. Äpfel hineingeben und gleichmäßig auf dem Formboden verteilen. Backofen auf 180°C vorheizen. Die restlichen Zutaten in den Mixer geben; das Gerät laufen lassen, bis eine glatte Creme entsteht. Über die Äpfel gießen. 45–50 Minuten backen, bis die Oberfläche goldbraun ist. Ausgekühlt auf eine Tortenplatte stürzen.

Nährwertangaben pro Portion	
kcal/kJ	226/949
Kohlenhydrate	51,7 g
Eiweiß	5,4 g
Fett	0,8 g
Cholesterin	2 mg
Natrium	118 mg

Apfelschnitten

Für 24 Schnitten
Backspray oder Öl
280 g Weizenvollkornmehl
2 TL Natron
2 TL Zimt
200 g Fruchtzucker
2 Eiweiß
2 TL Vanillepulver
2 große Äpfel, geschält und gewürfelt
3 mittelgroße Äpfel, geschält und gerieben
120 g Rosinen
120 g Walnüsse, gehackt

Backofen auf 180°C vorheizen. Eine 20 × 30 cm große Form mit Backspray einsprühen oder dünn mit Öl auspinseln. Mehl mit Natron, Zimt und Fruchtzucker vermischen. Eiweiß, Vanillepulver, Äpfel und Rosinen zugeben, alles gut vermengen. Teig in die Form streichen, mit den Walnüssen bestreuen. 35–40 Minuten backen. In der Form erkalten lassen und in 24 Stücke schneiden.

Nährwertangaben pro Portion	
kcal/kJ	142/296
Kohlenhydrate	27,1 g
Eiweiß	2,3 g
Fett	3,3 g
Cholesterin	0 mg
Natrium	74 mg

Himbeer-Mandel-Schnitten

Für 16 Schnitten
Backspray oder Öl
70 g Weizenvollkornmehl
25 g Weizenkeime
100 g Fruchtzucker
1 mittelgroßer Apfel, geschält und gerieben
2 TL Kakaopulver
2 Eiweiß
120 g Mandeln, gehackt
125 g ungesüßtes Himbeermark
1 TL Mandelessenz

Backofen auf 180 °C vorheizen. Eine 20 × 20 cm große Form mit Backspray einsprühen oder dünn mit Öl auspinseln. Sämtliche Zutaten in eine große Schüssel geben und gut verkneten. In die Form geben; mit dem Löffelrücken fest hineinpressen. 30–35 Minuten backen, erkalten lassen. In 5 cm große Quadrate schneiden.

Nährwertangaben pro Portion	
kcal/kJ	162/680
Kohlenhydrate	21,2 g
Eiweiß	4,0 g
Fett	7,6 g
Cholesterin	0 mg
Natrium	8 mg

Kürbis-Reis-Pudding

Für 6 Portionen
Backspray oder Öl
470 ml gekochter Kürbis, püriert (frisch oder aus der Dose)
320 g gekochter Naturreis (= 160 g ungekochter)
235 ml Kondensmagermilch (1% Fett)
1 TL Zimt
½ TL Nelkenpfeffer
3 Eiweiß
80 g Rosinen, in Wasser eingeweicht
Süßstoff

Backofen auf 180 °C vorheizen. Puddingform mit Deckel mit Backspray einsprühen oder dünn mit Öl auspinseln. Sämtliche Zutaten bis auf die Rosinen und den Süßstoff in eine große Schüssel geben. Mit dem Rührgerät 3–5 Minuten durchschlagen. Rosinen unterziehen. In die Puddingform füllen. Im Wasserbad geschlossen 55 Minuten garen. Aus dem Ofen nehmen und mindestens 10 Minuten abkühlen lassen. Mit Süßstoff abschmecken, noch einmal gut durchrühren. Oberfläche mit dem Löffelrücken glätten. Warm oder gekühlt servieren.

Nährwertangaben pro Portion	
kcal/kJ	179/752
Kohlenhydrate	36,6 g
Eiweiß	7,4 g
Fett	0,7 g
Cholesterin	2 mg
Natrium	77 mg

Teil III
Nährwerttabellen zur Leistungs- und Top-Diät

Hinweise zur Benutzung der Nährwerttabellen

Den folgenden Tabellen können Sie entnehmen, welchen Nährwert unsere wichtigsten Nahrungsmittel und die Gerichte der Haas-Rezepte aus den beiden Büchern »Die Dr. Haas Leistungs-Diät« und »Dr. Haas Top-Diät« haben. Alle Nährwertangaben beruhen auf dem neuesten Untersuchungsstand und liefern Ihnen die Daten, die Sie über Nahrungsmittel kennen müssen, nämlich die sechs »Vitalwerte«, die für Ihren Erfolg im Leben sorgen. Es sind dies Angaben über den Gehalt an

- ▷ Kalorien/Joule,
- ▷ Kohlenhydraten,
- ▷ Eiweiß,
- ▷ Fett,
- ▷ Cholesterin und
- ▷ Natrium.

Um den Vitamin- und Mineralstoffgehalt brauchen Sie sich nicht eigens zu kümmern, da durch die Nahrungsmittel und Zusatzpräparate der Haas-Höchstleistungs-Diät Ihr Bedarf zur Genüge gedeckt wird. Selbst wenn Orangen oder gebackene Kartoffeln ihr Vitamin C schon zum großen Teil eingebüßt haben (was nach der industriellen Verarbeitung, der Zubereitung oder Lagerung unserer Nahrungsmittel häufig vorkommt), werden Sie im Rahmen des Diät-Programms immer noch ausreichend mit Vitamin C und anderen Vitalstoffen versorgt.

Das Wichtige und Besondere an diesen Tabellen ist ihre Vollständigkeit. Diätbewußte und Ernährungsberater brauchen den Cholesteringehalt des täglichen Speiseplans nicht mehr über den Daumen zu peilen, sondern können ihn genau ermitteln.

Mit Hilfe der Nährwerttabellen können Sie Ihre Nahrungsmittel und Haas-Rezepte auf diejenige Diätstufe abstimmen, die Ihren Blutwerten entspricht. Wenn Sie die Tabellen regelmäßig benutzen, werden Sie bald zu den Nährwertexperten zählen. Sie werden die Werte rasch im Kopf haben – wieviel Cholesterin beispielsweise ein Ei enthält oder wieviel Fett Ihnen Ihr letzter Big Mac eingebracht hat, an dem Sie nicht vorübergehen konnten. Die Tabellen sind also ein Grundkurs über die Zusammensetzung unserer Nahrungsmittel und ein Wegweiser zu gesunder Ernährung.

Die Angabe HTD verweist auf den Rezeptteil der vorliegenden »Dr. Haas Top-Diät«, während alle mit HLD bezeichneten Gerichte aus dem Buch »Die Dr. Haas Leistungs-Diät« stammen.

Tabellenübersicht

Nährwerttabelle

	Menge in g oder wie angegeben	Energie kcal/kJ	Kohlenhydrate g	Eiweiß g	Fett g	Cholesterin mg	Natrium mg
Vorspeisen und Dips							
Champignons, gefüllte, HTD, 1 Portion	100	157,6/660	12,4	7,3	10,1	0,6	198,5
Crabmeat-Dip, HTD, 1 Portion	85	81,5/341	2,3	11,1	1,6	58,2	617,9
Dip „Schöne Gärtnerin", HTD, 1 Portion	85	38,4/161	3,5	5,2	0,4	1,8	182,9
Gurken-Zwiebel-Dip, HTD, 1 Portion	25	17,9/75	2,2	2,0	0,2	0,7	61,5
Krabbencocktail, HTD, 1 Portion	125	79,4/332	3,6	14,3	0,7	85,0	95,6
Lachscreme, HTD, 1 Portion	165	193,7/811	3,6	25,9	7,8	32,4	5018,0
Zwiebel-Joghurt, HTD, 1 Portion	120	65,4/274	7,4	4,1	2,1	9,1	217,8
Schnellimbisse							
Apple Pie, Mc Donald's, 1 Stück	90	295,0/1235	30,5	2,2	18,3	15,0	408,0
Big Mac, McDonald's, 1 Stück	185	541,0/2265	39,0	25,6	31,4	75,0	963,0
Cheeseburger, Mc Donald's, 1 Stück	115	306,0/1281	30,4	15,6	13,3	41,0	724,0
Cherry Pie, Mc Donald's, 1 Stück	90	296,0/1239	32,4	2,2	17,6	15,0	454,0
Chili, Wendy's, 1 Portion	250	250,0/1046	23,0	22,0	7,0	70,0	1190,0
Fischburger, McDonald's, 1 Stück	130	402,0/1683	34,0	15,0	22,7	43,0	707,0
Hamburger, McDonald's, 1 Stück	100	257,0/1076	30,1	13,3	9,4	26,0	525,0
Hamburger, Wendy's, 1 Stück	200	440,0/1842	33,0	25,0	25,0	75,0	708,0
Milkshake, Vanille, Mc Donald's, 1 Becher	290	324,0/1356	51,7	10,7	7,8	28,9	250,0
Milkshake, Erdbeer, Mc Donald's, 1 Becher	290	346,0/1449	57,5	10,3	8,5	29,8	257,0

Nährwerttabelle

	Menge in g oder wie angegeben	Energie kcal/kJ	Kohlenhydrate g	Eiweiß g	Fett g	Cholesterin mg	Natrium mg
Milkshake, Schokolade, McDonald's, 1 Becher	290	324,0/1356	51,7	10,7	8,4	28,9	329,0
Pommes frites, McDonald's, 1 Portion	70	211,0/883	25,0	3,1	10,6	10,0	112,0
Viertelpfünder, McDonald's, 1 Stück	165	418,0/1750	33,0	25,6	20,5	69,0	278,0
Viertelpfünder mit Käse, McDonald's, 1 Stück	190	518,0/2168	33,0	30,9	28,6	95,9	1206,0
Suppen							
Bohnen-Gemüse-Suppe, HTD	235 ml	170,8/715	32,0	10,5	0,8	0	158,8
Bohnensuppe, dicke, HTD	235 ml	236,3/989	43,0	15,4	1,0	0	164,9
Bohnensuppe, HLD	235 ml	175,8/736	34,2	9,7	0,7	0	163,1
Bohnensuppe, rote, HLD	235 ml	110,6/463	21,3	6,1	0,5	0	399,4
Chilibohnensuppe mit Reis, HLD	235 ml	213,5/894	41,6	10,9	1,1	0	347,0
Erbsensuppe, HTD	235 ml	204,2/855	38,0	13,6	0,6	0	232,9
Gemüsesuppe, herzhafte, HTD	235 ml	314,1/1315	63,6	16,4	1,7	0	373,4
Hühnerbrühe, entfettet	235 ml	27,0/113	1,0	4,9	0	0	795,0
Hühnersuppe mit Nudeln, HTD	235 ml	266,2/1114	28,2	29,9	2,8	59,4	1171,0
Kartoffelsuppe, HLD	235 ml	166,7/698	33,2	8,6	0,4	2,5	278,9
Linsen-Gersten-Suppe, HTD	235 ml	240,9/1007	43,8	15,9	0,7	0	1214,0
Mais-Kartoffel-Suppe, HTD	235 ml	153,5/643	33,2	6,0	1,2	1,5	41,8
Süßkartoffelsuppe, HLD	235 ml	239,7/1004	35,4	4,6	1,9	4,3	320,4
Tomatensuppe mit Reis, HTD	235 ml	108,9/452	20,0	6,4	0,6	0	868,9
Zwiebelsuppe, Howard's, HLD	235 ml	147,9/619	25,9	6,8	1,8	3,0	389,6

Nährwerttabelle

	Menge in g oder wie angegeben	Energie kcal/kJ	Kohlen-hydrate g	Eiweiß g	Fett g	Chole-sterin mg	Natrium mg
Saucen							
Apfel-Preiselbeer-Sauce, HTD (1 EL)	17	10,0/42	2,1	0,1	0+	0	0,2
Auberginen-Rotwein-- Sauce, HTD	100	52,3/219	8,5	1,7	1,6	0	349,9
Barbecuesauce (1 EL)	15	11,3/47	1,9	0,3	0,3	0	122,3
Dillsauce de luxe, HLD (1 EL)	17	12,9/54	0,8	1,7	0,3	1,0	59,7
Grillhähnchensauce, HLD (2 EL)	100	112,6/473	10,3	12,0	1,7	28,1	320,1
Ketchup, mit Salz (1 EL)	15	15,9/66	3,8	0,3	0,1	0	156,3
Ketchup, ohne Salz (1 EL)	15	15,9/66	3,8	0,3	0,1	0	3,0
Marinara-Sauce, HLD	100	25,5/107	5,1	1,2	0,3	0	175,6
Pesto, HTD (1 EL)	14	19,3/81	1,4	0,7	1,4	0,5	74,0
Sauce Tartar (Fertigprodukt, 1 EL)	14	74,3/311	0,6	0,2	8,1	7,1	99,0
Tabasco (1 EL)	14	2,4/10	0,3	0,3	0	0	66,0
Tamari (Sojasauce, 1 EL)	14	9,6/40	1,2	1,3	0	0	857,9
Tamari, halb mit Wasser verdünnt (1 EL)	14	4,8/20	0,6	0,7	0	0	428,9
Tomatensauce (Dose)	100	36,0/151	7,2	1,4	0,2	0	523,3
Tomatensauce, schnelle, HTD (1 EL)	25	14,3/60	3,0	0,5	0,1	0,2	125,2
Worcestersauce (1 EL)	14	12,0/50	2,7	0,3	0	0	147,0
Zwiebelsauce, pikante, HLD (2 EL)	30	24,9/105	2,1	2,4	0,7	2,1	126,0
Salatsaucen							
Champignonsauce, HLD (2 EL)	42	23,0/96	1,6	3,2	0,4	1,6	100,6
Cheddar-Sauce, scharfe, HLD (2 EL)	25	25,5/107	0,8	3,2	1,0	3,8	127,5
Cremesauce, Jeff's, HLD (2 EL)	30	18,8/79	1,0	3,1	0,3	1,2	101,0
Cremesauce, italienische, HLD (2 EL)	35	21,9/92	1,6	2,8	0,5	1,7	102,2

Nährwerttabelle

	Menge in g oder wie angegeben	Energie kcal/kJ	Kohlenhydrate g	Eiweiß g	Fett g	Cholesterin mg	Natrium mg
Cremesauce, russische, HTD (2 EL)	37	24,0/100	2,6	2,4	0,5	1,8	70,6
French Dressing (Fertigprodukt), mit Salz (2 EL)	34	138,0/578	5,6	0,2	13,2	18,0	438,0
Gemüsesaft-Dressing, HTD (2 EL)	30	8,6/36	2,0	0,2	0+	0	5,7
Grüne Göttersauce, HLD (2 EL)	37	19,7/82	2,0	2,3	0,3	1,3	123,9
Italian Dressing (2 EL)	30	140,0/586	3,0	0,2	14,4	20,0	236,0
Joghurt-Tomaten-Sauce, HLD (2 EL)	55	15,8/66	2,5	1,1	0,3	0,8	74,9
Knoblauch-Dressing, HTD (2 EL)	45	31,4/131	1,8	4,8	0,5	2,3	174,7
Knoblauch-Vinaigrette, scharfe, HTD (2 EL)	37	6,0/25	1,9	0,1	0+	0	30,9
Meerettich-Dressing, HTD (2 EL)	25	6,7/28	1,8	0,2	0,1	0	43,7
Meerettichsauce, HLD (2 EL)	30	20,4/85	1,3	2,9	0,3	1,6	97,6
Parmesan-Kräuter--Dressing, HTD (2 EL)	30	25,3/106	1,6	2,7	1,0	3,1	87,9
„Thousand-Island"-Sauce, HLD (2 EL)	37	33,8/141	5,5	2,6	0,3	0,9	137,6
Salatsauce „Cäsar", HLD	100	52,5/220	3,7	7,5	0,9	3,1	347,2
Sellerie-Dressing, HTD (2 EL)	30	16,6/70	1,4	1,9	0,4	1,4	70,1
Sherrysauce mit Hähnchenfleisch, HLD (2 EL)	20	20,3/85	0,8	2,9	0,5	5,3	52,5
Tomaten-Dressing, HTD (2 EL)	37	17,6/74	1,5	2,0	0,5	1,3	62,0
Salate und Salatgerichte							
Apfel-Rosinen-Salat, pikanter, HTD, 1 Portion	145	224,8/941	33,2	6,1	9,8	0,7	50,7
Blumenkohl-Brokkoli-Salat, HTD, 1 Portion	315	51,8/217	7,2	6,3	0,6	1,4	130,7

Nährwerttabelle

	Menge in g oder wie angegeben	Energie kcal/kJ	Kohlenhydrate g	Eiweiß g	Fett g	Cholesterin mg	Natrium mg
Bohnen- und Gemüse-- Salat, HLD, 1 Portion	335	274,8/1150	55,2	14,6	1,6	0	157,2
Bohnensalat, HTD, 1 Portion	200	210,1/880	40,3	10,7	1,9	0	274,2
Brokkolisalat, HLD, 1 Portion	150	46,3/194	9,2	4,3	0,4	0	100,7
Endivie, 10 kleine Blätter	10	2,5/10	0,5	0,2	0+	0	1,8
Gemüse-Kartoffel-Salat, HTD, 1 Portion	330	192,8/807	36,5	11,6	1,0	2,3	455,5
Gurkensalat, HLD, 1 Portion	100	13,4/56	3,5	0,4	0+	0	21,0
Hähnchensalat, HLD, 1 Portion	180	181,0/758	9,3	27,8	3,3	66,4	227,0
Hähnchensalat Suprême, HTD, 1 Portion	280	251,5/1053	25,5	19,3	9,3	44,9	129,5
Hummersalat, HTD, 1 Portion	190	109,0/456	5,1	17,7	1,9	50,4	409,7
Kartoffelsalat, heißer, HLD, 1 Portion	285	168,2/706	35,4	5,8	1,0	0	351,2
Kartoffelsalat, HTD, 1 Portion	260	145,8/610	28,4	6,9	1,0	3,2	211,4
Kartoffelsalat mariniert, HLD, 1 Portion	280	178,3/749	39,4	6,1	0,3	0	369,4
Kartoffelsalat mit hartgekochten Eiern und Mayonnaise-Dressing, 1 Portion	250	362,5/1518	33,5	7,5	23,0	162,5	1200,0
Kopfsalat, 1 Portion	55	7,8/33	1,4	0,7	0,1	0	5,0
Kopfsalat mit Tomaten, 1 große Portion	170	40,0/167	8,2	2,2	0,5	0	9,0
Krautsalat mit French Dressing (Fertigprodukt), 1 Portion	120	114,0/477	9,1	1,4	8,8	13,2	321,6
Krautsalat mit Mayonnaise-Dressing, 1 Portion	120	118,8/497	8,5	1,4	9,5	10,8	148,8
Krautsalat mit Mayonnaise, 1 Portion	120	172,8/723	5,8	1,6	16,8	10,8	144,0
Krautsalat süßsauer, HTD, 1 Portion	120	145,1/607	18,4	5,3	6,6	2,2	97,0

Nährwerttabelle

	Menge in g oder wie angegeben	Energie kcal/kJ	Kohlenhydrate g	Eiweiß g	Fett g	Cholesterin mg	Natrium mg
Maissalat, HTD, 1 Portion	205	138,5/580	31,2	5,6	1,3	0,5	75,3
Möhrensalat „Waldorf", HTD, 1 Portion	300	250,0/1047	50,8	5,0	5,1	1,7	108,2
Nudel-Hähnchen-Salat mit Trauben, HTD, 1 Portion	240	249,8/1046	27,7	27,3	3,3	65,4	112,4
Nudelsalat mit Kichererbsen, HTD, 1 Portion	230	197,0/825	33,3	11,7	3,0	3,0	414,0
Nudelsalat mit Krabben, HTD, 1 Portion	210	274,3/1148	34,0	28,9	1,8	115,7	319,9
Orientalischer Salat, HTD, 1 Portion	245	234,5/982	10,7	23,0	11,9	48,3	282,8
Römischer Salat, 1 Portion	70	12,0/50	2,3	0,9	0,2	0	6,0
Rotkohlsalat, HTD, 1 Portion	220	125,3/525	31,1	2,4	0,6	0	80,5
Spinatsalat, HTD, 1 Portion	160	140,2/587	7,5	10,9	8,0	5,8	308,7
Thunfisch-Bohnen-Salat, HTD, 1 Portion	220	196,7/823	24,9	18,3	2,3	22,3	305,5
Waldorfsalat de luxe, HLD, 1 Portion	290	257,7/1079	59,9	6,4	1,9	4,9	172,0
Winterendivie, 8 kleine Blätter	25	4,5/11	0,9	0,3	0+	0	2,5
Gemüse und Gemüsegerichte							
Alfalfasprossen (Luzerne), roh	100	35,4/148	3,5	3,5	0	0	1,8
Algen, roh	100	0/0	0	0	1,1	0	2983,6
Artischockenherzen, tiefgefroren	100	25,8/108	6,4	2,6	0,4	0	46,6
Aubergine, roh, 2 Scheiben	100	25,0/105	5,8	1,2	0,2	0	2,0
Auberginen, ohne Salz gekocht, 1 Portion	100	19,0/79	4,1	1,0	0,2	0	1,0
Augenbohnen, schwarze, reife Kerne, getrocknet, ungekocht	100	340,3/1425	61,2	22,6	1,5	0	34,7
Augenbohnen, schwarze, unreife Kerne, ohne Salz gekocht	100	130,0/544	23,5	8,9	0,4	0	39,0

Nährwerttabelle

	Menge in g oder wie angegeben	Energie kcal/kJ	Kohlenhydrate g	Eiweiß g	Fett g	Cholesterin mg	Natrium mg
Augenbohnen, schwarze, unreife Kerne, ungekocht	100	126,0/527	21,6	8,9	0,8	0	2,0
Bambussprossen, roh, 1 Portion	65	18,0/75	3,5	1,7	0,2	0	3,3
Blumenkohl, roh, 1 Portion	80	22,5/94	4,3	2,2	0,2	0	10,8
Blumenkohl-Curry, HLD, 1 Portion	130	91,9/385	17,7	6,6	0,4	0	36,5
Blumenkohl, ohne Salz gedämpft, 1 Portion	55	12,6/53	2,3	1,3	0,1	0	5,1
Bohnen, grüne, roh, 1 Portion	60	21,9/92	4,9	1,3	0,1	0	5,0
Bohnen, grüne, ohne Salz gekocht, 1 Portion	100	25,0/105	5,4	1,6	0,2	0	4,0
Bohnen, grüne (Dose), abgetropft, 1 Portion	60	15,0/63	3,2	0,9	0,1	0	147,5
Bohnen, rote, gekocht	100	118,0/494	21,4	7,8	0,5	0	3,0
Bohnen, schwarze, gekocht	100	117,1/490	21,0	7,7	0,6	0	6,9
Bohnen, schwarze, getrocknet	100	339,0/1493	61,2	22,3	1,5	0	25,0
Bohnen, weiße, roh	100	337,4/1413	60,8	22,1	1,6	0	18,9
Bohnen, weiße, gekocht, 1 Portion	100	120,0/502	23,0	6,3	0,5	0	338,0
Bohnen, dicke, unreife Kerne, ohne Salz gekocht, 1 Portion	80	86,4/362	14,5	6,5	0,6	0	0,8
Borlotto-Bohnen, getrocknet	100	346,2/1449	63,2	22,7	1,2	0	9,9
Brokkoli, ohne Salz gedämpft	100	26,0/109	4,5	3,1	0,3	0	10,0
Brokkoli, ungekocht, 1 Portion	100	32,0/134	5,9	3,6	0,3	0	15,0
Brokkoli, tiefgefroren, ohne Salz gekocht	100	26,0/109	4,6	2,9	0,3	0	15,0
Cannellini (kleine weiße Bohnen; Dose) gewaschen	100	124,3/520	22,7	7,9	0,6	0	4,1
Champignons, roh, 5 kleine	50	14,0/59	2,2	1,3	0,1	0	7,5

Nährwerttabelle

	Menge in g oder wie angegeben	Energie kcal/kJ	Kohlenhydrate g	Eiweiß g	Fett g	Cholesterin mg	Natrium mg
Champignons (Dose), mit Flüssigkeit, 1 Portion	100	17,0/71	2,4	1,9	0,1	0	400,0
Chicorée, 1 Staude, roh, 1 Portion	75	11,5/48	2,5	0,8	0,1	0	5,4
Chinakohl, roh, 1 Portion	25	3,1/13	0,7	0,3	0+	0	5,1
Erbsen, tiefgefroren, ohne Salz gekocht, 1 Portion	100	63,0/263	11,8	5,1	0,3	0	351,0
Erbsen und Möhren, tiefgefroren, ohne Salz gekocht, 1 Portion	80	44,2/185	8,4	2,7	0,2	0	70,0
Frühlingszwiebeln, mit Grün, roh, 3 mittelgroße	50	22,5/94	5,2	0,5	0,1	0	2,5
Gemüse, mariniertes, HLD, 1 Portion	150	22,7/95	5,2	1,5	0,2	0	6,6
Gratin dauphinois, HTD, 1 Portion	325	282,4/1182	54,2	11,9	2,6	6,8	172,5
Grünkohl, ohne Salz gekocht, 1 Portion	100	39,0/164	6,1	4,5	0,7	0	43,0
Gurke, roh, 1/2 mittelgroße	55	7,8/33	1,8	0,3	0,1	0	3,3
„Hüttenfrittes", HLD, 1 Portion	270	231,6/970	48,9	7,1	1,5	2,0	56,2
Kartoffeln, roh	100	76,0/318	17,1	2,1	0,1	0	3,3
Kartoffeln, gebacken, mit Schale, 1 mittelgroße	255	217,1/909	48,9	6,0	0,3	0	8,6
Kartoffeln, gebacken, geschält, 1 mittelgroße	210	203,6/852	45,2	5,6	0,2	0	8,6
Kartoffeln, gekocht, geschält, 1 große	255	157,9/661	35,2	4,6	0,2	0	4,9
Kartoffeln, gekocht, mit Schale, 1 große	290	217,1/909	48,9	6,0	0,3	0	8,6
Kartoffeln, roh, geschält, 1 große	240	157,9/661	35,2	4,6	0,2	0	4,9
Kartoffeln, roh, mit Schale, 1 große	280	215,5/902	48,6	6,0	0,4	0	9,4
Kartoffeln, mit Cheddar gefüllte, HLD, 1/2 Stück	145	145,9/611	26,7	6,3	1,8	6,2	128,9

Nährwerttabelle

	Menge in g oder wie angegeben	Energie kcal/kJ	Kohlenhydrate g	Eiweiß g	Fett g	Cholesterin mg	Natrium mg
Kartoffelpuffer, HTD, 1 Portion	185	121,4/510	26,4	3,6	0,6	0	150,3
Kartoffelpüree, süßes, HTD, 1 Portion	285	296,6/1242	67,6	4,7	1,2	1,1	30,7
Kartoffelpüree mit Milch, 1 Portion	100	65,0/272	13,0	2,1	0,7	2,0	301,0
Kartoffelpüree mit Parmesan, HTD, 1 Portion	320	187,8/786	38,4	7,5	0,9	2,5	138,8
Kartoffeln „Neptun", gebackene, HTD, 1 Stück	300	276,6/1156	52,3	13,7	1,8	36,4	117,0
Kichererbsen (Dose)	100	179,0/749	30,3	10,2	2,4	0	260,0
Kichererbsen, reife Kerne, getrocknet, ungekocht	100	357,2/1495	60,5	20,3	4,8	0	25,8
Kidneybohnen (Dose), gewaschen, 1 Portion	90	112,5/472	20,5	7,1	0,5	0	3,8
Kidneybohnen (Dose), rote, 1 Portion	125	115,0/481	20,9	7,3	0,5	0	4,0
Kohl, roh, 1 Portion	50	12,0/50	2,7	0,6	0,1	0	10,0
Kohlrabi, ohne Salz gekocht, 1 Portion	75	18,0/76	4,0	1,3	0,1	0	4,5
Kohl, in reichlich Wasser ohne Salz gekocht, 1 Portion	80	15,0/63	3,3	0,8	0,2	0	10,8
Kürbis, roh, 1 Portion	100	26,0/109	6,5	1,0	0,1	0	1,0
Kürbis überbacken, HTD, 1 Portion	225	221,4/927	16,9	11,7	13,1	9,1	293,7
Lauch, roh, 1 Portion	50	26,0/109	5,6	1,1	0,1	0	2,5
Limabohnen, ohne Salz gekocht, 1 Portion	80	88,8/373	15,8	6,1	0,4	0	0,8
Linsen, gekocht, 1 Portion	75	79,5/334	14,5	5,8	0	0	9,8
Löwenzahn, ohne Salz gekocht, 1 Portion	100	33,0/138	6,4	2,0	0,6	0	44,0
Maiskolben, gedämpft, 1 mittelgroßer	100	100,0/419	21,0	3,3	1,0	0	1,0
Maispüree, HTD, 1 Portion	165	133,1/557	30,5	5,1	1,2	0,6	19,5
Mais (Dose), mit Flüssigkeit, 1 Portion	125	82,5/345	19,6	2,4	0,7	0	295,0

Nährwerttabelle

	Menge in g oder wie angegeben	Energie kcal/kJ	Kohlenhydrate g	Eiweiß g	Fett g	Cholesterin mg	Natrium mg
Mangold, ohne Salz gekocht, 1 Portion	80	15,0/63	2,7	1,5	0,2	0	71,7
Maronen, frisch	100	192,5/806	41,8	2,9	1,5	0	6,0
Maronen, getrocknet	100	374,1/1148	78,0	6,6	4,1	0	11,9
Mischgemüse, tiefgefroren, ohne Salz gekocht, 1 Portion	80	52,3/219	10,9	2,6	0,2	0	43,3
Mixed Pickles (1 EL)	11	18,3/77	4,6	0,1	0+	0	89,0
Möhren, roh, 1 Portion	100	42,0/176	9,7	1,1	0,2	0	47,0
Möhren, ohne Salz gekocht, 1 Portion	75	23,3/97	5,3	0,7	0,1	0	24,8
Möhren (Dose), abgetropft, 1 Portion	75	22,5/94	5,0	0,6	0,2	0	177,0
Mungbohnensprossen, roh, 1 Portion	50	17,5/73	3,3	1,9	0,1	0	2,5
Okra, ohne Salz gekocht, 1 Portion	100	29,0/121	6,0	2,0	0,3	0	2,0
Paprikaschoten, grüne, roh, 1 große	40	9,0/38	1,9	0,5	0,1	0	5,0
Paprikaschoten, rote, roh, 1 große	45	10,2/43	2,1	0,5	0,1	0	5,7
Pastinaken, ohne Salz gekocht, 1 Portion	80	51,6/216	11,6	1,2	0,4	0	6,2
Peperoni, grüne, ohne Kerne, 1 Portion	15	5,5/23	1,4	0,2	0+	0	3,7
Pimientos (Dose), mit Flüssigkeit	17	4,2/17	0,9	0,1	0,1	0	3,9
Pommes frites, ohne Salz, 1 Portion	100	274,0/1147	36,0	4,3	13,2	0	6,0
Radieschen, 10 kleine	100	17,0/71	3,6	1,0	0,1	0	18,0
Rosenkohl, ohne Salz gekocht, 1 Portion	80	30,0/126	5,3	3,5	0,3	0	8,3
Rösti, 1 Portion	100	224,0/938	29,0	2,0	11,5	0	299,0
Rote Bete, ohne Salz gekocht, 1 Portion	80	26,7/112	6,0	0,9	0,1	0	35,8

Nährwerttabelle

	Menge in g oder wie angegeben	Energie kcal/kJ	Kohlenhydrate g	Eiweiß g	Fett g	Cholesterin mg	Natrium mg
Rote Bete (Dose), abgetropft, 1 Portion	80	30,8/129	7,3	0,8	0,1	0	196,7
Rüben, weiße, ohne Salz gekocht, 1 Portion	100	23,0/96	4,9	0,8	0,2	0	34,0
Sauerampfer, gekocht, abgetropft, 1 Portion	100	19,0/80	79	3,9	1,6	0,2	3,0
Schalotten, roh (1 Portion)	100	72,0/301	16,8	2,5	0,1	0	12,0
Selleriestangen, roh (3 kleine)	50	10,5/44	2,4	0,6	0,1	0	78,7
Sellerie (Knolle), ohne Salz gekocht, abgetropft, 1 Portion	60	8,8/37	1,9	0,5	0,1	0	55,0
Sojabohnen, gekocht, 1 Portion	100	130,0/544	10,8	11,0	5,7	0	2,0
Spargel, frischer, ohne Salz gekocht, 1 Portion	75	17,3/72	2,8	2,4	0,1	0	0,8
Spinat, roh, 1 Portion	55	14,4/60	2,4	1,8	0,2	0	39,4
Spinat, ohne Salz gekocht, abgetropft, 1 Portion	100	23,0/96	3,6	3,0	0,3	0	50,0
Spinat, tiefgefroren, gehackt, ohne Salz gekocht, 1 Portion	100	23,0/96	3,7	3,0	0,3	0	52,0
Squash, ohne Salz gebacken, 1 Portion	100	68,0/285	17,5	1,8	0,1	0	1,0
Squash, ohne Salz gekocht, püriert, 1 Portion	120	51,2/214	13,0	1,4	0,1	0	1,3
Squash, Sommersorte, ohne Salz gedünstet, abgetropft	100	14,0/59	3,1	0,9	0,1	0	1,0
Squash, Sommersorte, roh, 1 Portion	90	16,7/70	3,7	0,9	0,1	0	0,7
Squash, Wintersorte, ohne Salz gedünstet, abgetropft, 1 Portion	100	38,0/159	9,2	1,1	0,3	0	1,0
Squash, Wintersorte, ohne Salz gebacken, 4 mittelgroße	100	126,0/527	30,8	3,6	0,8	0	2,0

Nährwerttabelle

	Menge in g oder wie angegeben	Energie kcal/kJ	Kohlenhydrate g	Eiweiß g	Fett g	Cholesterin mg	Natrium mg
Steckrüben, ohne Salz gekocht, 1 Portion	100	35,0/146	8,2	0,9	0,1	0	4,0
Süßkartoffeln, gebacken, mit Schale, 1 mittelgroße	285	254,0/1063	58,5	3,8	0,9	0	22,0
Süßkartoffeln, roh, mit Schale, 1 mittelgroße	330	382,7/1602	88,3	5,7	1,3	0	33,6
Tomaten (Dose), abgetropft	100	20,8/87	4,3	1,0	0,2	0	129,0
Tomaten, roh, 1 mittelgroße	130	29,3/123	6,3	1,5	0,3	0	4,0
Tomaten (Dose), mit Flüssigkeit, 1 Portion	125	26,2/110	5,4	1,2	0,2	0	162,1
Topinambur, roh, 1 Portion	100	41,0/172	16,7	2,3	0,1	0	0
Wachsbohnen, ohne Salz gekocht, 1 Portion	100	22,0/92	4,6	1,4	0,2	0	3,0
Wasserkastanien, chinesische, roh, 16 Stück	100	79,0/331	19,0	1,4	0,2	0	20,0
Zucchini, ohne Salz gedünstet, 1 Portion	100	12,0/50	2,5	1,0	0,1	0	1,0
Zucchini, roh, 1 mittelgroße	90	16,7/70	3,7	0,9	0,1	0	0,7
Zucchini mit Blumenkohl italienisch, HTD, 1 Portion	170	47,8/200	8,0	3,4	0,9	1,3	175,9
Zwiebel, roh, 1 mittelgroße	85	33,0/138	7,5	1,3	0,1	0	8,6
Zwiebeln, getrocknet, Stückchen	100	347,3/1454	81,5	8,6	1,3	0	87,3
Zwiebeln, ohne Salz gekocht, 1 Portion	100	29,0/121	6,5	1,2	0,1	0	7,0
Getreide und Getreidegerichte							
All-Bran, 1 Portion	30	70,6/296	21,1	4,1	0,5	0	319,8
Apfelreis, HTD, 1 Portion	295	298,6/1250	57,3	5,8	5,8	0	5,1
Bran Buds, 1 Portion	30	73,1/306	21,5	3,9	0,7	0	174,1
Buchweizen, ungemahlen	100	332,4/1392	72,3	11,6	2,4	0	2,0
Bulgur	100	356,2/1491	78,9	8,6	1,4	0	4,0
Corn Flakes, 1 Portion	30	110,3/462	24,4	2,3	0,1	0	351,0

Nährwerttabelle

	Menge in g oder wie angegeben	Energie kcal/kJ	Kohlenhydrate g	Eiweiß g	Fett g	Cholesterin mg	Natrium mg
Gersten-Champignon-Schmortopf, HTD, 1 Portion	170	148,6/622	31,0	6,1	0,5	0	417,5
Gerstengraupen	100	346,3/1450	78,2	8,1	1,0	0	3,0
Haferflocken, 1 Portion	30	108,7/455	19,0	4,5	1,8	0	1,1
Haferflocken Royal, HLD, 1 Portion	375	281,1/1177	63,5	6,5	2,5	0	7,8
Hirse, alle Sorten	100	329,4/1379	72,4	10,9	3,3	0	1,0
Hirse, ungekocht, 1 Portion	50	163,5/685	36,4	4,9	1,4	0	0,5
Kleie (100%), 1 Portion	30	76,3/320	20,7	3,5	1,4	0	196,5
Milchreis mit Rosinen, HTD, 1 Portion	280	253,7/1062	52,6	8,3	1,2	2,4	67,3
Naturreis, ungekocht, 1 Portion	50	176,4/738	37,9	3,7	0,9	0	4,4
Naturreis, mit Salz gekocht, 1 Portion	150	178,5/747	38,3	3,8	0,9	0	423,0
Naturreis, salzlos gekocht, 1 Portion	150	178,5/747	38,3	3,8	0,9	0	3,0
Porridge, ohne Salz in Wasser gekocht (1 Portion)	235	146,6/614	25,5	6,1	2,4	0	2,4
Puffreis, 1 Portion	15	56,3/236	12,6	0,9	0,1	0	0,4
Puffweizen, ohne Zucker und Salz, 1 Portion	30	103,2/432	22,6	4,2	0,3	0	1,1
Reis, ungekocht, wilder, 1 Portion	30	100,1/419	21,3	4,0	0,2	0	2,0
Reis, weißer, ohne Salz gekocht, 1 Portion	150	163,4/684	36,3	3,0	0,1	0	0
Reis, weißer, ungekocht, 1 Portion	30	112,6/471	24,9	2,1	0,1	0	1,6
Reiskleie, 1 Portion	10	27,6/115	5,1	1,3	1,6	0	0
Rice Krispies, 1 Portion	30	110,9/464	24,8	1,8	0,1	0	205,6
Roggen, Vollkorn-, ungekocht	100	331,4/1387	72,8	12,0	1,7	0	1,0
Tapioka, ungekocht, 1 Portion	12	35,2/147	8,6	0,1	0+	0	0,3

Nährwerttabelle

	Menge in g oder wie angegeben	Energie kcal/kJ	Kohlenhydrate g	Eiweiß g	Fett g	Cholesterin mg	Natrium mg
Weizen, Vollkorn-, ungekocht	100	329,4/1379	69,6	12,6	2,5	0	3,0
Weizenkeime, geröstet	100	379,0/1587	49,2	28,9	10,6	0	4,0
Weizenkeime	12	36,3/152	4,7	2,7	1,1	0	0,3
Weizenkleie, 1 Portion	8	1,7/7	0,5	0,1	0+	0	0,1
Weizenschrot, ohne Salz, 1 Portion	45	158,4/663	35,9	4,9	0,6	0	0,9
Mehlsorten							
Buchweizenmehl, hell	100	344,3/1441	78,9	6,4	1,2	0	2,0
Buchweizenvollkornmehl	100	329,9/1380	67,3	11,7	2,7	0	1,0
Gerstenmehl	100	338,1/1414	72,1	10,6	1,9	0	o. A.
Grünkernmehl	100	353,3/1478	75,3	10,4	2,0	0	3,0
Hafermehl	100	382,2/1599	65,8	14,9	7,1	0	6,0
Limabohnenmehl	100	340,3/1425	62,5	21,3	1,4	0	4,0
Maismehl, nicht raffiniert	100	359,2/1504	73,9	8,9	3,4	0	1,0
Maismehl, ohne Salz gekocht, 1 Portion	240	120,0/502	25,7	2,6	0,5	0	0
Reismehl	100	361,8/1514	79,1	7,2	0,6	0	4,0
Roggenmehl Type 815	100	344,3/1440	76,6	6,9	1,0	0	1,0
Roggenvollkornmehl	100	309,4/1294	70,1	10,8	1,5	0	2,0
Sojabohnenmehl, entfettet	100	323,5/1354	37,8	46,6	0,9	0	1,0
Sojabohnenmehl, nicht entfettet	100	377,0/1578	33,0	40,9	12,0	0	1,0
Weizenauszugsmehl Type 405	100	355,7/1488	74,0	10,6	0,9	0	2,0
Weizenvollkornmehl	100	315,3/1319	66,5	12,3	2,3	0	3,3
Nudeln und Nudelgerichte							
Eiernudeln, gekocht, 1 Portion	160	200,0/837	37,3	6,6	2,4	49,6	3,2
Eiernudeln, ungekocht, 1 Portion	75	283,4/1186	52,6	9,3	3,4	68,7	3,7

Nährwerttabelle

	Menge in g oder wie angegeben	Energie kcal/kJ	Kohlenhydrate g	Eiweiß g	Fett g	Cholesterin mg	Natrium mg
Fadennudeln ohne Ei, gekocht	100	52,5/220	10,0	2,0	0,5	0	0,5
Fadennudeln ohne Ei, ungekocht	100	367,5/1539	70,0	14,0	3,5	0	3,5
Lasagne mit Tomatensauce, HTD, 1 Portion	300	330,1/1382	38,7	27,2	7,1	41,9	1229,8
Lasagne mit Weißweinsauce, HTD, 1 Portion	275	404,7/1694	43,8	32,2	10,2	54,6	442,0
Makkaroni, ungekocht, 1 Portion	50	184,5/772	37,6	6,2	0,6	0	1,0
Makkaroni, al dente gekocht, 1 Portion	140	207,3/868	42,2	7,0	0,7	0	1,4
Makkaroni, Vollkorn-, ungekocht, 1 Portion	110	405,9/1699	82,7	13,8	1,3	0	2,2
Makkaroni, weich gekocht, 1 Portion	140	155,5/651	32,2	4,8	0,6	0	1,4
Makkaroni und Käse „Lombardo", HLD, 1 Portion	145	234,3/983	29,3	19,9	3,8	26,0	396,7
Muschelnudeln, gefüllte, gratiniert, HTD, 1 Portion	390	461,5/1932	72,4	30,0	5,6	15,4	1658,1
Pasta mit Knoblauchsauce, HLD, 1 Portion	230	311,8/1305	49,4	22,8	1,9	6,2	553,0
Pasta e fagioli, HTD, 1 Portion	425	353,4/1480	62,4	21,0	3,1	3,9	354,3
Spaghetti, ungekocht, 1 Portion	35	140,4/588	28,6	4,8	0,5	0	0,8
Spaghetti-Auflauf mit Hühnerbrust, HTD, 1 Portion	180	208,5/873	26,6	18,9	1,9	45,9	117,8
Spaghetti, al dente gekocht (8–10 Minuten), 1 Portion	145	217,6/911	44,3	7,4	0,7	0	1,5
Spaghetti, weich gekocht (14–20 Minuten), 1 Portion	150	166,5/697	34,5	5,1	0,6	0	1,5
Spaghetti „Romanoff", HTD, 1 Portion	340	263,0/1101	37,1	19,4	3,6	10,1	931,0
Spinatnudeln ohne Ei, ungekocht	100	367,5/1539	70,0	14,0	3,5	0	3,5
Tini Linguini, HLD, 1 Portion	230	380,3/1592	47,2	31,6	6,3	45,8	746,0

Nährwerttabelle

	Menge in g oder wie angegeben	Energie kcal/kJ	Kohlenhydrate g	Eiweiß g	Fett g	Cholesterin mg	Natrium mg
Eier und Eierspeisen							
Ei, roh, 1 mittelgroßes	48	76,1/319	0,6	5,8	5,3	264,1	66,7
Eigelb, roh, 1 Stück	17	54,9/230	0,1	2,5	4,9	221,2	10,7
Eiweiß, roh, 1 mittelgroßes	31	15,2/64	0,4	3,1	0	0	47,2
Eipulver, 1 Portion	5	41,6/174	0,3	3,2	2,9	134,3	36,5
Eiweißflocken	100	348,3/1458	4,2	76,3	0	0	1147,0
Ei, hart gekocht, 1 mittelgroßes	48	75,8/317	0,6	5,8	5,3	263,0	66,4
Ei, pochiert, 1 mittelgroßes	48	75,4/316	0,6	5,8	5,3	261,6	140,5
Eieromelett, 1 mittelgroßes	60	91,8/384	1,3	5,8	6,9	240,6	150,4
Entenei, roh, 1 mittelgroßes	75	136,9/569	1,0	9,5	10,2	654,2	108,0
Gänseei, roh, 1 mittelgroßes	90	166,5/697	1,3	12,5	12,0	766,8	124,1
Lachs-Rührei, HTD, 1 Portion	100	64,4/270	3,1	8,9	1,6	6,0	970,9
Putenei, roh, 1 mittelgroßes	80	136,8/573	0,9	11,0	9,5	746,4	121,0
Rührei à la Haas, HLD, 1 Portion	125	239,3/1002	33,9	16,4	4,4	4,6	824,6
Rührei mit Champignons und Zwiebeln, HTD, 1 Portion	140	97,6/409	5,4	13,7	2,1	5,9	322,9
Rührei mit Käse, HTD, 1 Portion	125	98,4/412	4,0	12,7	3,2	10,8	344,8
Rührei von 1 mittelgroßem Ei	75	111,0/465	1,6	7,0	8,3	291,0	181,9
Spiegelei, 1 mittelgroßes	50	90,0/377	0,5	5,8	6,9	267,0	156,5
Trockeneigelb	100	681,7/2854	1,4	30,3	60,8	2905,3	89,9
Trockeneiweiß	100	373,1/1562	4,5	81,8	0+	0	1228,8
Trockenvollei	100	586,8/2455	2,4	46,0	41,8	1920,0	521,0

Nährwerttabelle

	Menge in g oder wie angegeben	Energie kcal/kJ	Kohlenhydrate g	Eiweiß g	Fett g	Cholesterin mg	Natrium mg
Fische und Meeresfrüchte							
Aal, frisch	100	209/875	0	9	18	55	70
Anchovisfilets, ohne Öl eingelegt, leicht gesalzen	100	174,6/731	0,3	19,1	10,2	54,6	816,6
Anchovispaste	100	198,4/830	4,3	19,8	11,3	70,8	7229,1
Austern, roh, ausgelöst	100	65,5/274	3,4	8,3	1,8	49,6	72,4
Austern (Glas), mit Flüssigkeit	100	75,4/316	4,9	8,4	2,2	44,7	377,0
Bachforelle, roh	100	100,2/419	0	19,1	2,1	48,6	46,6
Barracuda, roh	100	112,1/469	0	20,8	2,6	54,6	39,7
Bonito (Thunfischart), roh	100	166,7/698	0	23,8	7,2	54,6	39,7
Bückling	100	194,5/814	0	19,4	12,3	95,3	6182,6
Fischmarinade, HLD, 1 Portion	170	270,8/1134	5,4	32,9	6,9	90,7	264,7
Fischstäbchen, gegart	100	174,6/731	6,4	16,5	8,8	46,6	175,6
Flunder, gebacken	100	200,4/839	0	29,8	8,1	89,3	235,2
Flußbarsch, roh	100	117,1/490	0	19,2	4,0	54,6	49,6
Hecht, roh	100	89/373	0	18	1	30	63
Heilbutt, gegrillt	100	169,7/710	0	25,0	6,9	59,5	133,0
Heilbutt, roh	100	110/461	0	20	2	50	67
Hering, Bismarck-	100	231,2/968	0	20,2	15,0	99,2	6182,6
Hering, grün (Dose), mit Flüssigkeit	100	206,4/864	0	19,7	13,5	96,2	73,4
Hering in Tomatensauce (Dose)	100	174,6/731	3,7	15,7	10,4	77,4	73,4
Hummer, gedünstet	30	25,8/108	0,1	4,8	0,5	23,8	60,1
Hummerpaste	100	178,6/748	1,5	20,6	9,3	170,7	138,9
Jakobsmuscheln, gedünstet	100	112,0/469	4,5	23,2	1,4	35,0	262,0
Jakobsmuscheln, tiefgefroren, gebraten	100	192,5/806	10,4	17,9	8,3	40,7	119,1
Kabeljau, gegrillt	100	168,7/706	0	28,3	5,3	80,4	109,1
Kabeljau, roh	100	77,4/324	0	17,5	0,3	49,6	69,5

Nährwerttabelle

	Menge in g oder wie angegeben	Energie kcal/kJ	Kohlenhydrate g	Eiweiß g	Fett g	Cholesterin mg	Natrium mg
Karpfen, roh	100	114,1/478	0	17,9	4,2	54,6	49,6
Kaviar vom Stör, 1 Portion	20	52,4/219	0,7	5,4	3,0	60,0	440,0
Krabben (Garnelen), roh	100	96/400	0	19	1	138	146
Krabben, gebraten	100	223,3/935	9,9	20,1	10,7	148,8	184,6
Krabbenfleisch, au gratin, HLD, 1 Portion	380	439,7/1841	45,2	35,8	10,1	108,2	812,9
Krabbenförmchen, gratinierte, HTD, 1 Portion	170	229,7/962	17,9	30,0	3,6	153,8	390,4
Krabben (Dose), abgetropft	100	115,1/482	0,7	24,0	1,1	148,8	138,9
Krabben (Dose), mit Flüssigkeit	100	79,4/332	0,8	16,1	0,8	133,0	138,9
Krebs (Dose)	100	100,2/419	1,1	17,3	2,5	100,2	992,2
Krebs, gedünstet	100	92,3/386	0,5	17,2	1,9	99,2	208,4
Lachs, gegrillt	100	180,6/756	0	26,8	7,3	46,6	115,1
Lachs (Dose), mit Flüssigkeit, gesalzen	100	139,9/586	0	20,3	5,9	34,7	384,0
Lachs (Dose), mit Flüssigkeit, ohne Salz	100	139,9/586	0	20,3	5,9	34,7	63,5
Lachs, gedünstet in Sherry, HTD, 1 Portion	210	247,1/1035	8,9	27,7	7,7	46,6	189,8
Makrele, mit Butter gegrillt	100	234,2/980	0	21,6	15,7	100,2	73,4
Makrele (Dose), mit Flüssigkeit	100	181,6/760	0	19,2	11,0	93,3	73,4
Matjeshering	150	428/1798	0	24	35	90	3750
Miesmuscheln (Glas), abgetropft	100	113,1/473	1,5	18,1	3,3	44,7	286,8
Ölsardinen (Atlantik), abgetropft	100	201,4/843	0	23,8	11,0	138,9	816,6
Ölsardinen (Pazifik), abgetropft	100	201,4/843	0	23,8	11,0	119,1	816,6
Räucherhering, gesalzen	100	209,4/877	0	22,0	12,8	108,2	6182,6
Räucherlachs	100	174,6/731	0	21,4	9,2	37,7	6182,6
Renke, 1 Portion, roh	200	104/440	0	20	2	60	40

Nährwerttabelle

	Menge in g oder wie angegeben	Energie kcal/kJ	Kohlenhydrate g	Eiweiß g	Fett g	Cholesterin mg	Natrium mg
Rogen vom Lachs, Stör oder Steinbutt	100	205,4/860	1,4	25,0	10,3	357,2	72,4
Schellfisch, gebraten	100	163,7/685	5,8	19,4	6,4	63,5	175,6
Schellfisch, geräuchert	100	102,2/428	0	23,0	0,4	75,4	6182,6
Schellfisch, roh	100	78,4/328	0	18,2	0,1	59,5	60,5
Schwertfisch, gegrillt	100	172,6/723	0	27,8	6,0	79,4	133,0
Seebarsch, roh	100	92,3/386	0	19,1	1,2	54,6	67,5
Seelachs, roh	100	215,3/901	0	22,3	13,3	38,7	73,4
Seelachs (Dose), mit Flüssigkeit	100	201,4/843	0	21,5	12,1	36,7	73,4
Steinbutt, roh	100	81,4/341	0	17,3	0,9	54,6	60,5
Thunfisch (Dose), mit Öl	100	304/1270	0	24	21	70	360
Thunfisch (naturell, mit Salz eingelegt), mit Flüssigkeit	100	126,0/527	0	27,8	0,8	62,5	868,2
Thunfisch (naturell, ohne Salz eingelegt), mit Flüssigkeit	100	126,0/527	0	27,8	0,8	62,5	40,7
Venusmuscheln (Glas), abgetropft	100	97,2/407	1,9	15,7	2,5	62,5	119,1
Venusmuscheln (Glas), mit Flüssigkeit	100	51,6/216	2,8	7,8	0,7	31,8	565,6
Wels, roh	100	102,2/428	0	17,5	3,1	54,6	59,5
Fleisch, Wild und Wurstwaren*							
Club-Steak (Rippenstück), mager, gegrillt	100	242,1/1014	0	29,4	12,9	90,3	71,9
Corned Beef	100	290,7/1217	0	15,7	24,8	67,5	1289,9
Frankfurter Würstchen, gekocht	100	301,6/1263	1,6	12,3	27,0	61,5	1091,5
Hackfleisch vom Rind, mager, gegart	100	283,8/1188	0	24,0	20,1	93,3	58,8
Hase, roh	100	124/517	0	22	3	65	50
Hirn, alle Sorten, roh	100	124,0/519	0,8	10,3	8,5	1984,5	124,0

* Falls nicht anders angegeben, besteht 1 Portion jeweils aus 100 g Wurst bzw. Fleisch.

Nährwerttabelle

	Menge in g oder wie angegeben	Energie kcal/kJ	Kohlenhydrate g	Eiweiß g	Fett g	Cholesterin mg	Natrium mg
Kalbfleisch Scallopini, HLD, 1 Portion	350	477,0/1997	33,4	43,3	14,1	107,7	744,3
Kalbsbries, geschmort	100	166,7/698	0	32,3	3,2	462,4	115,1
Kalbsleber, gebraten	100	259,0/1084	4,0	29,3	13,1	434,6	117,1
Kalbslende, gegrillt	100	232,2/972	0	26,2	13,3	100,2	64,2
Kaninchen, roh	100	166/696	0	21	8	70	47
Knackwurst	100	305,6/1279	1,8	11,8	27,6	57,5	1002,2
Kochsalami	100	248,1/1039	2,3	13,8	19,9	64,5	1056,7
Kronfleisch, mager, geschmort	100	194,5/814	0	30,3	7,2	93,3	53,0
Lammkeule, mager, als Braten	100	184,6/773	0	28,5	6,9	99,2	69,8
Lammkoteletts, mager, gegrillt	100	209,4/877	0	27,0	10,4	99,2	66,1
Lammrücken, mager, gegrillt	100	195,5/818	0	27,8	8,5	99,2	68,1
Leberwurst (Schwein)	100	323,5/1354	2,2	14,0	28,3	156,8	853,3
Porterhouse Steak, mager, gegrillt	100	222,3/930	0	30,0	10,4	90,3	73,4
Räucherspeck, gegrillt oder gebraten	100	594,0/2487	3,2	26,3	52,0	89,0	1021,0
Reh oder Hirsch, mager, roh	100	125,0/523	0	20,8	4,0	64,5	89,3
Rehkeule, roh	100	106/444	0	21	1	110	60
Rehrücken, roh	100	132/553	0	22	4	110	84
Rinder-Schulterbraten, mager	100	212,3/889	0	29,8	9,4	90,3	52,1
Rinderbraten (Blume), mager	100	206,4/864	0	28,9	9,2	90,3	70,7
Rinderherz, mager, geschmort	100	186,5/781	0,7	31,1	5,7	271,9	103,2
Rinderleber, gebraten	100	227,2/951	5,3	26,2	10,5	434,6	182,6
Rinderzunge, geschmort	100	242,1/1014	0,4	21,3	16,6	93,3	60,5
Schinken, gekocht	100	180,6/337	3,1	17,5	10,5	56,6	1306,8
Schinkenbraten, mager, leicht geräuchert	100	185,5/777	0	25,1	8,7	87,3	898,7

Nährwerttabelle

	Menge in g oder wie angegeben	Energie kcal/kJ	Kohlenhydrate g	Eiweiß g	Fett g	Cholesterin mg	Natrium mg
Schweinebraten, magere Stücke	100	234,2/981	0	27,8	12,8	87,3	68,1
Schweineleber, gebraten	100	239,1/1001	2,5	29,7	11,4	434,6	110,1
Schweinelende, mager, gegrillt	100	267,9/1122	0	30,4	15,3	87,3	74,4
Schweinezunge, geschmort	100	251,0/1050	0,5	21,8	17,3	87,3	60,5
Sirloin-Steak (Roastbeef), mager, gegrillt	100	205,4/860	0	31,9	7,6	90,3	78,3
Spareribs, mittelfett, geschmort (ohne Knochen)	100	436,6/1828	0	20,6	38,6	88,3	36,1
T-Bone-Steak, mager, gegrillt	100	221,3/926	0	30,2	10,2	90,3	73,9
Wiener Würstchen (Dose)	100	267,9/1122	2,0	10,2	25,0	51,6	945,6
Geflügel und Wildgeflügel							
Ente, alle eßbaren Teile, roh	100	323,5/1354	0	15,9	28,4	97,2	73,4
Ente, Fleisch ohne Haut, roh	100	131,0/548	0	18,2	5,9	76,4	73,4
Fasan, Fleisch mit Haut, roh	100	179,6/753	0	22,5	9,2	70,4	39,7
Fasan, Fleisch ohne Haut, roh	100	132,0/553	0	23,4	3,6	65,5	36,7
Gans, roh	100	364/1523	0	16	31	75	86
Gans, Fleisch mit Haut, im Ofen gebraten	100	302,6/1267	0	25,0	21,7	90,3	69,5
Gans, Fleisch ohne Haut, im Ofen gebraten	100	236,2/989	0	28,8	12,6	95,3	75,4
Hähnchenbrust, mit Haut, gebraten	100	220,3/922	1,6	31,6	8,8	88,3	75,4
Hähnchenfleisch, ohne Haut, gebraten	100	217,3/910	1,7	30,4	9,0	93,3	90,3
Hähnchenfleisch, ohne Haut, gegrillt	100	134,9/565	0	23,6	3,8	86,3	65,5
Hähnchen, dunkles Fleisch, ohne Haut, im Ofen gebraten	100	174,6/731	0	27,8	6,3	85,9	85,3
Hähnchen, helles Fleisch, ohne Haut, im Ofen gebraten	100	164,7/689	0	31,4	3,4	85,9	63,5

Nährwerttabelle

	Menge in g oder wie angegeben	Energie kcal/kJ	Kohlenhydrate g	Eiweiß g	Fett g	Cholesterin mg	Natrium mg
Hähnchen, helles Fleisch, ohne Haut, roh	100	117,0/490	0	23,4	1,9	78,0	50,0
Hähnchenherzen, gekocht	100	183,6/769	0,1	26,2	7,8	240,1	47,6
Hähnchenleber, gekocht	100	155,8/652	0,9	24,2	5,4	626,1	50,6
Hähnchenmägen, gekocht	100	151,8/635	1,1	26,9	3,7	192,5	66,5
Hähnchen, süß-sauer, HLD, 1 Portion	400	491,1/2056	76,6	37,5	4,3	98,2	405,4
Hühnerklein, roh	100	126,0/527	1,1	18,0	5,0	234,2	76,4
Kapaun (junger Hahn), Fleisch und Haut, roh	100	232,2/972	0	18,7	17,0	74,4	44,7
Küken, Fleisch ohne Haut, im Ofen gebraten	100	183,0/766	0	29,5	6,3	71,0	77,0
Küken, gefüllte, HTD, 1 Portion	325	487,6/2041	44,2	45,5	14,4	101,4	242,5
Putenbrust, roh	100	115/483	0	24	1	60	46
Putenkeule, roh	100	125/521	0	21	4	75	86
Truthahnleber, gekocht	100	167,7/702	3,4	23,8	5,9	621,1	63,5
Truthahnmägen, gekocht	100	175,6/735	2,1	26,6	6,1	224,2	54,6
Truthahn, Fleisch mit Haut, im Ofen gebraten	100	206,4/864	0	27,9	9,6	81,4	67,5
Truthahn, Fleisch ohne Haut, im Ofen gebraten	100	168,7/706	0	29,1	5,0	75,4	69,5
Wildente, alle eßbaren Teile, roh	100	231,2/968	0	20,9	15,7	97,2	73,4
Wildente, Fleisch ohne Haut, roh	100	136,9/573	0	21,1	5,2	80,4	73,4
Aufläufe, Pies und kombinierte Gerichte							
Auberginenröllchen, gefüllte, HTD, 1 Portion	280	202,1/846	31,5	13,3	3,2	9,0	950,2
Auberginen mit Kalbfleischfüllung, HTD, 1 Portion	230	187,6/785	21,6	12,4	6,9	28,8	128,9
Bohnen mit Kräutern, gebackene, HTD, 1 Portion	250	235,4/986	41,0	14,3	2,5	3,4	262,9

Nährwerttabelle

	Menge in g oder wie angegeben	Energie kcal/kJ	Kohlenhydrate g	Eiweiß g	Fett g	Cholesterin mg	Natrium mg
Bohnen-Reis-Auflauf, HTD, 1 Portion	170	178,7/748	25,2	13,9	2,7	9,8	295,7
Brokkoli mit Reis und Sauce Hollandaise, HLD, 1 Portion	220	140,6/589	20,3	10,8	2,4	4,8	180,3
Brokkoli-Nudel-Auflauf, HTD, 1 Portion	240	311,3/1303	50,1	19,3	3,8	6,7	403,4
Chili con carne, HTD, 1 Portion	295	343,2/1436	34,7	28,2	10,5	68,7	576,6
Chili-Huhn, HLD, 1 Portion	200	148,5/622	26,4	9,2	1,8	12,5	444,5
Chili-Pie, HLD, 1 Portion	230	247,1/1035	48,4	12,9	1,6	0,3	305,4
Chop Suey mit Fleisch (Dose), 1 Portion	250	155,0/649	10,5	11,0	8,0	30,0	1377,5
Coq-au-Vin-Auflauf, HLD, 1 Portion	200	257,2/1076	29,1	17,4	3,0	25,9	180,7
Curry-Hähnchen, HLD, 1 Portion	390	464,8/1946	80,1	28,6	4,5	53,6	582,9
Curry-Muffins mit Reis und Hähnchenfleisch, HTD, 1 Stück	130	130,4/546	15,9	12,0	1,9	23,8	116,8
Gemüse italienisch, überbackenes, HLD, 1 Portion	210	94,9/397	14,9	5,1	2,1	3,9	658,6
Gemüse-Reis-Auflauf, HTD, 1 Portion	220	190,2/796	36,1	8,4	2,1	4,5	430,3
Hähnchenauflauf, HLD, 1 Portion	190	340,7/1426	42,8	26,4	6,0	42,4	300,8
Hähnchen-Mais-Frittata, HLD, 1 Portion	160	160,6/672	13,8	20,9	2,7	35,3	179,6
Imam Bayildi, HLD, 1 Portion	160	121,7/509	22,4	4,2	1,3	2,0	388,8
Kartoffelauflauf, HLD, 1 Portion	340	283,1/1185	55,4	13,2	1,5	5,5	208,3
Kartoffel-Käse-Soufflé, HTD, 1 Portion	200	146,4/613	19,6	12,9	1,7	5,7	288,7
Kartoffeln mit Truthahn, gebackene, HTD, 1 mittelgroße	410	465,7/1950	54,9	41,6	8,7	77,4	465,3

Nährwerttabelle

	Menge in g oder wie angegeben	Energie kcal/kJ	Kohlenhydrate g	Eiweiß g	Fett g	Cholesterin mg	Natrium mg
Kartoffelsoufflé mit Früchten, HTD, 1 Portion	215	227,5/953	54,5	3,1	0,8	0,3	32,8
Kartoffel-Zwiebel-Pie, HTD, 1 Portion	180	143,6/601	17,1	12,2	3,0	8,6	465,5
Kohlrouladen, gefüllte, HLD, 1 Portion	265	163,6/685	31,8	5,7	1,8	3,0	697,3
Linsen-Reis-Topf, HTD, 1 Portion	235	251,7/1054	39,6	16,1	3,5	7,0	573,4
Makkaroni und Bohnen italienisch, HLD, 1 Portion	200	112,9/473	19,9	5,3	1,6	2,6	324,0
Melanzane al forno (Gebackene Auberginen), HLD, 1 Portion	275	131,2/549	24,7	7,6	1,9	3,0	355,5
Mexikanischer Reistopf, HTD, 1 Portion	230	192,5/806	32,3	11,8	1,8	21,5	214,4
Möhren-, Kartoffel-Gratin, HTD, 1 Portion	130	124,6/522	22,9	4,6	1,8	3,8	180,4
Moussaka, HLD, 1 Portion	390	380,9/1595	53,6	27,9	4,5	15,0	692,7
Nudelauflauf, HTD, 1 Portion	275	320,4/1342	48,0	20,9	5,1	8,0	682,7
Paprika, gefüllte HTD, 1 Stück	235	252,8/1058	33,7	11,4	8,7	5,6	230,7
Paprika mit Rindfleisch-Brötchen-Füllung, 1 mittelgroße	190	324,7/1360	32,1	24,8	10,5	72,6	599,7
Paprikaschoten italienisch, gefüllte, HLD, 1 Stück	425	420,1/1759	76,4	22,8	3,3	3,9	910,0
Ranchero Chili (Bohnentopf), HLD, 1 Portion	235	182,9/766	34,9	10,9	0,9	0	185,1
Ratatouille glasiert, HLD, 1 Portion	185	109,0/456	17,6	5,5	2,1	5,2	153,8
Reis-Apfel-Curry, HTD, 1 Portion	210	157,7/660	29,6	5,1	2,5	8,1	55,0
Reis-Mais-Pfanne mit Frühlingszwiebeln, HTD, 1 Portion	245	234,0/980	51,8	6,1	1,7	0	112,7

Nährwerttabelle

	Menge in g oder wie angegeben	Energie kcal/kJ	Kohlenhydrate g	Eiweiß g	Fett g	Cholesterin mg	Natrium mg
Reis mit Hähnchen, HLD, 1 Portion	220	305,1/1277	39,0	24,0	5,2	53,1	276,4
Reis mit Hähnchen und Brokkoli, HTD, 1 Portion	245	225,4/944	34,0	17,1	2,4	32,2	180,9
Reis mit Hähnchen und Gemüse, HTD, 1 Portion	200	188,8/791	33,6	9,6	1,6	16,1	208,3
Reis-Pie mit Hähnchenfleisch, HTD, 1 Portion	190	192,1/804	21,8	17,8	3,3	29,5	270,8
Reis- und Gemüseauflauf, indischer, HLD, 1 Portion	260	206,6/865	34,7	10,9	3,3	8,8	464,2
Reis und Hüttenkäse, HLD, 1 Portion	190	181,8/761	24,7	12,9	3,2	9,7	370,0
Spaghetti mit Tomatensauce und Käse (Dose), 1 Portion	220	168,1/704	34,1	4,9	1,3	6,6	845,1
Spinat-Käse-Pie, HLD, 1 Portion	210	132,8/556	7,7	19,3	2,8	8,6	582,4
Spinatnudel-Auflauf, HLD, 1 Portion	190	234,3/981	33,4	17,4	3,3	7,1	520,8
Süßkartoffel-Füllung, HTD, 1 Portion	165	235,3/985	28,1	6,3	12,5	0,8	239,2
Tabbouleh, HTD, 1 Portion	275	204,0/854	44,1	7,3	0,8	0	357,5
Thunfischauflauf Suprême, HLD, 1 Portion	200	253,7/1062	30,9	20,1	4,6	31,6	207,2
Thunfisch-Muffin, HLD, 1 Stück	120	129,4/542	14,8	13,4	1,5	22,8	147,0
Tomaten-Brokkoli-Pie, HTD, 1 Stück	185	124,5/521	11,8	12,7	3,3	9,7	386,6
Tomaten-Lachs-Auflauf, HLD, 1 Portion	170	206,4/864	29,7	14,3	3,7	13,8	348,0
Tomaten, gefüllte, HLD, 1 Portion	310	276,0/1159	1156	56,5	12,2	3,5	380,9
Weiße Bohnen und Pasta italienisch, HLD, 1 Portion	200	112,9/473	19,9	5,3	1,6	2,6	324,0
Zucchini, gefüllt mit Cannellini, HLD, 1 Portion	300	358,3/1500	64,4	20,4	3,3	4,5	196,6

Nährwerttabelle

	Menge in g oder wie angegeben	Energie kcal/kJ	Kohlenhydrate g	Eiweiß g	Fett g	Cholesterin mg	Natrium mg
Zucchini-Mais-Gratin, HTD, 1 Portion	460	328,4/1375	57,6	20,6	5,4	12,7	431,7
Zucchini-Würfel, HLD, 1 mittelgroßer	30	28,7/120	3,9	2,2	0,6	1,1	84,3
Pizza und Pfannkuchen							
Bananenpfannkuchen, HTD, 2 Stück	230	259,2/1085	59,4	7,2	1,5	0,8	39,5
Buchweizenpfannkuchen, HLD, 6 Stück	200	244,1/1022	41,9	15,6	2,0	2,4	824,2
Buchweizenpfannkuchen, mit Ei und Milch, 3 Stück	135	270,0/1130	32,1	9,2	12,3	89,1	626,4
Kartoffel-Laibchen, HTD, 1 Stück	170	124,8/522	24,0	6,0	0,7	1,3	130,3
Maispfannkuchen, HLD, 2 Stück	240	264,8/1109	57,1	10,0	1,5	1,7	68,6
Pfannkuchen „Hawaii", HTD, 2 große	185	242,4/1015	42,3	5,2	6,6	0,8	39,9
Pizza mit Käse, 1 Stück	100	245,0/1026	36,3	9,2	6,8	18,0	633,0
Pizza mit Käse und Salami, 1 Stück	100	282,0/1181	27,4	12,9	13,3	29,0	668,0
Pizza mit Salami, 1 Stück	100	234,0/980	29,6	7,8	9,3	19,0	729,0
Zimtschnitten, HTD, 2 Stück	100	150,2/629	26,4	9,4	1,5	2,6	310,8
Früchte							
Ananas, frisch, 1 Scheibe	100	49,0/205	12,4	0,4	0,4	0	1,0
Ananas, getrocknet	100	260,0/1087	67,8	3,1	0,7	0	15,9
Ananas (Dose), ohne Zucker, mit Flüssigkeit, 1 Scheibe	135	79,9/334	20,9	0,5	0,1	0	1,3
Apfel, 1 mittelgroßer, geschält	150	85,5/358	22,2	0,1	0,4	0	1,7
Apfel, getrocknet, ohne Zucker gekocht	100	56,6/237	15,2	0,2	0,1	0	19,8
Apfel, getrocknet und geschwefelt	100	241,1/1009	65,4	0,9	0,3	0	86,3

Nährwerttabelle

	Menge in g oder wie angegeben	Energie kcal/kJ	Kohlenhydrate g	Eiweiß g	Fett g	Cholesterin mg	Natrium mg
Apfelmus, HTD, 1 Portion	210	140,9/590	35,4	0,7	0,6	0	2,9
Apfelmus (Dose), ohne Zucker, 1 Portion	120	50,0/209	13,2	0,2	0,2	0	2,5
Aprikosen, frisch	100	47,6/199	11,0	1,4	0,4	0	0,9
Aprikosen, getrocknet	100	236,2/989	61,3	3,6	0,5	0	9,9
Aprikosen (Dose), mit Flüssigkeit	210	123,8/518	31,7	1,5	0	0	10,3
Avocado, entsteint, 1 Portion	150	241,5/1012	11,1	3,0	22,9	0	15,0
Backpflaumen, 1 große	11	25,5/107	6,7	0,2	0	0	0,8
Backpflaumenkompott, ohne Zucker, 1 Portion	110	137,8/577	36,6	1,2	0,2	0	2,2
Bananen, 1 mittelgroße	150	138,0/578	35,1	1,5	0,8	0	2,0
Bananenpüree	100	84,0/352	21,8	1,1	0,2	0	1,3
Birnen, ungeschält, 1 mittelgroße	200	118,0/494	30,2	0,8	0,8	0	0
Birnen (Dose), ohne Zucker, mit Flüssigkeit	100	50,0/209	12,9	0,3	0,1	0	4,0
Brombeeren, frisch	100	51,6/216	12,7	0,7	0,4	0	0,7
Datteln, getrocknet, ohne Zucker	100	272,9/1143	72,9	2,0	0,4	0	3,0
Erdbeeren, frisch	100	29,8/125	6,9	0,6	0,4	0	1,0
Feigen, getrocknet	100	253,0/1059	64,9	3,1	1,2	0	10,9
Fruchtcocktail (Dose), ohne Zucker, mit Flüssigkeit	110	35,6/149	9,4	0,4	0,1	0	4,4
Granatäpfel, Fruchtfleisch, 1 mittelgroßer	100	68,0/285	17,2	0,9	0,3	0	3,0
Grapefruit, 1/2 mittelgroße	100	32,0/134	8,1	0,6	0,1	0	1,0
Grapefruit (Dose), ohne Zucker, mit Flüssigkeit	100	36,0/151	9,1	0,6	0,1	0	2,0
Guaven, frisch, 1 mittelgroße	100	51,0/213	11,9	0,8	0,6	0	3,0
Heidelbeeren, frisch	100	55,6/233	14,0	0,7	0,4	0	6,0
Heidelbeeren, tiefgefroren, ohne Zucker	100	50,6/212	12,1	0,4	0,6	0	0,9

Nährwerttabelle

	Menge in g oder wie angegeben	Energie kcal/kJ	Kohlenhydrate g	Eiweiß g	Fett g	Cholesterin mg	Natrium mg
Himbeeren, frisch	100	72,6/304	15,5	1,5	1,4	0	0,7
Holunderbeeren, frisch	100	72,4/303	18,3	0,7	0,5	0	0
Honigmelone, ¼ mittelgroße	150	52,5/219	13,8	0,8	0,1	0	15,0
Johannisbeeren, rot, frisch	150	65/273	14	2	0	0	3
Johannisbeeren, schwarz, frisch	100	62,5/262	15,3	1,4	0,4	0	2,0
Kakipflaumen, 1 mittelgroße	100	127,0/532	33,5	0,8	0,4	0	1,0
Kirschen, frisch	100	71,4/299	16,5	1,2	1,0	0	1,5
Kiwi, 1 mittelgroße	100	55/231	11	1	1	0	4
Kumquats, 5 mittelgroße	100	63,0/264	16,4	0,9	0,1	0	6,0
Longans, frisch	100	59,5/249	15,0	1,3	0,1	0	0
Loquats, frisch	100	47,0/197	12,1	0,4	0,2	0	1,0
Lychees, frisch	100	65,5/274	16,4	0,8	0,4	0	1,0
Mandarinen (verschiedene Sorten), 2 kleine	100	44,0/184	11,2	0,6	0,2	0	1,0
Mangos, 1/2 mittelgroße	100	65,0/272	17,0	0,5	0,3	0	2,0
Maraschinokirschen (Glas), mit Flüssigkeit	100	115,1/482	29,2	0,2	0,2	0	1,0
Navelorangen, geschält, 1 kleine	150	69,0/289	17,4	1,5	0,1	0	1,5
Nektarinen, 2 mittelgroße	100	49,0/205	11,8	0,9	0,5	0	0
Netzmelone, 1/4 mittelgroße	100	34,7/145	8,3	0,9	0,3	0	8,9
Oliven, grüne	100	114,5/479	1,5	1,5	12,2	0	2381,4
Oliven, schwarze, in Salzlake	100	332,2/1391	8,5	1,9	35,2	0	3267,2
Orangen, geschält, 1 mittelgroße	200	92,0/385	23,0	1,4	0,4	0	0
Orangenschale, gerieben	100	79,4/332	15,9	1,6	0,4	0	4,0
Papaya, 1/3 mittelgroße	100	39,0/163	9,8	0,6	0,1	0	3,0
Pfirsiche, 1 mittelgroßer	100	43,0/180	11,1	0,7	0,1	0	0,9
Pfirsiche, getrocknet, geschwefelt	100	237,1/993	60,8	3,6	0,8	0	6,9

Nährwerttabelle

	Menge in g oder wie angegeben	Energie kcal/kJ	Kohlenhydrate g	Eiweiß g	Fett g	Cholesterin mg	Natrium mg
Pfirsiche (Dose), ohne Zucker, mit Flüssigkeit	100	44,0/184	11,6	0,6	0	0	4,0
Pflaumen, 2 mittelgroße	100	66,0/276	17,8	0,5	0	0	2,0
Preiselbeeren, frisch	100	48,6/203	12,6	0,4	0,2	0	1,0
Quitten, frisch	100	57,0/239	15,3	0,4	0,1	0	4,0
Rosinen, kernlos	100	297,7/1246	78,5	3,2	0,5	0	11,9
Sauerkirschen, rot, frisch	100	49,6/208	12,1	1,0	0,3	0	3,0
Stachelbeeren, frisch	100	43,7/183	10,1	0,9	0,6	0	1,0
Süßkirschen (Dose)	100	45,6/191	11,7	0,8	0,1	0	1,0
Trauben, ca. 36 Stück	160	113,6/476	28,5	1,1	1,0	0	3,2
Trauben, kernlos (Dose), ohne Zucker, mit Flüssigkeit	100	39,7/166	10,2	0,5	0,1	0	6,0
Wassermelone, 1 Scheibe	600	192,0/804	43,2	3,6	2,4	0	12,0
Wintermelone, 1 Scheibe	100	26,0/109	6,2	0,9	0,1	0	12,0
Zitronen, geschält, 1 mittelgroße	100	29,0/121	9,3	1,1	0,3	0	2,0
Zwetschgen (Glas), ohne Zucker, mit Flüssigkeit	100	41,0/172	11,0	0,4	0	0	1,0
Süßspeisen und Desserts, Kuchen							
Süßspeisen und Desserts							
Apfelauflauf, französischer, HLD, 1 Portion	200	261,5/1095	58,2	6,3	1,5	0,5	43,7
Bananen, gebackene, HLD, 1 Portion	150	155,0/649	39,7	1,4	0,6	0	5,2
Bananen-Nudel-Eiercreme, HLD, 1 Portion	260	324,0/1356	65,9	14,5	1,5	4,0	154,7
Bratapfel, HLD, 1 mittelgroßer	295	302,6/1267	77,3	2,5	1,1	0	9,2
Fruchteis	100	151/632	30,8	1,3	2,1	o. A.	19,0
Götterspeise, 1 Portion	120	70,9/297	16,9	1,8	0	0	61,3
Kürbis-Pie ohne Kruste, HLD, 1 Stück	140	163,0/682	34,0	6,2	0,5	1,8	104,3

Nährwerttabelle

	Menge in g oder wie angegeben	Energie kcal/kJ	Kohlen-hydrate g	Eiweiß g	Fett g	Chole-sterin mg	Natrium mg
Kürbis-Reis-Pudding, HTD, 1 Portion	185	178,7/748	36,6	7,4	0,7	1,7	76,7
Milchreis mit Rosinen, 1 Portion	95	141,1/591	25,8	3,5	3,0	10,6	68,6
Nudelpudding, HLD, 1 Portion	115	207,2/867	46,3	6,0	0,9	0,6	40,5
Preiselbeer-Dessert, HLD, 1 Portion	40	51,4/215	13,1	0,3	0,1	0	1,1
Reis-Früchte-Eiercreme, HLD, 1 Portion	245	258,2/1081	51,9	12,0	0,8	4,1	157,2
Schokoladenpudding, aus Pulver mit Milch gekocht, 1 Portion	130	161,2/675	29,6	4,4	3,9	15,6	167,7
Softeis	100	121/506	19,8	4,6	2,3	o. A.	72,0
Speiseeis, Eiscreme (deutsch)	100	208/870	20,2	3,9	11,7	o. A.	61,0
Speiseeis, 10% Fett (amerikanisch)	65	134,3/562	15,9	2,4	7,2	29,9	58,1
Speiseeis, 12% Fett (amerikanisch)	65	137,7/567	13,7	2,7	8,3	30,6	26,6
Speiseeis, 16% Fett (amerikanisch)	75	174,7/731	16,0	2,1	11,8	43,7	54,1
Vanillepudding aus Speisestärke, 1 Portion	120	135,4/567	19,4	4,3	4,8	17,1	79,3
Kuchen							
Ananas-Kürbis-Kuchen, gestürzter, HTD, 1 Stück	105	191,0/800	46,2	2,4	0,4	0	79,0
Apfelkuchen, gestürzter, HTD, 1 Stück	230	225,9/946	51,7	5,4	0,8	1,8	118,3
Apfelschnitten, HTD, 1 Stück	70	141,8/594	27,1	2,3	3,3	0	74,0
Bananen-Nuß-Kuchen, HTD, 1 Stück	50	101,0/423	18,7	1,4	2,6	0	30,6
Dattel-Walnuß-Kuchen, dunkler, HTD, 1 Stück	85	297,8/1247	42,5	6,2	12,5	0,4	64,3
Eclair, mit Vanillefüllung und Schokoglasur, 1 Stück	110	262,9/1101	25,5	6,8	15,0	149,6	90,2

Nährwerttabelle

	Menge in g oder wie angegeben	Energie kcal/kJ	Kohlenhydrate g	Eiweiß g	Fett g	Cholesterin mg	Natrium mg
Festtagskuchen, HLD, 1 Stück	165	385,7/1615	81,8	11,5	3,1	0,4	197,1
Früchtebrot, HTD, 1 Scheibe	55	203,4/852	37,8	2,8	6,0	0	29,2
Himbeer-Mandel-Schnitten, HTD, 1 Stück	50	162,1/679	21,2	4,0	7,6	0	7,9
Hohlhippen, 1 Stück	10	45,2/189	9,3	1,2	0,3	0	27,8
Mürbeteigboden, gebacken, mit Pflanzenfett	100	496,1/2077	43,5	6,1	33,1	0	606,3
Schoko-Kirsch-Kuchen, HTD, 1 Stück	95	244,2/1022	39,5	4,0	8,7	0	13,3
Süßigkeiten und pikante Knabbereien							
Aprikosen, kandiert	100	335,4/1404	85,8	0,6	0,2	0	1,0
Birnen, kandiert	100	300,6/1259	75,3	1,3	0,6	0	6,9
Blockschokolade	100	501,1/2098	28,7	10,6	52,6	0	4,0
Butterkekse, ca. 4 Stück	22	100,5/421	15,6	1,3	3,7	16,7	92,0
Buttertoffees	100	393,9/1649	94,1	0	3,4	9,9	65,5
Feigen, kandiert	100	296,7/1146	73,1	3,5	0,2	0	33,7
Geleefrüchte	100	364,1/1529	92,4	0	0,5	0	11,9
Grapefruitschale, kandiert	100	313,5/1317	80,0	0,4	0,3	0	0
Gummibärchen	100	344,3/1446	86,7	0,1	0,7	0	34,7
Haferflocken-Fruchtriegel, HLD, 2 Stück	225	628,6/2632	141,6	14,6	3,8	2,9	72,6
Ingwer, kandiert	100	337,4/1417	86,4	0,3	0,2	0	59,5
Karamellen, einfach oder Schoko-	100	395,9/1658	76,0	4,0	10,1	2,0	224,2
Karamellen, einfach oder Schoko-, mit Nüssen	100	424,7/1778	70,0	4,5	16,2	2,0	201,4
Kartoffelchips, ca. 50 Stück	100	568,0/2378	50,0	5,3	39,8	0	340,0
Käse-Cracker	100	475,3/1990	59,9	11,1	21,1	31,8	1030,9
Kaugummi	100	314,5/1317	94,5	0	0	0	0
Kirschen, kandiert	100	336,4/1408	86,0	0,5	0,2	0	2,0
Kokosriegel	100	490,2/2058	63,4	6,2	24,3	108,2	146,9

Nährwerttabelle

	Menge in g oder wie angegeben	Energie kcal/kJ	Kohlenhydrate g	Eiweiß g	Fett g	Cholesterin mg	Natrium mg
Löffelbiskuits, 2 große	30	100,8/423	18,1	2,2	2,2	99,7	19,9
Maiskörner	100	359,2/1504	71,5	11,8	4,7	0	3,0
Makronen, 2 Stück	30	133,0/559	18,5	1,5	6,5	30,5	9,5
Marshmallows	100	316,5/1329	79,8	2,0	0	1,0	38,7
Milchschokolade	100	516,0/2167	56,5	7,6	32,0	19,8	93,3
Milchschokolade mit Mandeln	100	527,9/2217	50,9	9,2	35,3	16,9	79,4
Popcorn, mit Butter und Salz, 1 Portion	15	63,9/267	8,3	1,4	3,1	6,3	271,7
Popcorn, mit Zucker	100	380,0/1591	84,3	6,1	3,5	0	1,0
Popcorn, ohne Zusätze, 1 Portion	15	54,1/226	10,7	1,8	0,7	0	0,4
Salzbrezeln, ca. 10 Stück	135	526,5/2204	102,5	13,2	6,1	0	2268,0
Salzstangen	100	381,0/1595	74,7	11,9	2,9	3,0	1661,0
Schoko-Chips	22	103,6/434	15,3	1,2	4,6	8,6	88,2
Schoko-Erdnüsse	100	556,6/2330	38,8	16,3	41,0	1,0	59,5
Schoko-Mandeln	100	564,6/2264	39,3	12,2	43,4	1,0	58,5
Schoko-Rosinen	100	421,7/1766	70,0	5,4	17,0	9,9	63,5
Schokolade, Bitter-	100	473,3/1982	46,4	7,8	39,4	0	3,0
Schokolade, Vollmilch-	100	523,9/2193	57,5	4,4	34,8	1,0	32,7
Schokolade, Zartbitter-	100	503,1/2106	56,6	4,2	35,4	0	2,0
Vollkorn-Cracker, 4 Stück	15	56,4/237	9,5	1,2	1,9	0	76,6
Zitrone, kandiert	100	311,6/1308	79,6	0,2	0,3	0	287,7
Brote, Brötchen und Muffins							
Apfel-Muffins, HLD, 1 Stück	75	178,8/749	40,3	5,0	1,0	0,3	69,3
Apfelbrot, HLD, 1 Scheibe	45	110,4/462	23,1	3,9	1,0	0	58,3
Baguette, 2 Scheiben	40	116,0/486	22,2	3,6	1,2	1,2	232,0
Bananenbrot, HLD, 1 Scheibe	60	153,8/644	35,0	4,4	1,1	0	59,5
Bananen-Dattel-Muffins, HTD, 1 Stück	60	105,4/441	25,1	1,8	0,3	0,1	9,6

Nährwerttabelle

	Menge in g oder wie angegeben	Energie kcal/kJ	Kohlenhydrate g	Eiweiß g	Fett g	Cholesterin mg	Natrium mg
Blaubeer-Kleie-Muffins, HLD, 1 Stück	50	97,3/407	20,2	3,5	0,8	0,3	68,6
Dattel-Walnuß-Brot, HTD, 1 Stück	65	177,9/745	31,5	4,5	4,4	0,6	48,0
Grahambrot, 1 Scheibe	40	100,0/420	19	3	0+	0+	148
Graham-Cracker, 2 Stück	15	53,8/225	10,3	1,1	1,3	0	93,8
Hamburger-Brötchen, 1 Stück	40	119,0/498	21,2	3,3	2,2	0	202,0
Kirsch-Mandel-Muffins, HTD, 1 Stück	55	146,1/611	26,7	3,3	3,1	0,6	19,9
Knäckebrot, 1 Scheibe	10	40,0/165	8	1	0+	0+	46
Kürbis-Rosinen-Brot, HTD, 1 Scheibe	45	92,4/387	21,3	3,0	0,4	0,3	63,9
Landbrot, HLD, 2 Scheiben	70	160,1/670	32,9	6,3	1,4	0	73,7
Mais-Muffins, HLD, 1 Stück	80	116,9/489	24,1	4,8	0,9	0,6	113,6
Matzen, ungesalzen, 1 Scheibe	30	117,0/490	25,4	3,0	0,3	0	1,0
Orangen-Muffin, HLD, 1 Stück	50	127,6/534	26,2	5,3	1,0	0,4	114,4
Preiselbeer-Nuß-Brot, HTD, 1 Scheibe	40	148,3/621	29,6	1,8	2,6	0	80,6
Pumpernickel, 1 Scheibe	40	100,0/420	20	3	0+	0+	148
Pumpernickel, 2 Scheiben	65	157,4/659	34,0	5,8	0,8	0,6	364,2
Semmelbrösel	100	389,0/1629	72,8	12,5	4,6	5,0	730,3
Sesambrot, süßes, HTD, 1 Scheibe	50	110,0/460	20,5	2,7	2,1	0,9	13,2
Süßkartoffel-Muffins, HTD, 1 Stück	60	140,5/588	30,7	2,1	1,3	0,3	13,9
Toastbrot, 1 Scheibe	30	80,0/335	15	2	0+	0+	116
Vollkornbrösel	100	287,1/1202	56,4	12,5	3,7	5,0	621,3
Vollkornbrot, HLD, 1 Scheibe	45	107,8/451	23,2	4,0	0,6	0,1	3,1
Vollkorn-Rosinenbrot, HLD, 1 Scheibe	35	110,4/462	22,4	4,7	1,0	0,5	73,0

Nährwerttabelle

	Menge in g oder wie angegeben	Energie kcal/kJ	Kohlenhydrate g	Eiweiß g	Fett g	Cholesterin mg	Natrium mg
Vollkornstange, 1 Stück	45	102,0/427	22,0	4,8	1,4	0	242,0
Vollweizenbrot, 2 Scheiben	45	111,8/468	21,9	4,8	1,4	1,4	242,4
Vollweizenbrötchen, 1 Stück	35	89,9/376	18,3	3,5	1,0	1,1	197,4
Weißbrot, 2 Scheiben	45	124,2/520	23,2	4,0	1,5	1,4	233,2
Weizenschrotbrot, 1 Scheibe	20	60,5/253	12,0	2,0	0,5	0,5	121,7
Zwieback	100	419,7/1757	73,7	10,6	8,7	8,9	248,1
Pikante Aufstriche							
Apfelbutter, HLD (1 EL)	17	8,8/37	2,3	0+	0+	0	0,3
Erdnußbutter, mit Fett- und Salzzusatz	100	576,5/2414	17,1	27,6	49,0	0	602,3
Früchte-Aufstrich, exotischer, HTD (1 EL)	17	28,2/118	3,3	1,7	1,1	0,6	46,6
Gänseleberpastete (Dose)	15	69,3/290	0,7	1,7	6,6	22,5	104,6
Haas' Erdnußbutter, HLD (1 EL)	25	45,9/192	8,1	2,4	0,9	0	0,5
Haas' Mayonnaise--Aufstrich, HLD (1 EL)	20	14,2/59	0,6	2,4	0,2	0,9	88,1
Sojabohnenquark	80	59,6/249	2,0	6,5	3,5	0	5,8
Thunfisch „Haas", HLD	100	72,4/303	2,7	13,4	0,7	22,0	171,3
Konfitüren, Marmeladen und Gelees							
Erdbeerkonfitüre (1 EL)	20	54,4/228	14,0	0,1	0+	0	2,4
Guavengelee (1 EL)	20	54,6/229	14,1	0+	0+	0	3,4
Himbeerkonfitüre (1 EL)	20	54,4/228	14,0	0,1	0+	0	2,4
Kirschkonfitüre (1 EL)	20	54,4/228	14,0	0,1	0+	0	2,4
Orangenmarmelade (1 EL)	20	54,5/228	14,1	0,1	0+	0	2,5
Traubengelee (1 EL)	20	54,4/228	14,0	0,1	0+	0	2,4

Nährwerttabelle

	Menge in g oder wie angegeben	Energie kcal/kJ	Kohlenhydrate g	Eiweiß g	Fett g	Cholesterin mg	Natrium mg
Milch und Käse							
Milch, Sahne, Joghurt							
Buttermilch	235 ml	38,4/161	4,6	3,2	0,9	3,8	100,7
Joghurt, 1,5% Fett	225	113,5/475	11,8	7,7	3,9	18,2	115,8
Joghurt, 3,5% Fett	225	138,5/580	10,7	7,9	7,5	29,5	105,3
Kaffeesahne (1 EL)	14	29,3/123	0,6	0,4	2,9	9,9	5,9
Kokosmilch	350 ml	484,0/2026	10,0	6,1	47,8	0	48,0
Kondensmagermilch, 1% Fett	235 ml	198,0/829	28,9	19,3	0,5	10,0	294,0
Kondensmilch, gesüßt	235 ml	963,0/4032	163,2	23,7	26,1	101,2	381,0
Kondensmilch, 4,5% Fett	235 ml	338,0/1415	25,3	17,2	19,1	74,2	266,0
Magermilch	235 ml	85,4/357	12,0	8,3	0,5	4,9	125,7
Magermilchpulver, Instant	60	214,8/899	31,3	21,1	0,4	10,7	329,2
Magermilchpulver	70	253,5/1061	36,4	25,4	0,6	14,2	374,9
Milch, 1,5% Fett	200 ml	100/420	7	6	6	18	72
Milch, 3,5% Fett	200 ml	130/545	9	7	7	23	96
Muttermilch	235 ml	168,0/703	16,6	2,4	10,6	33,6	40,6
Sahne, saure, 10% Fett	100 g	127/520	4	3	11	34	40
Sahne, süße, 30% Fett	100 g	317/1327	3	2	32	109	34
Sojamilch	235 ml	86,8/363	5,8	8,9	3,9	0	0
Sojamilchpulver	100	425,7/1782	27,8	41,5	20,1	0	1,0
Vollmilch, 3,5%	235 ml	148,9/623	11,5	8,1	8,1	34,2	119,6
Vollmilchpulver	100	496,0/2077	38,4	26,3	26,7	96,2	371,3
Ziegenmilch	235 ml	168,4/705	10,7	8,8	10,0	26,8	121,5
Käse							
Blauschimmelkäse	30	100,1/419	0,7	6,1	8,1	21,3	395,6
Camembert	30	85,0/356	0,1	5,6	6,9	20,4	238,4
Cheddar	30	114,2/604	0,4	7,1	9,4	29,8	175,9
Edamer, 40% Fett	30	96/403	1,0	7,0	7,0	24,0	207,0
Frischkäse, Rahmstufe	30	98,9/414	0,8	2,2	9,9	31,2	83,8

Nährwerttabelle

	Menge in g oder wie angegeben	Energie kcal/kJ	Kohlenhydrate g	Eiweiß g	Fett g	Cholesterin mg	Natrium mg
Körniger Frischkäse, 1% Fett	30	20,4/85	0,8	3,5	0,3	1,4	115,2
Körniger Frischkäse, 2% Fett	30	25,5/107	1,0	3,9	0,5	2,4	115,2
Limburger	30	92,7/385	0,1	5,7	7,7	25,5	226,8
Mozzarella, halbfett	30	79,0/331	0,9	7,8	4,8	15,0	150,0
Parmesan, am Stück	30	111,1/465	0,9	10,1	7,3	19,3	454,0
Parmesan, gerieben	30	129,3/541	1,0	11,8	8,5	22,4	527,7
Pecorinokäse, gerieben	30	110,0/460	1,0	9,0	7,6	22,4	340,0
Roquefort	30	100,1/419	0,7	6,1	8,1	21,3	395,6
Schmelzkäse, halbfett	30	60/252	0+	8,0	2,0	9,0	154,0
Schweizer Käse	30	106,6/446	1,0	8,1	7,8	26,1	73,7
Speisequark, Magerstufe	100	79/326	4,0	14,0	0+	4,0	40,0
Speisequark, 20% Fett	100	116/487	4,0	13,0	5,0	84,0	35,0
Speisequark, 40% Fett	100	167/698	3,0	11,0	11,0	188,0	34,0

Getränke

Erfrischungsgetränke

Coca-Cola	350 ml	144,0/603	36,0	0	0	0	1,0
Cream Soda	350 ml	154,8/648	39,6	0	0	0	0
Ginger Ale	350 ml	111,6/467	28,8	0	0	0	4,0
Ginger Ale, ohne Zucker	350 ml	4,0/17	1,5	0	0	0	32,0
Kool-Aid, jede Geschmacksrichtung	350 ml	150,0/628	37,5	0	0	0	1,5
Orangenlimonade	350 ml	167,0/699	45,4	0,1	0	0	18,0
Pepsi-Cola	350 ml	156,0/653	39,4	0	0	0	18,0
Pepsi-Cola, ohne Zucker	350 ml	1,0/4	0,2	0	0	0	63,0
Pepsi Light	350 ml	71,0/297	17,6	0	0	0	12,0
Seven-Up	350 ml	144,0/603	36,0	0	0	0	4,0
Sprite	350 ml	144,0/603	62,3	0	0	0	47,0
Sprite, ohne Zucker	350 ml	5,0/21	0	0	0	0	48,0
Tonic-Water, gesüßt	350 ml	111,6/467	28,8	0	0	0	0
Wasser	350 ml	0	0	0	0	0	4,5

Nährwerttabelle

	Menge in g oder wie angegeben	Energie kcal/kJ	Kohlenhydrate g	Eiweiß g	Fett g	Cholesterin mg	Natrium mg
Frucht- und Gemüsesäfte							
Ananassaft (Dose), ohne Zucker	235 ml	143,0/599	35,2	0,8	0,3	0	2,6
Apfelsaft, ungesüßt	235 ml	116,6/488	29,0	0,2	0,2	0	7,4
Aprikosennektar, 40% Fruchtanteil, 1 Portion	250 ml	143,0/599	36,6	0,8	0,3	0	7,5
Brombeersaft, ohne Zucker	235 ml	90,7/380	19,1	0,7	1,5	0	2,5
Gemüsesaft V-8, ohne Salz	235 ml	53,3/223	12,0	1,3	0	0	66,7
Grapefruitsaft, ohne Zucker	235 ml	97,1/406	23,0	1,3	0,3	0	2,6
Grapefruitsaft, frisch gepreßt	235 ml	99,6/417	23,5	1,3	0,3	0	2,6
Johannisbeersaft, rot	200 ml	100/420	12	0	0	0	0
Johannisbeersaft, schwarz	200 ml	110/462	0	1	1	0	5
Limettensaft, frisch gepreßt	235 ml	64,8/271	21,6	1,0	0,2	0	2,4
Limettensaft, ohne Zucker	235 ml	50,4/211	16,1	0,7	0,5	0	38,4
Mandarinensaft, frisch gepreßt	235 ml	109,8/460	25,8	1,3	0,5	0	2,6
Orangensaft, frisch gepreßt	235 ml	114,9/481	26,6	1,8	0,5	0	2,6
Pflaumensaft	235 ml	170,4/713	41,8	1,4	0	0	9,6
Preiselbeernektar, 33% Fruchtgehalt	235 ml	139,2/583	35,8	0	0,2	0	9,6
Sauerkrautsaft	235 ml	25,0/105	5,7	1,7	0	0	1967,5
Tomatensaft, frisch	235 ml	46,0/193	10,4	2,2	0,2	0	486,0
Tomatensaft (Dose), salzarm	235 ml	45,6/191	10,3	1,9	0,2	0	7,2
Tomatensaft (Dose), mit Salz	235 ml	45,6/191	10,3	2,2	0,2	0	480,5
Traubensaft, ohne Zucker	235 ml	155,8/652	38,3	1,5	0,3	0	7,7
Zitronensaft, frisch gepreßt	235 ml	60,0/251	20,6	1,0	0	0	2,4
Zitronensaft, ohne Zucker	235 ml	50,4/211	15,6	1,0	0,7	0	50,4
Kaffee, Kakao, Tee							
Kaffee, Instant-, trinkfertig	235 ml	2,0/8	1,2	0	0	0	2,0
Kaffee, Instant-, koffeinfrei, (1 gehäufter TL)	3	4,0/17	1,1	0,3	0,1	0	2,0

Nährwerttabelle

	Menge in g oder wie angegeben	Energie kcal/kJ	Kohlenhydrate g	Eiweiß g	Fett g	Cholesterin mg	Natrium mg
Kaffee, Instant-, Sanka, koffeinfrei, trinkfertig	235 ml	5,0/21	1,2	0	0	0	0
Kaffee, Pulver-, trinkfertig	235 ml	2,0/8	0,5	0	0	0	26,0
Kakaopulver, stark entölt, ohne Zucker, (1 EL)	6	11,0/46	2,7	1,0	0,6	0	0,3
Kakaotrunk mit Magermilch	350 ml	264,6/1108	38,2	11,8	7,4	25,7	221,2
Kakaotrunk mit Vollmilch	350 ml	303,8/1272	37,7	11,7	12,4	43,9	218,1
Kakao, selbst zubereitet	235 ml	208,8/874	24,7	8,6	8,6	31,2	117,8
Ovomaltinepulver	250	1027,5/4302	181,3	32,7	21,3	49,9	1141,7
Ovomaltine, fertig angerührt	235 ml	236,1/988	26,5	10,9	10,1	37,3	215,6
Tee, Instant-, (1 gehäufter TL)	3	5,9/25	1,6	0	0	0	1,0
Tee, Instant-, trinkfertig	235 ml	4,8/20	1,0	0	0	0	1,6
Alkoholische Getränke							
Branntwein	30 ml	42,9/180	2,3	0+	0	0	1,1
Burgunder	30 ml	24,3/102	1,2	0+	0	0	1,4
Cointreau	100 ml	347,3/1454	32,7	0	0	0	0
Dessertwein (17 Vol.%)	175 ml	246,6/1032	13,9	0,2	0	0	0
Gin (38 Vol.%)	30 ml	69,3/290	0	0	0	0	0,03
Rotwein, deutsch	200 ml	154/647	0	0	0	0	0
Rum (38 Vol.%)	30 ml	69,3/290	0	0	0	0	0
Sekt, deutsch	100 ml	84/353	3	0	0	0	0
Sherry, trocken	30 ml	42,0/176	2,4	0,1	0	0	1,0
Vollbier, dunkel	100 ml	47/197	5,0	0,4	0	0	3,0
Vollbier, hell	100 ml	45/180	3,7	0,5	0	0	5,0
Weißbier	100 ml	46/192	4,6	0,2	0	0	4,0
Weißwein, deutsch	200 ml	144/588	4	0	0	0	0
Wermut, süß	50 ml	85/357	7	0	0	0	0
Wermut, trocken	50 ml	60/252	5	0	0	0	0
Whisky (40 Vol.%)	30 ml	69,3/290	0	0	0	0	0,03
Wodka (38 Vol.%)	30 ml	69,3/290	0	0	0	0	0,03

Nährwerttabelle

	Menge in g oder wie angegeben	Energie kcal/kJ	Kohlenhydrate g	Eiweiß g	Fett g	Cholesterin mg	Natrium mg
Nüsse, Kerne, Samen							
Cashewkerne, geröstet, mit Salz	100	556,6/2330	29,1	17,1	45,3	0	198,4
Cashewkerne, geröstet, ohne Salz	100	556,6/2330	29,1	17,1	45,3	0	14,9
Erdnüsse, geröstet und gesalzen, mit Häutchen	100	577,5/2418	20,4	26,0	48,3	0	414,8
Haselnüsse	100	629,1/2634	16,6	12,5	61,9	0	2,0
Kokosnuß, frisch, ohne Schale	100	343,3/1437	9,3	3,5	35,0	0	22,8
Kokosraspeln, ungesüßt	100	656,9/2750	22,8	7,1	64,4	0	19,8
Kürbiskerne	100	548,7/2297	14,9	28,8	46,3	0	0
Macadamia-Nüsse	100	685,6/2871	15,8	7,7	71,0	0	1,0
Mandeln	100	593,2/2484	19,4	18,4	53,8	0	4,2
Mandeln, geröstet, mit Salz	100	622,1/2605	19,3	18,5	57,3	0	196,5
Paranüsse	100	649,2/2718	10,8	14,2	66,4	0	0,7
Pekannüsse	100	681,7/2854	14,5	9,1	70,6	0	0
Pinienkerne	100	628,4/2631	16,5	15,2	60,9	0	19,8
Pistazien	100	589,4/2468	18,9	19,2	53,3	0	1,0
Sesamsamen, geschält	100	583,5/2443	9,3	26,2	54,3	0	39,0
Sonnenblumenkerne	100	555,7/2327	19,7	23,8	46,9	0	29,8
Squashkerne	100	548,7/2297	14,9	28,8	46,3	0	0
Walnüsse	100	645,9/2704	15,7	14,7	63,5	0	2,0
Fette und Öle							
Butter, gesalzen	14	107,6/450	0,1	0,1	11,9	33,9	124,0
Butter, Süß- und Sauerrahm	14	105,1/441	0,1	0,1	11,9	33,9	0,6
Distelöl (1 EL)	14	123,8/518	0	0	14,0	0	0
Erdnußöl (1 EL)	14	123,8/518	0	0	14,0	0	0+
Margarine (1 EL)	14	107,1/448	0,1	0,1	12,0	0	0,3
Margarine, softi (1 EL)	11	85,9/360	0,1	0,1	9,6	0	3,3

Nährwerttabelle

	Menge in g oder wie angegeben	Energie kcal/kJ	Kohlenhydrate g	Eiweiß g	Fett g	Cholesterin mg	Natrium mg
Olivenöl (1 EL)	14	123,8/518	0	0	14,0	0	0
Pflanzenfett zum Kochen	14	123,8/518	0	0	14,0	0	0
Schweinefett (1 EL)	14	117,0/490	0	0	13,0	12,0	0+
Sesamöl (1 EL)	14	123,8/518	0	0	14,0	0	0
Sojaöl (1 EL)	14	123,8/518	0	0	14,0	0	0
Kräuter und Gewürze							
Basilikum, gemahlen (1 TL)	2	6,0/25	1,3	0,3	0,1	0	0
Cayennepfeffer (1 TL)	2	6,0/25	1,0	0,2	0,3	0	1,0
Chilipulver (1 TL)	2	8,2/34	1,4	0,3	0,4	0	26,3
Currypulver (1 TL)	2	6,0/25	1,2	0,3	0,3	0	1,0
Dill, getrocknet (1 TL)	0+	3,0/12	0,6	0,2	0	0	2,0
Estragon, getrocknet (1 TL)	2	5,0/21	0,8	0,4	0,1	0	1,0
Fenchelsamen (1 TL)	2	7,0/29	1,0	0,3	0,3	0	2,0
Ingwer, gemahlen (1 TL)	2	6,0/25	1,3	0,2	0,1	0	1,0
Italienische Gewürzmischung (1 TL)	0+	3,0/12	0,6	0,1	0,1	0	1,0
Kerbel, getrocknet (1 TL)	0+	1,0/4	0,3	0,1	0+	0	0
Knoblauchpulver (1 TL)	2	9,0/38	2,0	0,5	0+	0	1,0
Knoblauchzehen, roh	2	37,8/158	8,5	1,9	0	0	9,4
Koriander (1 TL)	2	5,0/21	1,0	0,2	0,3	0	1,0
Kümmel (1 TL)	2	8,0/33	0,9	0,4	0,5	0	4,0
Kurkuma, gemahlen (1 TL)	2	8,0/33	1,4	0,2	0,2	0	1,0
Lorbeerblatt, zerbröckelt (1 TL)	0+	2,0/8	0,5	0+	0+	0	0
Majoran, getrocknet (1 TL)	0+	2,0/8	0,4	0,1	0+	0	0
Minze (1 TL)	0+	3,0/12	0,6	0,2	0	0	2,0
Muskat, gemahlen (1 TL)	2	12,0/50	1,1	0,1	0,8	0	0
Nelkenpfeffer (Piment), gemahlen (1 TL)	2	5,0/21	1,4	0,1	0,2	0	1,0
Origano, gemahlen (1 TL)	2	5,0/21	1,0	0,2	0,2	0	0
Paprika, edelsüß (1 TL)	2	6,0/25	1,2	0,3	0,3	0	1,0

Nährwerttabelle

	Menge in g oder wie angegeben	Energie kcal/kJ	Kohlenhydrate g	Eiweiß g	Fett g	Cholesterin mg	Natrium mg
Petersilie, gehackt, 1 Portion	3	1,8/7	0,4	0,1	0+	0	1,9
Petersilie, getrocknet (1 TL)	0+	1,0/4	0,2	0,1	0+	0	1,0
Pfeffer, schwarz (1 TL)	2	5,0/21	1,4	0,2	0,1	0	1,0
Pfeffer, weiß (1 TL)	2	7,0/29	1,7	0,3	0+	0	0
Rosmarin, getrocknet (1 TL)	0+	4,0/17	0,8	0,1	0,2	0	1,0
Salbei, getrocknet (1 TL)	0+	3,0/12	0,6	0,1	0,1	0	0
Salz (1 TL)	5	0	0	0	0	0	1937,9
Schnittlauch, gehackt, roh	100	29,8/125	6,0	2,0	0	0	0
Selleriesamen (1 TL)	2	8,0/33	0,8	0,4	0,5	0	3,0
Senfkörner (1 TL)	2	12,0/50	0,4	0,6	0,9	0	0
Thymian, getrocknet (1 TL)	0+	4,0/17	0,9	0,1	0,1	0	1,0
Vanillepulver (1 TL)	5	6,0/25	1,5	0	0	0	0
Wasserkresse, roh, 1 Portion	50	9,5/40	1,5	1,1	0,1	0	26,0
Zimt, gemahlen (1 TL)	2	6,0/25	1,8	0,1	0,1	0	1,0
Zwiebelpulver (1 TL)	2	7,0/29	1,7	0,2	0+	0	1,0

Verschiedene Zutaten zum Kochen und Backen

Ahornsirup	100	249,8/1046	64,4	0	0	0	9,9
Bierhefe	8	22,6/95	3,1	3,1	0,1	0	9,7
Essig, Apfel- (1 EL)	15 ml	2,1/9	0,9	0	0	0	0,1
Essig, Rotwein- (1 EL)	15 ml	1,8/8	0,7	0	0	0	0,1
Essigessenz	100 ml	13,2/55	5,3	0	0	0	0
Fruchtzucker	100	396,9/1662	99,2	0	0	0	0
Gelatine, getrocknet	5	16,5/69	0	4,2	0+	0	1,6
Honig	20	60,8/254	16,5	0,1	0	0	1,0
Johannisbrotpulver (Carob)	100	385,0/1612	91,0	3,5	0	0	10,5
Maisstärke	100	359,2/1504	86,9	0,3	0	0	0
Malz, getrocknet	30	103,1/432	21,7	3,7	0,5	0	22,4
Malzextrakt, getrocknet	11	36,7/154	8,9	0,6	0	0	8,0
Meerettich (1 EL)	14	5,7/24	1,4	0,2	0+	0	14,4

Nährwerttabelle

	Menge in g oder wie angegeben	Energie kcal/kJ	Kohlenhydrate g	Eiweiß g	Fett g	Cholesterin mg	Natrium mg
Orangeat	100	313,5/1313	80,0	0,4	0,3	0	0
Pfeilwurzelmehl	100	359,7/1506	86,8	0	0	0	49,6
Preßhefe	3,5	85,3/278	10,9	12,0	0,4	0	15,9
Puderzucker	100	382,0/1599	98,7	0	0	0	1,0
Rohrzuckermelasse, helle	20	50,4/211	13,0	0	0	0	3,0
Rohrzucker-Sirup	100	260,7/1091	67,4	0	0	0	5,0
Senf (1 EL)	14	11,3/47	1,0	0,7	0,7	0	187,8
Soja-Eiweiß	100	319,5/1339	15,0	74,3	0,1	0	208,4
Tofu	85	59,6/249	2,0	6,5	3,5	0	5,8
Tomatenmark (Dose), mit Salz	100	81,4/341	18,5	3,4	0,4	0	783,9
Traubenzucker	100	363,2/1521	98,7	0	0	0	0
Zitronat	100	313,5/1313	80,0	0,4	0,3	0	0
Zucker, brauner	100	370,1/1550	95,7	0	0	0	29,8
Zucker, raffinierter	100	382,0/1599	98,7	0	0	0	1,0

Anhänge

Anhang I

Nahrungsergänzungen zur Top-Diät in den USA

In enger Zusammenarbeit mit Dr. Haas wurden von TwinSport, einem pharmazeutischen Hersteller in den USA, Produkte entwickelt, die vitale Nährstoffe höchster Qualität und Reinheit enthalten und mit denen sich die Haas-Diät sinnvoll ergänzen läßt. Diese Haas-erprobten Nährstoff-Präparate sind überall in den USA in Reformhäusern erhältlich und konnten großen Erfolg für sich verbuchen. In Deutschland sind diese Produkte noch nicht auf dem Markt. Im folgenden informieren wir über die chemische Zusammensetzung der von Dr. Haas empfohlenen TwinSport-Präparate, so daß sich auch der deutsche Leser ein Bild machen und sich eventuell von seinem Apotheker oder Arzt beraten lassen kann, welche in der BRD erhältlichen Produkte als Ersatz in Frage kommen. Die Informationen über die TwinSport-Präparate hat uns der Hersteller zur Verfügung gestellt.

Wichtiger Hinweis zum Umgang mit den Nahrungs-Ergänzungsmitteln

Biochemisch gesehen ist jeder von uns einzigartig – es gibt keine zwei Menschen, deren Bedarf an Vitaminen, Mineralstoffen, Eiweiß und anderen vitalen Nährstoffen genau übereinstimmt. Auch besondere Bedingungen wie Stress, körperliche Aktivität, Alter, Geschlecht, Krankheit, Art der Ernährung und unsere Erbanlagen bestimmen mit, wieviel von den einzelnen Nährstoffen wir täglich brauchen. Einige Menschen bleiben offenbar auch ohne ergänzende Nährstoffe gesund und zeigen keinerlei Symptome ernährungsbedingter Krankheiten. Andere wiederum stellen fest, daß Nährstoffpräparate ihnen zu mehr Ausdauer, Schwung und höheren Leistungen verhelfen.

Zusatznährstoffe sind in den meisten Fällen bei kalorienarmen Schlankheitsdiäten angezeigt, um den Körper dennoch optimal zu versorgen. Und heute raten mehr Ärzte und Ernährungswissenschaftler als je zuvor zu Nahrungs-Ergänzungspräparaten, um eine ganze Reihe ernährungsbedingter Gesundheitsstörungen, von der Anämie bis zu Herzgefäßerkrankungen, in den Griff zu bekommen, zu heilen bzw. erst gar nicht auftreten zu lassen.

Ich empfehle jedem, der seine Ernährung mit Nährstoff-Präparaten ergänzen will, zuvor seinen Arzt aufzusuchen.

Anmerkung der Redaktion: Gegenüberstellung der empfohlenen Tagesmengen für Erwachsene in den USA (RDA) und in der Bundesrepublik Deutschland (DGE):

	RDA	*DGE* *männlich (weiblich)*
Protein	43 g	55 (45) g
Vitamin A	5000 I.E.	9000 I.E. (= 9 mg Retinoläquivalente)
Vitamin C	60 mg	75 mg
Vitamin B_1 (Thiamin)	1,5 mg	1,4 (1,2) mg
Vitamin B_2 (Riboflavin)	1,7 mg	1,7 (1,5) mg
Niacin	13 mg	18 (15) mg
Vitamin D	400 I.E.	200 I.E. (= 0,005 mg)
Vitamin E	30 I.E.	18 I.E. (= 12 mg Tocopheroläquivalente)
Vitamin B_6 (Pyridoxin)	2 mg	1,8 (1,6) mg
Folsäure	0,4 mg	0,4 (0,16) mg
Vitamin B_{12}	0,006 mg	0,005 mg
Biotin	15,6 mg	o.A.
Pantothensäure	10 mg	8 mg
Calcium	1000 mg	800 mg
Eisen	10 mg	12 (18) mg
Phosphor	800 mg	800 mg
Jod	0,15 mg	0,18 mg
Magnesium	400 mg	350 (300) mg
Zink	15 mg	15 mg
Kupfer	2 mg	2–4 mg
Mangan	o. A.	2–5 mg
Kalium	o. A.	3,5 g

TwinSport »Endurance Athletic Stress Formula«

Körperliche Aktivitäten erhöhen den Bedarf an wasserlöslichen Vitaminen, also an Vitamin C und den Vitaminen des B-Komplexes. Diese speziell entwickelte Formel versorgt Sie mit diesen »Antistress«-Vitaminen, damit Sie Ihre Höchstleistung während intensiver körperlicher Anstrengung aufrechterhalten können. Auch enthält die Formel reichlich Pantothensäure, die eine Schlüsselrolle bei der Energieproduktion spielt. Untersuchungen haben gezeigt, daß Pantothensäure die Stresswirkung von hartem Training ausgleichen kann; sie ist vor allem wichtig für Athleten, die unter extremen Wetterbedingungen trainieren, besonders bei kaltem Wetter. 1–2 Kapseln pro Tag sorgen für maximale Ausdauer bei Athleten und Personen, die sehr aktiv sind.

Chemische Zusammensetzung

2 Kapseln enthalten:	
Vitamin C	1000 mg
Vitamin B_1 (Thiamin)	50 mg
Vitamin B_2 (Riboflavin)	50 mg
Vitamin B_6 (Pyridoxin)	50 mg
Niacinamid	100 mg
Pantothensäure (aus d-Calcium-Pantothenat)	250 mg
Vitamin B_{12} (Cobalamin-Konzentrat)	0,25 mg
Biotin	0,1 mg
para-Aminobenzoesäure	50 mg
Folsäure	0,4 mg
Cholin-Bitartrat	100 mg
Inositol	100 mg

Alle Kapseln sind frei von Überzügen, Bindemitteln und Farbstoffen, die unter Umständen Reaktionen bei Allergikern oder Personen, die nach einer speziellen Diät leben, auslösen können. Sie sind ebenso frei von Produkten aus Mais, Sojabohnen, Hefe, Milch, Eiern, Weizen, anderem Getreide und allen Obstsorten.

TwinSport »Endurance Anabolic Formula«

Diese neue Kombination freier Aminosäuren und Vitamine für Bodybuilder und Athleten enthält eine ausgewogene Mischung an L-Ornithin, L-Arginin und L-Carnitin sowie die verzweigtkettigen Aminosäuren L-Leucin, L-Isoleucin und L-Valin in einem speziellen, wissenschaftlich ermittelten Verhältnis, das zu den besten Ergebnissen führt. Studien haben gezeigt, daß diese Aminosäuren den Abbau von Muskelproteinen verlangsamen und die Proteinsynthese in den Muskeln fördern. 3 oder mehr Kapseln pro Tag ergeben eine natürliche Alternative zu Steroiden.

Chemische Zusammensetzung

1 Kapsel enthält:	
L-Arginin	225 mg
L-Ornithin	225 mg
L-Carnitin	25 mg
Kombination verzweigtkettiger Aminosäuren (L-Leucin, L-Valin, L-Isoleucin)	225 mg
Vitamin B_6	5 mg
Pantothensäure	10 mg

Verzweigtkettige Aminosäuren stellen den Hauptanteil der Aminosäuren im Muskelgewebe. Die vorliegende Formel enthält die verzweigtkettigen Aminosäuren L-Leucin, L-Isoleucin und L-Valin in einem wissenschaftlich entwickelten Mischungsverhältnis, das zu besten Ergebnissen führt und als Patent angemeldet ist. Vitamin B_6 wird bei der natürlichen Aufspaltung von L-Arginin und L-Ornithin benötigt, Pantothensäure für die Aufspaltung von L-Carnitin. Vitamin B_6 und Pantothensäure sind außerdem notwendig zur Aufspaltung der verzweigtkettigen Aminosäuren. Alle Kapseln sind frei von Überzügen, Bindemitteln und Farbstoffen, die unter Umständen Reaktionen bei Allergikern oder Personen, die nach einer speziellen Diät leben, auslösen können. Sie sind ebenso frei von Produkten aus Mais, Sojabohnen, Hefe, Milch, Eiern, Weizen, anderem Getreide und allen Obstsorten.

TwinSport »Endurance Diet Aid Capsules«

Neuere Studien haben ergeben, daß einige ballaststoffreiche Nahrungsmittel die Gewichtsabnahme fördern. Diese Kapseln enthalten eine neue Zusammenstellung aus völlig natürlichen Quellfasern, die aus Früchten, Gemüse und Getreide gewonnen werden. Kombiniert mit einer gut ausgewogenen Diät und einem Übungsprogramm können diese Kapseln Sie beim Schlankwerden unterstützen, da sie Ihnen zusätzliche Ballaststoffe zuführen, was Kalorien einsparen hilft – ohne den ständigen Gebrauch von Appetitzüglern oder anderen unnatürlichen Nahrungsmitteln. Vor dem Essen erhöhen 3 Kapseln das Völlegefühl und verringern damit den Appetit.

Chemische Zusammensetzung

1 Kapsel enthält:	
Mischung aus aufquellenden Ballaststoffen (Glukomannan, Guarmehl, Samenschalen von Plantago psyllium, Apfel-Pektin)	800 mg

Alle Kapseln sind frei von Überzügen, Bindemitteln und Farbstoffen, die Reaktionen bei Allergikern oder Personen, die nach einer speziellen Diät leben, auslösen können. Sie sind ebenso frei von Produkten aus Mais, Sojabohnen, Hefe, Milch, Eiern und Weizen.

TwinSport »Endurance Maximum Performance Formula«

Dies ist ein wissenschaftlich entwickeltes Präparat für ernsthafte Athleten, die an Wettkämpfen teilnehmen. Jede Kapsel enthält eine einzigartige Kombination von aufeinander abgestimmten Nährstoffen, die dafür sorgen, daß die Muskeln nicht so schnell ermüden. Zu den Inhaltsstoffen zählen Inosin, das die Produktion von ATP erhöht, einem wichtigen Energielieferanten im Körper, und natürliches Natriumphosphat, das die Verwertung von Sauerstoff verbessert, den Milchsäurespiegel im Blut reduziert und Müdigkeit vorbeugt. Die Kapseln enthalten außerdem L-Carnitin, das Coenzym Q_{10}, Pantothensäure, Fettsäure, Magnesiumaspartat und andere Höchstleistungs-Nährstoffe.

Chemische Zusammensetzung

3 Kapseln enthalten:	
Lösliches Natriumphosphat	100 mg
Inosin	250 mg
L-Carnitin	100 mg
Coenzym Q_{10}	10 mg
Fettsäure	0,1 mg
Vitamin B_1	25 mg
Vitamin B_2	25 mg
Vitamin B_6	25 mg
Vitamin B_3 (Niacinamid)	50 mg
Pantothensäure (aus d-Calcium-Panthothenat)	500 mg
Biotin	0,025 mg
(biologisch gebildetes) GTF Chrom	0,2 mg
Magnesiumaspartat	250 mg

Das Magnesiumaspartat dieser Formel ist aus Japan importiert und von höchster erhältlicher Qualität. Alle Kapseln sind frei von Überzügen, Bindemitteln und Farbstoffen, die unter Umständen Reaktionen bei Allergikern oder Personen, die nach einer speziellen Diät leben, auslösen können. Sie sind ebenso frei von Produkten aus Mais, Sojabohnen, Hefe, Milch, Eiern und Weizen.

TwinSport »Endurance Multivitamin Fitness Paks« *

Diese Präparate sind die Grundlage eines jeden Programms zur Verbesserung der körperlichen Kondition, egal, ob Sie zunehmen oder abnehmen, kräftiger werden, Ihre Ausdauer verbessern wollen oder was auch immer. Bei täglicher Einnahme erhält der Körper Vitamine, Mineralstoffe, Spurenelemente und Antioxidantien in optimaler Ausgewogenheit – alles, was Athleten und aktive Menschen brauchen, um in Höchstform zu bleiben. Die Vitamine des B-Komplexes zum Beispiel erhöhen die Ausdauer, indem sie helfen, Nahrung in Energie zu verwandeln; Vitamin C sorgt für schnelles, gesundes Gewebewachstum, und hochwirksame Antioxidantien (die Vitamine A, C, E und Beta-Carotin, dazu der Mineralstoff Selen) schützen den Körper vor Ozonschäden und Luftverschmutzung. Zu den Schlüsselmineralstoffen gehören auch Calcium, Magnesium, Jod, Eisen, Chrom und Zink.

*Anmerkung der Redaktion:
Ein professionelles Programm an Multivitaminkapseln bietet in der BRD die Firma M. Ritter in Reformhäusern an.

Chemische Zusammensetzung

Jeder »Endurance Multivitamin Fitness Pak« enthält 4 verschiedene Präparate, die täglich einzunehmen sind.

Vitamin A, Beta-Carotin, Vitamin D und Vitamin E (1 Kapsel):

Trockenes Vitamin A (ölfrei, Dispersion in Wasser, aus Vitamin-A-Acetat)	10000 I.E.*
Trockenes Beta-Carotin (ölfrei, Dispersion in Wasser, Provitamin A	15000 I.E.*
Gesamtmenge an Vitamin A	25000 I.E.*
Trockenes Vitamin D (ölfrei, Dispersion in Wasser, aus natürlichem Vitamin D_3)	400 I.E.*
Trockenes, natürliches Vitamin E (ölfrei, Dispersion in Wasser, d-Alpha-Tocopherol-Succinat)	400 I.E.*

Vitamin C (1 Kapsel):

Vitamin C	1000 mg

Vitamin B-Komplex (1 Kapsel):

Vitamin B_1	50 mg
Vitamin B_2	50 mg
Niacinamid	50 mg
Vitamin B_6	50 mg
Pantothensäure	50 mg
Vitamin B_{12}	0,05 mg
Fettsäure	0,4 mg
Biotin	0,05 mg
para-Aminobenzoesäure	50 mg
Cholin-Bitartrat	50 mg
Inositol	50 mg

Mineralstoff-Kombination (4 Kapseln):

Calcium (aus Austernschalen und Calciumorotat)	100 mg
Magnesium (aus natürlichem Magnesiumoxid, Magnesiumaspartat und Magnesiumorotat)	500 mg
Zink (als Zinkgluconat und Zinkorotat)	30 mg
Mangan (als Mangangluconat)	10 mg
Eisen (als eisenhaltiges Fumarat)	10 mg
Kupfer (als Kupfergluconat)	2 mg
Jod (aus Algen)	0,15 mg
Natürliches Selen	0,2 mg
Natürliches trivalentes Chrom	0,2 mg
Natürliches Molybdän	0,5 mg

Alle Kapseln sind frei von Überzügen, Bindemitteln und Farbstoffen, die unter Umständen Reaktionen bei Allergikern oder Personen, die nach einer speziellen Diät leben, auslösen können. Sie sind ebenso frei von Produkten aus Mais, Sojabohnen, Hefe, Milch, Eiern und Weizen.

*TwinSport »Weight Gain Powder«***

Dieses Präparat hilft, Muskelsubstanz aufzubauen. Gemixt mit Magermilch, schmeckt es köstlich und ist reich an muskelbildenden Elementen. Da es wenig Fette und Öle enthält, liefert es in erster Linie natürliche Kohlenhydrate als zusätzliche Energiequelle, hochwertiges Eiweiß aus Milch und Eiern für das Muskelwachstum und darüber hinaus eine hervorragende Zusammenstellung von Vitaminen, Mineralstoffen, Ballaststoffen und Verdauungsenzymen, die zur Nahrungsabsorption beitragen. Eine tüchtige Portion Fruchtzucker gibt mehr Kraft und Ausdauer als Glucose, die in vielen Konkurrenzprodukten enthalten ist. 2 Portionen pro Tag, dazu Expandertraining oder Gewichtheben, begünstigen den Aufbau von Muskelsubstanz und Gewichtszunahme ohne Fettansatz.

---

*Anmerkung der Redaktion:
I.E. = Internationale Einheit.

**Anmerkung der Redaktion:
Anstelle der Produkte »Weight Gain Powder«, »Endurance Meal Replacement and Weight Control Formula« (Seite 247) und »Slim Fast« (Seite 251) kann in der BRD »Modifast« empfohlen werden. Dieses Produkt wird in USA unter dem Namen »Optifast«, in England unter dem Namen »Cambridge Diet« vertrieben. »Modifast«, ursprünglich nur in Kliniken vorgestellt, ermöglicht bei voller Leistungsfähigkeit den selektiven Abbau von Fettdepots. Es hat bereits einen Stellenwert in Sport- und Fitness-Studios.
Oder: Biosorb®-Spezial.

Chemische Zusammensetzung

1 Portion (1 gehäufter Meßlöffel = 42 g), gemixt mit 475 ml Magermilch (1% Fett), enthält:

kcal/kJ	410/1717
Protein	24 g
Kohlenhydrate	52 g
Fett	6 g
Ballaststoffe	4,2 g

		% des täglichen Bedarfs
Vitamin A	2250 I.E.*	45
Vitamin C (Ascorbinsäure)	24 mg	40
Vitamin B_1 (Thiamin)	0,6 mg	40
Vitamin B_2 (Riboflavin)	1 mg	60
Niacin	4,5 mg	35
Vitamin D	240 I.E.*	60
Vitamin E	10 I.E.*	35
Vitamin B_6 (Pyridoxin)	0,8 mg	40
Folsäure	0,12 mg	30
Vitamin B_{12}	0,003 mg	50
Biotin	5 mg	35
Pantothensäure	4,5 mg	45
Calcium	750 mg	75
Eisen	3,5 mg	35
Phosphor	520 mg	65
Jod	0,05 mg	35
Magnesium	180 mg	45
Zink	6 mg	40
Kupfer	0,7 mg	35
Mangan	1 mg	o. A.
Kalium	75 mg	o. A.
Selen	0,01 mg	o. A.
Chrom	0,01 mg	o. A.
Molybdän	0,01 mg	o. A.

Bestandteile: Magermilchpulver, reiner Fruchtzucker, Maltodextrin (ein natürliches komplexes Kohlenhydrat), Calciumcaseinat (Milchproteine), Eiweiß (Eiweiß-Proteine), Ballaststoffe (Zellulose, Haferkleie, Sojakleie, Samenschalen von Plantago psyllium, Guarmehl), Lecithin, Vanillearoma, Weizenkeime, Verdauungsenzyme (Bromelin, Papain, Pankreatin 4NF) und die folgenden Vitamine und Mineralstoffe: Magnesiumoxid, Ascorbinsäure, Vitamin-E-Acetat, Eisen, Niacinamid, Calcium-Pantothenat, Zinkoxid, Mangan, Kupfergluconat, Vitamin-A-Palmitat, Vitamin D, Vitamin B_{12}, Pyridoxin, Hydrochlorid, Thiamin, Riboflavin, Biotin, Folsäure, Kalium-Jodid, natürliches Selen, Chrom und Molybdän.

* Anmerkung der Redaktion:
I.E. = Internationale Einheit.

*TwinSport »Endurance Meal Replacement and Weight Control Formula«**

Mit diesem pulverförmigen, kalorienarmen Diät-Drink, der Nährstoffe in gut ausgewogener Form enthält, können 1 oder 2 Mahlzeiten pro Tag ersetzt werden, um das Abnehmen zu erleichtern. 1 Portion, gemixt mit 240 ml eiweißangereicherter Magermilch, hat nur 190 kcal/795 kJ. Kristalliner Fruchtzucker sorgt für ausreichend Energie. Studien haben gezeigt, daß Fruchtzucker bei verringerter Nahrungsaufnahme den Appetit dämpft, was es für Sie einfacher macht, Diät zu halten. Diese Endurance-Formel kann auch als Sportmahlzeit vor Wettkämpfen eingesetzt werden. Sie ist leicht bekömmlich und sorgt für die Aufnahme von Flüssigkeit; gleichzeitig stellt sie zusätzliche Energie für den Wettkampf bereit. Das wohlschmeckendste Produkt dieser Art, das jemals entwikkelt worden ist. Erhältlich mit Schokoladen- oder Vanillegeschmack.

* Siehe Anmerkung der Redaktion** auf Seite 246.
Oder: DEM®; dieses Präparat hat aber außer Eisen keinen Spurenelementzusatz.

Chemische Zusammensetzung

	30 g Pulver enthalten:		30 g Pulver, gemixt mit 240 ml eiweißangereicherter Magermilch (= 1 Portion), enthalten:	
kcal/kJ	90/377		190/795	
Protein	5 g		15 g	
Kohlenhydrate	18 g		31 g	
Fett	unter 1 g		1 g	
Ballaststoffe	2 g		2 g	
		% des täglichen Bedarfs		% des täglichen Bedarfs
Vitamin A	1250 I.E.*	25	1750 I.E.*	35
Vitamin C (Ascorbinsäure)	18 mg	30	21 mg	35
Vitamin B_1 (Thiamin)	0,45 mg	30	0,52 mg	35
Vitamin B_2 (Riboflavin)	0,17 mg	10	0,6 mg	35
Niacin	4,5 mg	35	4,5 mg	35
Vitamin D	40 I.E.*	10	140 I.E.*	35
Vitamin E	10 I.E.*	35	10 I.E.*	35
Vitamin B_6 (Pyridoxin)	0,6 mg	30	0,7 mg	35
Folsäure	0,08 mg	20	0,1 mg	25
Vitamin B_{12}	0,0012 mg	20	0,0021 mg	35
Biotin	5 mg	35	5 mg	35
Pantothensäure	2,5 mg	25	3,5 mg	35
Calcium	150 mg	15	500 mg	50
Eisen	3,5 mg	35	3,5 mg	35
Phosphor	120 mg	15	320 mg	40
Jod	0,05 mg	35	0,05 mg	35
Magnesium	100 mg	25	140 mg	35
Zink	4,5 mg	30	5,2 mg	35
Kupfer	0,7 mg	35	0,7 mg	35
Mangan	1 mg	o. A.	1 mg	o. A.
Kalium	240 mg	o. A.	680 mg	o. A.
Chrom	0,01 mg	o. A.	0,01 mg	o. A.
Selen	0,01 mg	o. A.	0,01 mg	o. A.
Molybdän	0,01 mg	o. A.	0,01 mg	o. A.

Bestandteile: Magermilchpulver, reiner Fruchtzucker, Molkepulver, Calciumcaseinat (Milchproteine), Ballaststoffe (Zellulose, Haferkleie, Sojakleie, Samenschalen von Plantago psyllium, Guarmehl), Kakao- oder Vanillearoma, Maltodextrin (ein natürliches komplexes Kohlenhydrat), Lecithin, Weizenkeime, Carrageen und die folgenden Vitamine und Mineralstoffe: Magnesiumoxid, Tricalcium-Phosphat, Kaliumcitrat, Eisen, Vitamin-E-Acetat, Ascorbinsäure, Niacinamid, Vitamin-A-Palmitat, Zinkoxid, Kupfergluconat, Calcium-Pantothenat, Mangan, Vitamin B_{12}, Pyridoxin, Hydrochlorid, Vitamin D, Thiamin, Riboflavin, Biotin, Folsäure, Kalium-Jodid, natürliches Selen, Chrom und Molybdän.

*Anmerkung der Redaktion:
I.E. = Internationale Einheit.

*TwinSport »Endurance QuickFix«**

Ein köstlicher, leicht bekömmlicher Drink in Pulverform, der Energie zurückgibt und erfrischt; er ersetzt wichtige Körperflüssigkeiten, die bei körperlicher Anstrengung verlorengegangen sind. Diese kalorienarme, wissenschaftlich entwickelte Formel wird mit Wasser gemixt; sie liefert dem Körper Kalium- und Magnesium-Elektrolyte und -Aspartate, die Muskelermüdung und Verkrampfungen bekämpfen. Leicht verdauliche komplexe Kohlenhydrate als Energiequelle ersetzen verbrauchtes Muskelglykogen. Auch Vitamin C und die Vitamine des B-Komplexes, die Streß entgegenwirken, sind enthalten. QuickFix ist frei von Zucker- oder Salzzusätzen.

Die Kalium- und Magnesiumaspartate in diesem Produkt sind aus Japan importiert und von höchster Qualität. QickFix ist ohne Konservierungsmittel, künstliche Farb- oder Aromastoffe hergestellt. *Bestandteile:* Maltodextrin (ein natürliches komplexes Kohlenhydrat), Ascorbinsäure, Zitronensäure, natürliches Orangenaroma, Kaliumaspartat, Magnesiumaspartat, Kaliumcitrat, Süßstoff, Beta-Carotin und die folgenden Vitamine: Vitamin C, Pantothensäure (aus d-Kalium-Pantothenat), Niacinamid, Cholin-Bitartrat, Inositol, Vitamin B_6, Vitamin B_2, Vitamin B_1, para-Aminobenzoesäure, Folsäure, Biotin, Vitamin B_{12}.

Chemische Zusammensetzung

1 Portion (1 EL = 8 g) enthält:	
kcal/kJ	23/96
Protein	0 g
Fett	0 g
Kohlenhydrate	6 g

		% des täglichen Bedarfs
Vitamin C	500 mg	833
Vitamin B_1 (Thiamin)	1,5 mg	100
Vitamin B_2 (Riboflavin)	1,7 mg	100
Niacinamid	5 mg	25
Vitamin B_6 (Pyridoxin)	2 mg	100
Pantothensäure	10 mg	100
Vitamin B_{12}	0,006 mg	100
Folsäure	0,1 mg	25
Biotin	0,1 mg	33
para-Aminobenzoesäure	1 mg	o. A.
Cholin-Bitartrat	2 mg	o. A.
Inositol	2 mg	o. A.
Kalium (aus Kaliumaspartat und Kaliumcitrat)	100 mg	o. A.
Magnesium (aus Magnesiumaspartat)	50 mg	13

*Anmerkung der Redaktion: Ein ähnliches Präparat ist in der BRD Liquisorb B Vit.

Anhang II

Flüssigmahlzeiten als Nahrungsersatz in den USA

Weit verbreitet in den USA und auch bei uns allmählich im Kommen sind ausgeklügelte Nährstoffkombinationen in Pulverform, die mit Magermilch angerührt werden. Ein solcher Drink kann eine übliche Mahlzeit vollkommen ersetzen und eignet sich vor allem zur Unterstützung von Schlankheits-Diäten.
In den USA sind unzählige solcher Präparate auf dem Markt. Nach eingehender Analyse hat Dr. Haas die folgende Auswahl empfehlenswerter Flüssigmahlzeiten zusammengestellt (siehe dazu auch Seite 64). Selbst wenn diese speziellen Produkte in der BRD nicht erhältlich sind, ist ihre chemische Zusammensetzung wissenswert. Denn Sie können dadurch die Inhaltsstoffe der bei uns angebotenen Marken besser beurteilen – außerdem kann Ihnen Ihr Apotheker weitestgehend nach den unten angegebenen Rezepturen Ihr eigenes Flüssigmahlzeit-Pulver mischen. Sprechen Sie auch mit Ihrem Arzt darüber.

Hinweis zum Verständnis der Nährstoff-Formeln
Für jeden Nährstoff angegeben ist der in einer Portion enthaltene Prozentanteil am Tagesbedarf, dessen Werte in den USA ermittelt worden sind. Für einige Nährstoffe allerdings ist der Tagesbedarf nicht festgestellt worden; in diesen Fällen wird die Menge in mg angegeben. Enthält ein Produkt einen bestimmten Nährstoff, ohne daß der Hersteller die Menge genau spezifiziert, so ist dies durch ein Pluszeichen (+) gekennzeichnet. Ein Minuszeichen (−) bedeutet, daß der betreffende Nährstoff fehlt.

TwinSport »Endurance Meal Replacement and Weight Control Formula«

Hersteller
TwinSport
Twin Laboratories
2120 Smithtown Avenue
Ronkonkoma, NY 11779

1 Portion = 30 g Pulver
1 Packung = 16 Portionen

Chemische Zusammensetzung

	30 g Pulver, gemixt mit 240 ml eiweißangereicherter Magermilch (= 1 Portion), enthalten:
kcal/kJ	190/795
Protein	15 g
Kohlenhydrate	31 g
Fett	1 g
Ballaststoffe	2 g

	% des täglichen Bedarfs
Protein	35
Vitamin A	35
Vitamin C (Ascorbinsäure)	35
Vitamin B_1 (Thiamin)	35
Vitamin B_2 (Riboflavin)	35
Niacin	35
Vitamin D	35
Vitamin E	35
Vitamin B_6 (Pyridoxin)	35
Folsäure	25
Vitamin B_{12}	35
Biotin	35
Pantothensäure	35

	% des täglichen Bedarfs
Calcium	50
Eisen	35
Phosphor	40
Jod	35
Magnesium	35
Zink	35
Kupfer	35
Mangan	1 mg
Kalium	680 mg
Chrom	0,01 mg
Selen	0,01 mg
Molybdän	0,01 mg
Haferkleie	+
Sojakleie	+
Samenschalen von Plantago psyllium	+
Guarmehl	+

»Your Life Natural Weight Loss Plan«

Hersteller
Your Life Products, Inc.
Torrance, CA 90501

1 Portion = 30 g
1 Packung = 16 Portionen

Chemische Zusammensetzung

	30 g Pulver, gemixt mit 240 ml eiweißangereicherter Magermilch (= 1 Portion), enthalten:
kcal/kJ	190/795
Protein	13 g
Kohlenhydrate	29 g
Fett	3 g
Ballaststoffe	2 g

	% des täglichen Bedarfs
Protein	30
Vitamin A	35
Vitamin C (Ascorbinsäure)	35
Vitamin B_1 (Thiamin)	35
Vitamin B_2 (Riboflavin)	35
Niacin	35
Vitamin D	35
Vitamin E	35
Vitamin B_6 (Pyridoxin)	35
Folsäure	25
Vitamin B_{12}	35
Biotin	35
Pantothensäure	35
Calcium	45
Eisen	35
Phosphor	40
Jod	35
Magnesium	35
Zink	35
Kupfer	35
Mangan	1 mg
Kalium	620 mg
Chrom	–
Selen	–
Molybdän	–
Haferkleie	–
Sojakleie	–
Samenschalen von Plantago psyllium	–
Guarmehl	–

»Slim Fast«*

Hersteller
Thompson Medical Company, Inc.
919 Third Avenue
New York, NY 10022

1 Portion = 30 g
1 Packung = 16 Portionen

Chemische Zusammensetzung

	30 g Pulver, gemixt mit 240 ml eiweißangereicherter Magermilch (= 1 Portion), enthalten:
kcal/kJ	190/795
Protein	15 g
Kohlenhydrate	32 g
Fett	1 g
Ballaststoffe	2 g

*Siehe Anmerkung der Redaktion** auf Seite 246.

	% des täglichen Bedarfs
Protein	35
Vitamin A	35
Vitamin C (Ascorbinsäure)	35
Vitamin B_1 (Thiamin)	35
Vitamin B_2 (Riboflavin)	35
Niacin	35
Vitamin D	35
Vitamin E	35
Vitamin B_6 (Pyridoxin)	35
Folsäure	25
Vitamin B_{12}	35
Biotin	35
Pantothensäure	35
Calcium	50
Eisen	35
Phosphor	40
Jod	35
Magnesium	35
Zink	35
Kupfer	35
Mangan	1 mg
Kalium	680 mg
Chrom	–
Selen	–
Molybdän	–
Haferkleie	–
Sojakleie	–
Samenschalen von Plantago psyllium	–
Guarmehl	–

*»Dietene«**

Hersteller
Creighton Product Corporation
New York, NY 10158

1 Portion = 30 g Pulver
1 Packung = 16 Portionen

Chemische Zusammensetzung

	30 g Pulver, gemixt mit 240 ml eiweißangereicherter Magermilch (= 1 Portion), enthalten:
kcal/kJ	190/795
Protein	16 g
Kohlenhydrate	29 g
Fett	1 g
Ballaststoffe	–

	% des täglichen Bedarfs
Protein	35
Vitamin A	35
Vitamin C (Ascorbinsäure)	35
Vitamin B_1 (Thiamin)	35
Vitamin B_2 (Riboflavin)	45
Niacin	35
Vitamin D	50
Vitamin E	35
Vitamin B_6 (Pyridoxin)	35
Folsäure	35
Vitamin B_{12}	35
Biotin	50
Pantothensäure	35
Calcium	50
Eisen	35
Phosphor	40
Jod	50
Magnesium	35
Zink	35
Kupfer	35
Mangan	–
Kalium	650 mg
Chrom	–
Selen	–
Molybdän	–
Haferkleie	–
Sojakleie	–
Samenschalen von Plantago psyllium	–
Guarmehl	–

»Carnation Do-it-yourself Diet Plan«

Hersteller
Carnation
5045 Wilshire Boulevard
Los Angeles, CA 90036

1 Portion = 30 g Pulver
1 Packung = 12 Portionen

*Anmerkung der Redaktion:
Ein ähnliches Präparat ist in der BRD Biosorb®-Spezial.

Chemische Zusammensetzung

	30 g Pulver, gemixt mit 180 ml eiweißangereicherter Magermilch (= 1 Portion), enthalten:
kcal/kJ	200/837
Protein	11 g
Kohlenhydrate	30 g
Fett	5 g
Ballaststoffe	1,5 g

	% des täglichen Bedarfs
Protein	25
Vitamin A	25
Vitamin C (Ascorbinsäure)	25
Vitamin B_1 (Thiamin)	25
Vitamin B_2 (Riboflavin)	25
Niacin	25
Vitamin D	25
Vitamin E	25
Vitamin B_6 (Pyridoxin)	25
Folsäure	25
Vitamin B_{12}	25
Biotin	25
Pantothensäure	25
Calcium	25
Eisen	25
Phosphor	25
Jod	25
Magnesium	25
Zink	25
Kupfer	25
Mangan	–
Kalium	–
Chrom	–
Selen	–
Molybdän	–
Haferkleie	–
Sojakleie	–
Samenschalen von Plantago psyllium	–
Guarmehl	–

»Pillsbury Instant Breakfast«

Hersteller
Pillsbury Company
Minneapolis, MN 55402

1 Portion = 37 g Pulver (1 Beutel)
1 Packung = 10 Portionen

Chemische Zusammensetzung

	37 g Pulver, gemixt mit 240 ml Milch (= 1 Portion), enthalten:
kcal/kJ	290/1214
Protein	14 g
Kohlenhydrate	38 g
Fett	9 g
Ballaststoffe	–

	% des täglichen Bedarfs
Protein	25
Vitamin A	30
Vitamin C (Ascorbinsäure)	30
Vitamin B_1 (Thiamin)	25
Vitamin B_2 (Riboflavin)	25
Niacin	25
Vitamin D	25
Vitamin E	25
Vitamin B_6 (Pyridoxin)	25
Folsäure	25
Vitamin B_{12}	25
Biotin	–
Pantothensäure	–
Calcium	25
Eisen	25
Phosphor	25
Jod	25
Magnesium	25
Zink	–
Kupfer	–
Mangan	–
Kalium	620 mg
Chrom	–
Selen	–
Molybdän	–
Haferkleie	–
Sojakleie	–
Samenschalen von Plantago psyllium	–
Guarmehl	–

»Carnation Instant Breakfast«

Hersteller
Carnation
5045 Wilshire Boulevard
Los Angeles, CA 90036

1 Portion = 35 g Pulver (1 Briefchen)
1 Packung = 6 Portionen

Chemische Zusammensetzung

	35 g Pulver, gemixt mit 240 ml Milch (= 1 Portion), enthalten:
kcal/kJ	280/1172
Protein	15 g
Kohlenhydrate	34 g
Fett	9 g
Ballaststoffe	–

	% des täglichen Bedarfs
Protein	35
Vitamin A	40
Vitamin C (Ascorbinsäure)	50
Vitamin B_1 (Thiamin)	25
Vitamin B_2 (Riboflavin)	30
Niacin	25
Vitamin D	25
Vitamin E	25
Vitamin B_6 (Pyridoxin)	25
Folsäure	25
Vitamin B_{12}	25
Biotin	–
Pantothensäure	25
Calcium	40
Eisen	25
Phosphor	25
Jod	30
Magnesium	30
Zink	25
Kupfer	–
Mangan	–
Kalium	–
Chrom	–
Selen	–
Molybdän	–
Haferkleie	–
Sojakleie	–
Samenschalen von Plantago psyllium	–
Guarmehl	–

»Slender Diet Meal for Weight Control«*

Hersteller
Carnation
5045 Wilshire Boulevard
Los Angeles, CA 90036

1 Portion = 300 ml Flüssigkeit
1 Packung = 1 Portion

Chemische Zusammensetzung

	1 Portion enthält:
kcal/kJ	220/921
Protein	11 g
Kohlenhydrate	34 g
Fett	4 g
Ballaststoffe	–

	% des täglichen Bedarfs
Protein	25
Vitamin A	25
Vitamin C (Ascorbinsäure)	25
Vitamin B_1 (Thiamin)	25
Vitamin B_2 (Riboflavin)	25
Niacin	25
Vitamin D	25
Vitamin E	25
Vitamin B_6 (Pyridoxin)	25
Folsäure	25
Vitamin B_{12}	25
Biotin	25
Pantothensäure	25
Calcium	25
Eisen	25
Phosphor	25
Jod	25
Magnesium	25
Zink	25
Kupfer	25
Mangan	–
Kalium	–
Chrom	–

*Anmerkung der Redaktion:
Anstelle dieses Gerichts sind in der BRD die Hipp-Diät Fertiggerichte am besten geeignet.

	% des täglichen Bedarfs
Selen	–
Molybdän	–
Haferkleie	–
Sojakleie	–
Samenschalen von Plantago psyllium	–
Guarmehl	–

»Meritene«*

Hersteller
Sandoz Nutrition
5320 West Twenty-Third Street
P.O. Box 370
Minneapolis, MN 55440

1 Portion = 32 g
1 Packung = 14 Portionen

Chemische Zusammensetzung

	32 g Pulver, gemixt mit 240 ml Milch (= 1 Portion), enthalten:
kcal/kJ	275/1151
Protein	18 g
Kohlenhydrate	31 g
Fett	9,1 g
Ballaststoffe	–

	% des täglichen Bedarfs
Protein	40
Vitamin A	25
Vitamin C (Ascorbinsäure)	25
Vitamin B_1 (Thiamin)	25
Vitamin B_2 (Riboflavin)	40
Niacin	25
Vitamin D	25
Vitamin E	25
Vitamin B_6 (Pyridoxin)	25
Folsäure	25
Vitamin B_{12}	30
Biotin	25
Pantothensäure	25
Calcium	60
Eisen	25
Phosphor	50
Jod	25
Magnesium	25
Zink	25
Kupfer	25
Mangan	1 mg
Kalium	0,73 mg
Chrom	–
Selen	–
Molybdän	–
Haferkleie	–
Sojakleie	–
Samenschalen von Plantago psyllium	–
Guarmehl	–

*Anmerkung der Redaktion:
Diese Aufbau- und Ergänzungsnahrung gibt es ebenfalls in der BRD – als Pulver oder in der Flüssigvariante. Daneben bietet sich »Protein 88« an zur Anreicherung sämtlicher Speisen und Getränke.

»Ensure«

Hersteller
Ross Laboratories
Columbus, OH 43216

1 Portion = 57 g
1 Packung = 7 Portionen

Chemische Zusammensetzung

	57 g Pulver, gemixt mit 180 ml Milch (= 1 Portion), enthalten:
kcal/kJ	250/1047
Protein	8,8 g
Kohlenhydrate	34,3 g
Fett	8,8 g
Ballaststoffe	–

	% des täglichen Bedarfs
Protein	14
Vitamin A	12,5
Vitamin C (Ascorbinsäure)	62,5
Vitamin B_1 (Thiamin)	25
Vitamin B_2 (Riboflavin)	25
Niacin	25
Vitamin D	12,5
Vitamin E	19

	% des täglichen Bedarfs
Vitamin B_6 (Pyridoxin)	25
Folsäure	12,5
Vitamin B_{12}	25
Biotin	12,5
Pantothensäure	12,5
Calcium	12,5
Eisen	12,5
Phosphor	12,5
Jod	12,5
Magnesium	12,5
Zink	25

	% des täglichen Bedarfs
Kupfer	12,5
Mangan	0,5 mg
Kalium	1,5 mg
Chrom	–
Selen	–
Molybdän	–
Haferkleie	–
Sojakleie	–
Samenschalen von Plantago psyllium	–
Guarmehl	–

Anmerkung der Redaktion zu den Anhängen I und II, bearbeitet von Friedrich Reuss, Diplomchemiker

Aus deutscher Sicht dienen diätetische Nahrungsmittel bzw. Nahrungsergänzungen/Nahrungszusätze dazu, in schwierigen Ernährungssituationen eine vollwertige, bedarfsdeckende Ernährung zu gewährleisten. Sie sollen nicht eine normale Ernährung ersetzen, wo diese möglich und praktikabel ist. Spezielle Situationen, in denen eine diätetische Ernährung oder Nahrungsergänzung vorteilhaft ist, sind zum Beispiel:

- ▷ Mangelernährung (als Krankheitsfolge, altersbedingt, durch psychische Ursachen),
- ▷ spezielle Verdauungsstörungen (Fettverwertungsstörungen),
- ▷ spezielle Nährstoffunverträglichkeiten (Empfindlichkeit gegen bestimmte Eiweißstoffe oder auch Kohlenhydrate),
- ▷ Notwendigkeit extrem energiereicher Ernährung (bei Hochleistungssport, Extrembergsteigen),
- ▷ Notwendigkeit, bei niedrigem Gewicht einen großen Nährstoffvorrat mitzuführen (für Expeditionen, Raumfahrt, hiervon kommt der populäre Ausdruck »Astronautenkost«),
- ▷ Notwendigkeit einer extrem proteinreichen Ernährung (bei Kraftsportlern und Bodybuildern).

Diätetische Nahrungsmittel helfen aber auch bei der gefahrlosen Durchführung von Abmagerungskuren. Hier soll eine deutliche Gewichtsabnahme möglichst ohne Einbuße an Leistungsfähigkeit erreicht werden. Selbstgemachte Abmagerungsdiäten führen längerfristig fast immer zu einer Mangelversorgung bei einzelnen Stoffen. Die Nulldiät kann schon nach wenigen Tagen zu erheblichen Gesundheitsschäden führen, wenn sie nicht ständig vom Arzt überwacht wird.

Die Zahl der im Handel erhältlichen Diätetika ist heute sehr groß. Die Qualitätsunterschiede ergeben sich in erster Linie aus der Art und der Qualität der als Eiweiß-, Fett- und Kohlenhydratkomponente verwendeten Rohstoffe. Die Gehalte an Mineralstoffen und Vitaminen orientieren sich bei den Standarddiäten weitgehend an den Empfehlungen der Deutschen Gesellschaft für Ernährung (DGE).

Spurenelementzusätze sind nach der deutschen Diätverordnung nur im Rahmen von Ausnahmegenehmigungen zulässig. Hauptursache dieser unbefriedigenden Situation ist die spurenelementfeindliche Rechtslage in der Bundesrepublik. Danach werden bei den meisten Spurenelementen nur Dosierungen geduldet, die nach dem heutigen Stand der Wissenschaft praktisch unwirksam sind und meist unter 10 Prozent des angenommenen Tagesbedarfes liegen.

Es ist auch ein Problem für den Hersteller, daß Spurenelemente die Zersetzung organischer Stoffe, so insbesondere der Vitamine, stark beschleunigen. Daher müssen die Spurenelemente in möglichst fest gebundener Form eingesetzt werden, und es ist fraglich, in welchem Umfang sie dann in kombinierten Präparaten dem Organismus noch zur Verfügung stehen. Daher dürfte es sinnvoller sein, generell auf Spurenelement-Vitaminkombinationen zu verzichten und beide Substanzen getrennt zu verwenden.

Anhang III

Organisationen zu Ernährungs- und Gesundheitsfragen in den USA

Die folgenden Organisationen und Einrichtungen werden von Dr. Haas empfohlen, da sie einen ausgezeichneten Beratungsservice in Fragen der Gesundheit und Ernährung bieten und sich auf dem neuesten Stand ernährungswissenschaftlicher Erkenntnisse befinden und daran mitarbeiten.

Leser, die die englische Sprache beherrschen, möchten sich vielleicht selbst an die eine oder andere dieser Organisationen wenden. Die Kurzbeschreibungen der Institute wollen nur einen ersten Einblick vermitteln; auf Anfrage erhalten Sie detaillierte Informationen über Programm, Seminare usw.

Bio-Nutrionics

Bio-Nutrionics is a New York City–based health care organization that uses state-of-the-art computer programs and nutritionists to evaluate, analyze, and construct diets, nutritional supplement programs, and exercise regimens for the general public. I have consulted with this organization for the last two years and have seen impressive results in weight loss, blood lipid and blood pressure reductions, and general improvement in the health and well-being of program participants. I believe that Bio-Nutrionics will become a major U.S. health care organization for people who want to lose excess body fat, gain energy, and achieve maximum performance and a high-quality life. The Bio-Nutrionics program closely follows much of the nutritional philosophy of my *Eat to Win/Eat to Succeed* programs.

BIO-NUTRIONICS
1345 AVENUE OF THE AMERICAS
NEW YORK, NY 10105
(212)586-8455

Doctor's Hospital

Doctor's Hospital offers a three-day intensive VIP in-patient program based on the Haas diet. The program includes complete medical/nutritional evaluation and diet and exercise education. The hospital's staff of dietitians has been specially trained in creating high–complex carbohydrate, low-fat/low-cholesterol diets.

DOCTOR'S HOSPITAL
1859 VAN BUREN STREET
HOLLYWOOD, FL 33020
(315)920-9000

Fit for the Road

Fit for the Road is a health-care system for touring musicians and performers who must sustain high energy levels while on the road. Fit for the Road provides individual exercise trainers, cooks, and special diets to well-known musical groups and solo artists, as well as to actors and actresses. The organization also provides "in-town" personalized programs for its Los Angeles–based clients.

FIT FOR THE ROAD
22458 VENTURA BOULEVARD
SUITE E
WOODLAND HILLS, CA 91364

Cooper Clinic Aerobics Center

Dr. Kenneth Cooper, who founded the Aerobics Center, was one of the first health-care professionals to recognize the importance of regular aerobic exercise in a total health program of diet and exercise. The Cooper Clinic Aerobics Center provides fitness evaluations and nutritional counseling.

COOPER CLINIC AEROBICS CENTER
12202 PRESTON ROAD
RICHARDSON, TX
(214)239-7223

Pritikin Longevity Institute

The Pritikin Longevity Institute offers a series of live-in and walk-in health programs based on the dietary philosophy of the late Nathan Pritikin. The Pritikin diet is a complex carbohydrate–based regimen.

PRITIKIN LONGEVITY INSTITUTE
1910 OCEANFRONT WALK
SANTA MONICA, CA
(213)870-2944

The Haas Health Letter

For those interested in staying abreast of the latest nutritional discoveries, current trends in health-related issues, newly developed Haas recipes, and Haas-recommended foods, supplements, and exercise products, I have created the *Haas Health Letter*, a quarterly publication devoted to health and nutrition. It gives you vital new health-related information, tips, and recipes long before the general public learns about them. Those interested in receiving a free copy of this newsletter and subscription information may write to me at:

P.O. BOX 69-3912
NORLAND BRANCH
MIAMI, FL 33169

Anhang IV
Computer-Software zur Leistungs-Diät

Aus den USA zu beziehen ist das Eat-to-Win-Computerprogramm (Eat to Win = Leistungs-Diät), das allen, die gute Englischkenntnisse besitzen, beim Einhalten der Haas-Diät eine wirkungsvolle Hilfe sein kann.

Was das Eat-to-Win-Computerprogramm leistet

Die Software enthält ein Programm zur Tabellenkalkulation für Nährwertberechnungen und verwaltet eine Datenbank mit den Posten Nahrungsmittel, Rezepte, Menüpläne sowie Kontrolle der täglichen Nahrungszufuhr und des Körpergewichts. Dies sind die wichtigsten Funktionen des Eat-to-Win-Computerprogramms:

▷ Überwachung der täglichen Nahrungsaufnahme und des Körpergewichts für eine beliebige Anzahl von Personen und über einen beliebigen Zeitraum hinweg.

▷ Angabe der Nährwerte für bestimmte Nahrungsmittel, Gerichte und Tagespläne; folgende Werte sind dabei berücksichtigt: Kalorien, Kohlenhydrate, Eiweiß, Fett, Cholesterin, Natrium.

▷ Prozentuale Aufschlüsselung der Kalorienzahl in die Anteile, die auf Kohlenhydrate, Eiweiß und Fett entfallen.

▷ Speichermöglichkeit für Nährwertangaben zu 2000 Nahrungsmitteln. Die Informationen zu 1187 Nahrungsmitteln sind bereits im Programm abgespeichert; Sie selbst können die Werte für weitere 813 Nahrungsmittel eingeben.

▷ Zusammenstellung der Rezepte und Tagespläne auf Ihren individuellen Bedarf hin. 300 Rezepte können auf Data-Diskette gespeichert werden; 94 Rezepte aus der Dr. Haas Leistungs-Diät sind bereits abgespeichert.

▷ Heraussuchen aller Rezepte und Menüs, die ein bestimmtes Nahrungsmittel enthalten.

▷ Angabe der erforderlichen Menge eines Nahrungsmittels nach Gewicht, Volumen, Portionen, Scheiben oder Stück; die Maßangaben erfolgen nach Wunsch in Gramm, Kilogramm, Millilitern, Litern, Teelöffeln, Eßlöffeln, Ounces, Pounds, Fluid Ounces, Cups, Quarts, Gallons.

▷ Umrechnung der Nahrungsmittelmengen von einer Maßeinheit in eine andere.

▷ Angabe der Mengen in geläufigen Bruchzahlen oder durch Dezimalzahlen (z.B. 3½ ounces oder 3,5 ounces).

▷ Errechnen der erforderlichen Menge eines Nahrungsmittels unter Berücksichtigung eines gewünschten Nährwerts. Angenommen, Sie möchten 15 g Eiweiß zu sich nehmen: Das Eat-to-Win-Computerprogramm stellt fest, wieviel von einem bestimmten Nahrungsmittel Sie dazu benötigen.

▷ Ausdruck von Diagrammen, Tabellen und Listen. Beispiele dazu finden Sie auf den folgenden Seiten.

Was das Eat-to-Win-Calorie-Burner-Computerprogramm leistet

Die Software enthält ein Programm zur Tabellenkalkulation und verwaltet eine Datenbank zum Kalorienverbrauch bei verschiedenen körperlichen Aktivitäten und zum Körpergewicht. Das Programm bietet folgende Möglichkeiten:

- ▷ Überwachen der täglichen Aktivitäten und des Körpergewichts einer unbegrenzten Anzahl von Personen, für einen beliebigen Zeitraum.
- ▷ Vergleich des Kalorienverbrauchs bei verschiedenen Aktivitäten.
- ▷ Aufstellen von Fitness-Tagesprogrammen je nach Ihren individuellen Bedürfnissen.
- ▷ Bestimmung der Trainingsdauer, die erforderlich ist, um eine gewünschte Kalorienzahl zu verbrauchen. Angenommen, Sie wüßten gern, wie lange Sie mit einer Geschwindigkeit von 5 Stundenkilometern gehen müssen, um 300 kcal zu verbrennen, so wird Ihnen das Programm die nötige Dauer auf der Grundlage Ihres Körpergewichts errechnen.

Die Eat-to-Win-Computerprogramme können bestellt werden bei:
Small Planet Systems Corporation
P.O. Box 4011
Tallahassee, FL 32315-4011
USA.

Die Eat-to-Win-Computerprogramme sind für IBM- und IBM-kompatible Computer, für CP/M-Computer und für Apple-Computer erhältlich.

Eat to win™ Software
(Diagrammatic overview)

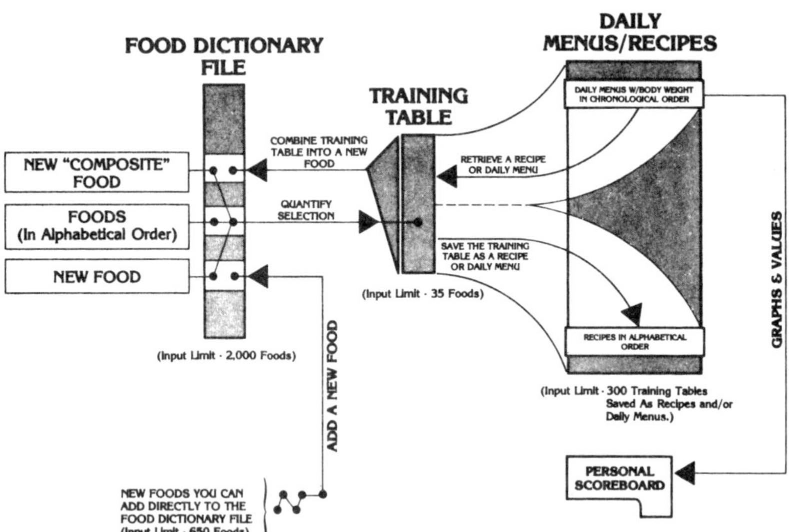

Beispiele für die verschiedenen Möglichkeiten des Eat-to-Win-Computerprogramms

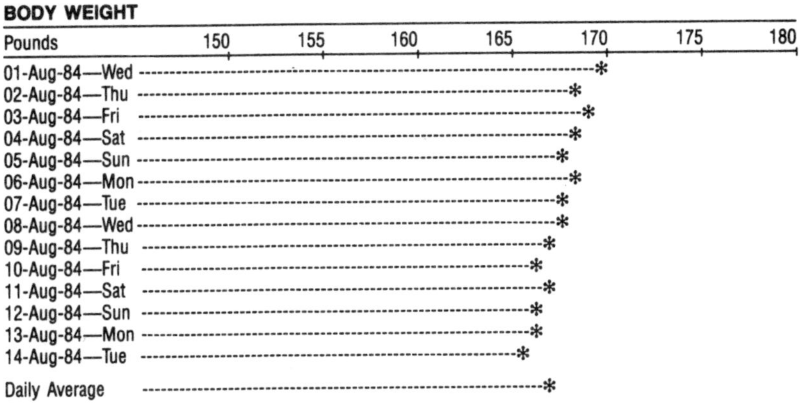

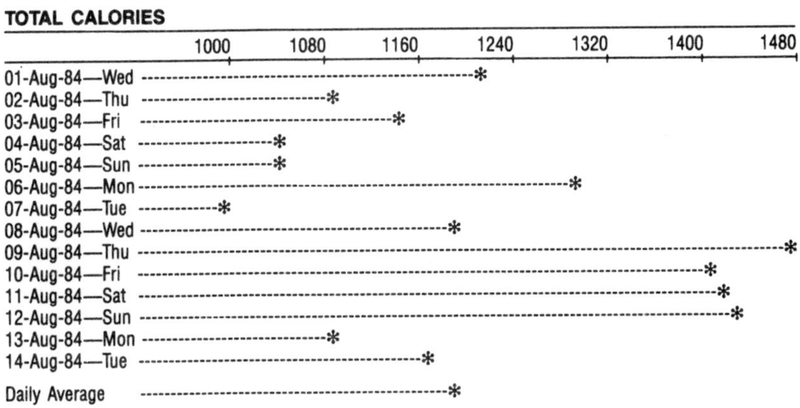

Graphs are also available for daily intake of carbohydrate, protein, fat, cholesterol, sodium, and total weight of food and drink.

BODY WEIGHT AND CALORIC BREAKDOWN

	Weight (lb.)	Calories	Carbo.	Protein	Fat
01-Aug-84—Wed	170.0	1213	77%	14%	9%
02-Aug-84—Thu	169.0	1103	72%	18%	10%
03-Aug-84—Fri	169.5	1132	73%	17%	10%
04-Aug-84—Sat	169.0	1051	77%	16%	7%
05-Aug-84—Sun	168.0	1070	69%	21%	10%
06-Aug-84—Mon	169.0	1272	77%	14%	9%
07-Aug-84—Tue	168.0	1002	72%	20%	8%
Daily Average	168.9	1121	74%	17%	9%

BODY WEIGHT AND TOTAL NUTRITION

Weight (lb.)	Food (oz.)	Calories	Carbo. (g.)	Protein (g.)	Fat (g.)	Choles. (mg.)	Sodium (mg.)
August 01, 1984—Wednesday							
170.0	58.7	1213	250.7	44.2	13.0	25	785
August 02, 1984—Thursday							
169.0	47.6	1103	208.1	53.2	13.1	61	1466
August 03, 1984—Friday							
169.5	55.0	1132	210.4	49.0	12.1	38	1078
August 04, 1984—Saturday							
169.0	50.1	1051	214.6	44.1	8.0	6	741
August 05, 1984—Sunday							
168.0	49.0	1070	190.5	57.3	11.8	28	1829
August 06, 1984—Monday							
169.0	55.2	1272	262.8	48.6	13.1	15	1503
August 07, 1984—Tuesday							
168.0	60.9	1002	191.6	53.9	9.1	20	1199
Daily Averages—							
168.9	53.8	1121	218.4	50.0	11.5	28	1240

LUNCH NUTRITION BREAKDOWN

	Weight (oz.)	Calories	Carbo. (g.)	Protein (g.)	Fat (g.)	Choles. (mg.)	Sodium (mg.)
Quarter Pounder w/cheese, McDonald's (1 average)							
	6.8	518	33.0	30.9	28.6	96	1206
French Fries, McDonald's (1 serving)							
	2.4	211	25.0	3.1	10.6	10	112
Coca-Cola (12 fluid ounces)							
	12.7	144	36.0	0	0	0	1
Totals:	21.9	873	94.0	34.0	39.2	106	1319

Lunch Calories: 43% carbohydrate, 16% protein, 41% fat

Daily Menu for August 3, 1984

Breakfast – *Frühstück*
Oatmeal Royale (1 serving) – *Haferflocken Royal*

Lunch – *Mittagessen*
Indian Vegetable and Rice Casserole (1 serving) – *Indischer Reis- und Gemüseauflauf*
Salad, w/lettuce, tomato (1 large) – *Salat aus Blattsalat und Tomaten*
Herb Magic Italian Dressing (1 tablespoon) – *Italian Dressing, ohne Öl*
Apple, raw, w/skin (1 average) – *Apfel, ungeschält*

Dinner – *Abendessen*
Coq au Vin Casserole (1 serving) – *Coq-au-vin-Auflauf*
Salad, w/lettuce, tomato (1 large) – *Salat aus Blattsalat und Tomaten*
Green Goddess Dressing (2 tablespoons) – *Grüne Göttersauce*
Banana Bread (½ slice) – *Bananenbrot*

Snacks – *Zwischenmahlzeit*
Potato, baked in skin w/o salt (1 average) – *Gebackene Kartoffel, ohne Salz*
Bacon, Onion, and Chive Topping (2 tablespoons) – *Pikante Zwiebelsauce*

Total Calories: 1132
Caloric Breakdown: 73% carbohydrate, 17% protein, 10% fat

Recipe/Menu List

Component Food: Cottage Cheese, 1% fat
(All recipes listed below contain cottage cheese.)

Casseroles/Combinations – *Aufläufe*
Brown Rice and Cottage Cheese – *Reis und Hüttenkäse*
Chicken Casserole – *Hähnchenauflauf*
Coq au Vin Casserole – *Coq-au-vin-Auflauf*
Crabmeat au Gratin – *Krabbenfleisch au gratin*
Eggplant Moussaka – *Moussaka*
Potato Casserole – *Kartoffelauflauf*
Spinach Noodle Casserole – *Spinatnudel-Auflauf*

Pasta – *Nudeln*
Macaroni and Cheese Lombardo – *Makkaroni und Käse-»Lombardo«*
Pasta and Garlic Sauce – *Pasta mit Knoblauchsauce*
Tini Linguini – *Tini Linguini (Spaghetti mit pikanter Sauce)*

Sauces/Spreads/Creams – *Saucen, Aufstriche*
Dill Sauce Deluxe – *Dillsauce de luxe*
Haas Mayonnaise Spread – *Haas' Mayonnaise-Aufstrich*

Salads/Salad Dressings – *Salate, Salatsaucen*
Creamy Italian Dressing – *Italienische Cremesauce*
Green Goddess Dressing – *Grüne Göttersauce*
Jeff's »Cream« Dressing – *Jeff's Cremesauce*
Thousand Island Dressing – *»Thousand-Island«-Sauce*
Yogurt Tomato Dressing – *Joghurt-Tomaten-Sauce*

Toppings/Stuffings – *Saucen*
Bacon, Onion, and Chive Topping – *Pikante Zwiebelsauce*
Chicken in Wine Sauce Topping – *Sherrysauce mit Hähnchenfleisch*
Horseradish Topping – *Meerrettichsauce*
Mushroom Topping – *Champignonsauce*
Snappy Cheddar Topping – *Scharfe Cheddar-Sauce*

Vegetable Dishes – *Gemüsegerichte*
»Cheddar«-Stuffed Potatoes – *Mit Cheddar gefüllte Kartoffeln*

Bibliographie*

Abdulla, M. 1981. "Nutrient intake and health status of vegans; chemical analyses of diets using the duplicate portion sampling technique." *Am. J. Clin. Nutr.* 34:2464.

Abernathy, R. "Lack of response to amino acid supplements of preadolescent girls." *Am. J. Clin. Nutr.* 25:980.

Abraham, S., et al. 1980. "Prevalence of severe obesity in adults in the United States." *Am. J. Clin. Nutr.* 33:364–69.

Adams, C. F. 1975. "Nutritive value of foods in common units." U.S. Dept. of Agriculture. Agriculture Handbook No. 456.

Addy, D. 1976. "Infant feeding: a current view." *Br. Med. J.* 1:1268.

Alberts, D. S., et al. 1978. "Carnitine prevention of adriamycin toxicity in mice." *Biomedicine.* 29:265–68.

Alfin-Slater, R. B., and Aftergood, L. 1980. "Lipids." In *Modern Nutrition in Health and Disease,* 6th ed., R. S. Goodhart and M. E. Shils, eds. Philadelphia: Lea & Febiger. P. 128.

Allen, L. 1979. "Protein-induced hypercalcuria: a long-term study." *Am. J. Clin. Nutr.* 32:741.

Aloia, J. 1978. "Prevention of involutional bone loss by exercise." *Ann. Intern. Med.* 89:356.

Anand, C. 1974. "Effect of protein intake on calcium balance of young men given 500 mg calcium daily." *J. Nutr.* 104:695.

Anderson, J. R., et al. 1980. "Mineral and vitamin status on high-fiber diets: long-term studies of diabetic patients." *Diab. Care.* 3:38–40.

Andersson, H. 1974. "Fat-reduced diet in the treatment of hyperoxaluria in patients with ileopathy." *Gut.* 15:360.

Angelini, C., et al. 1976. "Carnitine deficiency of skeletal muscle: report of a treated case." *Neurology.* 26:633–37.

Angelini, C., et al. 1978. "Carnitine deficiency: acute postpartum crisis." *Ann. Neurol.* 4:558–61.

Anonymous. 1980. "The regulation of fatty acid synthesis and oxidation by malonyl-CoA and carnitine." *Nutr. Rev.* 38:25–27.

Anonymous. 1981. "Research highlights: techniques for diagnosing and treating patients with systemic carnitine deficiency." *Research Resources Reporter.* 5:13–14.

Apfelbaum, M. 1976. "The effects of very restrictive high protein diets." *Clin. Endocrinol. Metab.* 5:417–30.

Arroyave, G. 1972. "Nutritive values of dietary proteins: for whom?" Proc. 9th Int. Congr. Nutr., Mexico. 1:43.

Astrand, P.-O., et al. 1977. *Textbook of Work Physiology.* 2nd ed. New York: McGraw-Hill. Pp. 483–521.

Aubia, J., et al. 1980. "Carnitine in haemodialysis patients." *Lancet.* 2:1028.

Bahna, S. 1978. "Cow's milk allergy: Pathogenesis, manifestations, diagnosis, and management." *Adv. in Pediatr.* 25:1.

———. 1980. *Allergies to Milk.* New York: Grune & Stratton.

Balke, B. 1962. "Human tolerances." FAA No. AD421156.

Barnard, R. J., et al. 1981. "Effects of an intensive, short-term exercise and nutrition program on patients with coronary heart disease." *J. Cardiac Rehab.* 1:99–105.

Barnard, R. J., et al. 1982. "Response of non-insulin-dependent diabetic patients to an intensive program of diet and exercise." *Diab. Care.* 5:370–74.

* Wer Literatur anfordern möchte, bekommt sie in englischer Sprache, muß also Englisch sprechen und verstehen. Deshalb wurde das Literaturverzeichnis im Original übernommen.

Barrows, C. H., and Kokkonen, G. 1975. "Protein synthesis, development, growth and life span." *Growth*. 39:525–33.

Bartel, L. L., et al. 1981. "Perturbation of serum carnitine levels in human adults by chronic renal disease and dialysis therapy." *Am. J. Clin. Nutr.* 34:1314–20.

Barzel, V. 1970. *Osteoporosis*. New York: Grune & Stratton. Pp. 1–37.

Bazzato, G., et al. 1979. "Myasthenia-like syndrome associated with carnitine in patients on long-term haemodialysis." *Lancet*. 1:1041–42.

Bazzato, G., et al. 1981. "Myasthenia-like syndrome after d,l- but not l-carnitine." *Lancet*. 1:1209.

Beaton, G. H., and Swiss, L. D. 1974. "Evaluation of the nutritional quality of food supplies: prediction of 'desirable' or 'safe' protein: calorie ratios." *Am. J. Clin. Nutr.* 27:485–504.

Bellinghieri, G., et al. 1983. "Correlation between increased serum and tissue L-carnitine levels and improved muscle symptoms in hemodialyzed patients." *Am. J. Clin. Nutr.* 38:523–31.

Bell, F. P. 1983. "Carnitine esters: novel inhibitors of plasma lecithin: cholesterol acyltransferase in experimental animals but not in man (homo sapiens)." *Int. J. Biochem*. 15:133–36.

Bendezu, R., et al. 1976. "Certain metabolic consequences of jejunoileal bypass." *Am J. Clin. Nutr.* 29:366–70.

Benotti, P. N., et al. 1976. "Role of branched-chain amino acids (BCAA) intake in preventing muscle proteolysis." *Surg. Forum*. 27(7)–10.

Bieber, L. L., et al. 1981. "Carnitine acyltransferases in rat liver peroxisomes." *Arch. Biochem. Biophys*. 211:599–604.

Bieber, L. L., et al. 1982. "Possible functions of short-chain and medium-chain carnitine acyltransferases." *Fed. Proc. Fed. Am. Soc. Exp. Biol*. 41:2858–62.

Bingham, S., and Cummings, J. H. 1980. "Sources and intakes of dietary fiber in man." In *Medical Aspects of Dietary Fiber*, Spiller and Kay, eds. New York: Plenum Press. Pp. 261–84.

Bistrian, B. R. 1978. "Clinical use of a protein-sparing modified fast." *JAMA*, 240:2299-302.

Bizzi, A., et al. 1978. "Accelerated recovery of post-dialysis plasma carnitine fall by oral carnitine." *Biomedicine*. 29:183–84.

Blackburn, G. L., et al. 1979. "Branched-chain amino acid administration and metabolism during starvation, injury and infection." *Surgery*. 86(2):307–15.

Blethrow, J. G., et al. 1977. "Emergency escape of handicapped air travelers." FAA No. ADA043269/OGI.

Bliznakov, E. G., et al. 1975. "Coenzyme Q deficiency in mice following infection with friend leukemia virus." *J. Vit. Nutr. Res*. 45:388–95.

Bliznakov, E. G., et al. 1978. "Partial reactivation of impaired immune competence in aged mice by synthetic thymus factors." *Biochem. Biophys. Res. Commun*. 80:631–36.

Blum, K., et al. 1971. "The pharmacology of d- and l-carnitine and d- and l-acetylcarnitine: comparison with choline and acetylcholine." *J. Pharmacol. Exp. Ther.* 178:331–38.

Boat, T. 1975. "Hyperactivity in cow's milk in young children with pulmonary hemosiderosis and cor pulmonale secondary to nasopharyngeal obstruction." *J. Pediatr.* 87:23.

Bock, William, et al. 1967. "The effects of acute dehydration upon cardiorespiratory endurance." *J. Sports Med*. 5(2):67.

Bohles, H., et al. 1982. "Decreased serum carnitine in valproate induced Reye's syndrome." *Eur. J. Pediatr.* 139:185–86.

Bohmer, T., and Molstad, P. 1980. "Carnitine transport across the plasma membrane." In *Carnitine Biosynthesis, Metabolism, and Functions*, R. A. Frenkel and J. D. McGarry, eds. New York: Academic Press. Pp. 73–89.

Bohmer, T., et al. 1977. "Carnitine uptake into human heart cells in culture." *Biochim. Biophys. Acta*. 465:627–33.

Bohmer, T., et al. 1978. "Carnitine deficiency during intermittent haemodialysis for renal failure." *Lancet* 1:126–28.

Bohmer, T., et al. "Carnitine levels in human serum in health and disease." *Clin. Chim. Acta.* 57:55–61.
Bolourich, S. 1968. "Wheat flour as a source of protein for adult subjects." *Am. J. Clin. Nutr.* 21: 827.
Booze, C. F. 1978. "The morbidity experience of air traffic control personnel, 1967–1977." FAA No. ADA056053/26I.
Booze, C. F., et al. 1980. "Postmortem coronary atherosclerosis findings in general aviation accident pilot fatalities: 1975–1977." FAA No. ADA089428/7.
Booze, C. F., Jr. 1974. "Characteristics of medically disqualified airman applicants during calendar year 1971." FAA No. AD781684.
Borum, P. R. 1981. "Possible carnitine requirement of the newborn and the effect of genetic disease on the carnitine requirement." *Nutr. Rev.* 39:385–90.
———. 1983. "Carnitine." *Ann. Rev. Nutr.* 3:233–259.
Borum, P. R., and York, C. M. 1982. "Red cell carnitine binding protein." *Fed. Proc. Fed. Am. Soc. Exp. Biol.* 41:537.
Borum, P. R., et al. 1979. "Carnitine content of liquid formulas and special diets." *Am. J. Clin. Nutr.* 32:2272–76.
Borum, P. R., et al. 1983. "Epididymal carnitine binding protein." Abstract. *Fed. Proc. Fed. Am. Soc. Exp. Biol.* 42:1855.
Bougneres, P. F., et al. 1979. "Hypolipaemic effect of carnitine in uraemic patients." *Lancet.* 1:1401–2.
Bray, G. A. 1976. *The Obese Patient.* Major Problems in Internal Medicine, vol. 9. Philadelphia: W. B. Saunders.
———, ed. 1979. "Obesity in America." NIH Publication No. 79-359. Bethesda, Md.: National Institutes of Health. Available from Publications Unit, Fogarty International Center, Bldg. 16A, Rm 205, National Institutes of Health, Bethesda, MD 20205.
Bremer, J. 1977. "Carnitine and its role in fatty acid metabolism." *Trends Biochem. Sci.* 2:207–9.
Brenner, B. M., et al. 1982. "Dietary protein intake and the progressive nature of kidney disease: the role of hemodynamically mediated glomerular injury in the pathogenesis of progressive glomerular sclerosis in aging, renal ablation, and intrinsic renal disease." *N. Eng. J. Med.* 307:652–69.
Bricker, M. 1947. "The protein requirement of the adult rat in terms of the protein contained in egg, milk, and soy flour." *J. Nutr.* 34:491.
Bricker, M., et al. 1945. "The protein requirements of adult human subjects in terms of the protein contained in individual foods and food combinations." *J. Nutr.* 30:269–84.
Briggs, M. 1974. "Vitamin E supplements and fatigue." *N. Eng. J. Med.* 290:579–80.
Brodribb, A. J. M., and Humphreys, D. M. 1976. "Diverticular disease: three studies. Pt. I—relation to other disorders and fibre intake; pt. II—treatment with bran; pt. III—metabolic effect of bran in patients with diverticular disease." *Brit. Med. J.* 1:424–30.
Bronner, F. 1976. "Vitamin D deficiency and rickets." *Am. J. Clin. Nutr.* 29:1307–14.
Brooks, D. E., et al. 1974. "Carnitine and glycerylphosphorylcholine in the reproductive tract of the male rat." *J. Reprod. Fertil.* 36:141–60.
Brooks, G. A., and Fahey, T. D. 1984. *Exercise Physiology: Human Bioenergetics and Its Applications.* New York: John Wiley. 7:128–31.
Brooks, H., et al. 1977. "Carnitine-induced effects on cardiac and peripheral hemodynamics." *J. Clin. Pharmacol.* 17:561–68.
Broquist, H. P. 1982. "Carnitine biosynthesis and function: introductory remarks." *Fed. Proc. Fed. Am. Soc. Exp. Biol.* 41:2840–42.
Broquist, H. P., and Borum, P. R. 1982. "Carnitine biosynthesis: nutritional implications." In *Advances in Nutritional Research,* H. H. Draper, ed. Vol. 4. New York: Plenum Press. Pp. 181–204.
Brown, J. M., et al. 1978. "Cardiac complications of protein-sparing modified fasting." *JAMA.* 240:120–22.

Buisseret, P. 1978. "Common manifestations of cow's milk allergy in children." *Lancet*. 1:304.
Burkitt, D. P., ed. 1975. *Refined Carbohydrate Foods and Disease: Some Implications of Dietary Fibre*. New York: Academic Press.
———, et al. 1972. "Effects of dietary fibre on stools and transit-times, and its role in the causation of disease." *Lancet*. 2:1408–12.
Burnet, F. M. 1970. "An immunological approach to aging." *Lancet*. 2:358–60.
———. 1976. *Immunology, Aging, and Cancer.* San Francisco: W. H. Freeman.
Buxe, M. G., et al. 1972. "Oxidation of branched-chain amino acids by isolated hearts and diaphragms of the rat. The effect of fatty acids, glucose, and pyruvate respiration." *J. Biol. Chem*. 24(24):8085–96.
Cade, R., et al. 1984. "Effects of phosphate loading on 2,3-diphosphoglycerate and maximal oxygen uptake." *Medicine and Science in Sports and Exercise*. 16:263–68.
Campbell, T. C. 1982. Quoted in "In the war against cancer, the latest weapons are fruits and vegetables." *People*, July 12, pp. 65–68.
Cantrell, C. R., and Borum, P. R. 1982. "Identification of a cardiac carnitine binding protein." *J. Biol. Chem*. 257:10599–604.
Carlson, S. E. 1979. "Significance of carnitine in infant diets." Prepared for the Food and Drug Administration under Contract No. 223-76-2091 by the Committee on Nutrition, American Academy of Pediatrics, Evanston, Ill.
Carroll, J. E., et al. 1980. "Carnitine 'deficiency': lack of response to carnitine therapy." *Neurology*. 30:618–26.
Carroll, K. K. 1978. "The role of dietary protein in hypercholesterolemia and atherosclerosis." *Lipids*. 13:360–65.
Cederblad, G. 1976. "Plasma carnitine and body composition." *Clin. Chim. Acta*. 67:207–12.
Cederblad, G., and Lindstedt, S. 1971. "Excretion of l-carnitine in man." *Clin. Chim. Acta*. 33:117–23.
———. 1972. "A method for the determination of carnitine in the picomole range." *Clin. Chim. Acta*. 37:235–43.
———. 1976. "Metabolism of labeled carnitine in the rat." *Arch. Biochem. Biophys*. 175:173–80.
Cederblad, G., et al. 1982. "Urinary excretion of carnitine and its derivatives in new borns." *Biochem. Med*. 27:260–65.
Cederblad, G., et al. 1983. "Urinary excretion of carnitine in multiply injured patients on different regimens of total parenteral nutrition." *Metabolism*. 32:383–89.
Cerqueira, M. T., et al. 1979. "The food and nutrient intakes of the Tarahumara Indians of Mexico." *Am. J. Clin. Nutr.* 32:905–15.
Cerra, F., et al. 1982. "Branched-chains support post-operative protein synthesis." *Surgery*. 92(2):192–99.
Chalmers, J. 1970. "Geographic variations of senile osteoporosis." *J. Bone and Joint Surgery*. 52B:667.
Chan, M. K., et al. 1980. "Carnitine in haemodialysis patients." *Lancet*. 2:1028–29.
Chan, M. K., et al. 1982. "Response patterns to dl-carnitine in patients on maintenance haemodialysis." *Nephron*. 30:240–43.
Chapoy, P. R., et al. 1980. "Systemic carnitine deficiency—a treatable inherited lipid-storage disease presenting as Reye's syndrome." *N. Eng. J. Med*. 303:1389–94.
Charney, E., et al. 1976. "Childhood antecedents of adult obesity: do chubby infants become obese adults?" *N. Eng. J. Med*. 295:6–9.
Christophersen, B. O., and Norseth, J. 1981. "Arachidonic acid synthesis studied in isolated liver cells: effects of (−)-carnitine and of (+)-decanoylcarnitine." *FEBS Lett*. 133:201–4.
Clark, H. 1973. "Nitrogen balances of adult human subjects fed combinations of wheat, beans, corn, milk, and rice." *Am. J. Clin. Nutr.* 26:702.
Cohen, H. M. 1973. "Fatigue caused by vitamin E?" *Calif. Med*. Pp. 119–72.
Committee on Nutrition of Mother and Preschool Child. 1978. "Fetal and infant nutrition and susceptibility to obesity." *Am. J. Clin. Nutr.* 31:2026–30.

Community Nutrition Institute. 1980. "Diet aids boom." *CNI Weekly Report*. 10(14):4.
Connor, W. 1964. "The interrelated effects of dietary cholesterol and fat upon human serum lipid levels." *J. Clin. Invest*. 43:1691.
Connor, W. 1982. "Reply to letter by Oster." Letter. *Am. J. Clin. Nutr.* 36:1261.
Connor, W. E., et al. 1978. "The plasma lipids, lipoproteins, and the diet of the Tarahumara Indians of Mexico." *Am. J. Clin. Nutr.* 31:1131.
Consumer Reports. 1978. "Too much sugar?" March.
Corrigan, J. J., and Marcus, F. I. 1974. "Coagulopathy associated with vitamin E ingestion." *JAMA*. 230:1300–1.
Corrigan, J. H., and Ulfers, L. L. 1981. "Effect of vitamin E on prothrombin levels in warfarin-induced vitamin K deficiency." *Am. J. Clin. Nutr.* 34:1701–5.
Coulombel, C., et al. 1981. "Transglycosylation reactions catalysed by two beta-mannanases." *Biochem. J.* 195:333–35.
Council on Foods and Nutrition, American Medical Association. 1974. "A critique of low-carbohydrate ketogenic weight reduction regimens: a review of Dr. Atkins' Diet Revolution." *JAMA*. 224:15–22.
Cox, R. A., and Hoppel, C. L. 1973. "Biosynthesis of carnitine and 4-n-trimethylaminobutyrate from 6-n-trimethyl-lysine." *Biochem. J.* 136:1083–90.
Crapo, P., and Kolterman, O. 1984. "The metabolic effects of 2-week fructose feeding in normal subjects." *Am. J. Clin. Nutr.* 39:525–34.
Crocetti, A. F., and Guthrie, H. A. 1982. "*Eating Behavior and Associated Nutrient Quality of Diets*." New York: Anarem System Res. Corp.
Cummings, J. 1979. "The effect of meat protein and dietary fiber on colonic function and metabolism, changes in bowel habit, bile acid excretion, and calcium absorption." *Am. J. Clin. Nutr.* 32:2086.
Currens, J. H., et al. 1951. "Metabolic effects of rice diet in treatment of hypertension." *N. Eng. J. Med.* 245:354–59.
Dahlberg, K. 1980. "Medical care of Cambodian refugees." *JAMA*. 243:1062.
Dark, S. J. 1976. "Characteristics of medically disqualified airman applicants in calendar years 1973 and 1974." FAA No. ADA032603/3GI.
Dark, S. J. and Davis, A. W., Jr. 1978. "Characteristics of medically disqualified airman applicants in calendar years 1975 and 1976." FAA No.ADA058158/7GI.
Daubs, J. 1980. "Flight crew exposure to ozone concentrations affecting the visual system." *Am. J. Opt. Phys. Optics*. 57:95–105.
Dayton, S., et al. 1962. "A controlled clinical trial of a diet high in unsaturated fat." *N. Eng. J. Med.* 266:1017–23.
Dayton, S., et al. 1969. "A controlled clinical trial of a diet high in unsaturated fat in preventing complications of atherosclerosis." *Circ*. 40, supple. 2:1–63.
DeBusk, B. G. 1955. "Effect of lipoic acid on the growth rate of young chicks and rats." *Arch. Biochem. Biophys*. Vol. 55.
DeHaven, J., et al. 1980. "Nitrogen and sodium balance and sympathetic-nervous-system activity in obese subjects treated with a low calorie protein or mixed diet." *N. Eng. J. Med.* 302:477–82.
Decombaz, J., et al. 1979. "Biochemical changes in a 100 KM run: free amino acids, urea and creatine." *Eur. J. Appl. Physiol*. 41:61–72.
De Grandis, D., et al. 1980. "Myasthenia due to carnitine treatment." *J. Neurol. Sci*. 46:365–71.
Demelia, L., et al. 1981. "Carnitine in hemodialysis patients." Abstract submitted for presentation in the 18th Congress of the European Dialysis and Transplant Association, Paris, July 5–8.
Dempsey, J. A., et al. 1971. "Muscular exercise, 2,3-DPG and oxy-hemoglobin affinity." *Int. Z. Physiol*. 30:34–39.
Department of Health and Social Security. 1974. "Present day infant feeding practice report." No. 9.

De Simone, C., et al. 1982. "Reversibility of l-carnitine of immunosuppression induced by an emulsion of soya bean oil, glycerol and egg lecithin." *Arzneimittelforsch.* 32:1485–88.

DeVries, H. 1974. *Physiology of Exercise for Physical Education and Athletics.* Dubuque: William C. Brown. Pp. 26–34.

DiBendetto, R. J. 1967. "Chronic hypervitaminosis A in an adult." *JAMA*. 201:700–2.

"Diet and urinary calculi." 1980. *Nutr. Rev.* 38:75–76.

Dille, J. R., and Mohler, S. R. 1968. "Drug and toxic hazards in general aviation." FAA No. AD686670.

Dill, B. D., et al. "Work tolerance: age and altitude." FAA No. AD603932.

Donald, P., et al. 1981. "Body weight and composition in laboratory rats: effects of diets with high or low protein concentrations. *Sci*. 211:185–86.

Drenick, E. J., et al. 1978. "Renal damage with intestinal bypass." *Ann. Intern. Med.* 5:594.

Du, J. I., et al. 1977. "Protein biosynthesis in aging mouse tissues." *Exp. Gerontol*. 12:181–91.

Dwyer, J. 1982. "Nutritional status of vegetarian children." *Am. J. Clin. Nutr.* 35:204.

Eastham, E. 1979. "Adverse effects of milk formula ingestion on the gastrointestinal tract—an update." *Gastroenterology.* 76:365.

Eaton, J., et al. 1969. "Role of red cell 2,3-DPG in the adaptation of man to altitude: mechanism and effect." *J. Lab. Clin. Med.* 73:603–9

Edwards, C. 1971. "Utilization of wheat by adult man: nitrogen metabolism, plasma amino acids and lipids." *Am. J. Clin. Nutr.* 24:181.

Eisenstein, R., and Zeruolis, L. 1964. "Vitamin D–induced aortic calcification." *Arch. Path.* 77:27. (Abstract of JAMA, 1964; 187:186.)

Elliott, J. 1978. "More help for the morbidly obese: gastric stapling." *JAMA*. 240:1941.

Ellis, F. 1977. "The health of vegans during pregnancy." *Proc. Nutr. Soc. Abstracts of Communication*. 36:46A.

Embden, G., et al. 1921. "Increase of working capacity through administration of phosphate." *Z. Physiol. Chem.* 113:67–107.

Engel, A. G. 1980. "Possible causes and effects of carnitine deficiency in man." In *Carnitine Biosynthesis, Metabolism and Functions*, R. A. Frenkel and J. D. McGarry, eds. New York: Academic Press. P. 271–84.

Engel, A. G., and Angelini, C. 1973. "Carnitine deficiency of human skeletal muscle with associated lipid storage myopathy: a new syndrome. *Sci*. 179:899–902.

Engel, A. G., and Rebouche, C. J. 1982. "Pathogenic mechanisms in human carnitine deficiency syndromes. In *Disorders of the Motor Unit*, D. L. Schotland, ed. New York: John Wiley. Pp. 643–56.

Englard, S. 1979. "Hydroxylation of y-butyrobetaine to carnitine in human and monkey tissues." *FEBS Lett.* 102:297–300.

Englard, S., and Carnicero, H. H. 1978. "Y-butyrobetaine hydroxylation to carnitine in mammalian kidney." *Arch. Biochem. Biophys*. 109:361–64.

Englard S., and Midelfort, C. F. 1978. "Stereochemical course of y-butyrobetaine hydroxylation to carnitine." Abstract. *Fed. Proc. Fed. Am. Soc. Exp. Biol.* 37:1806.

FAA Aviation Medical Library. 1964. "Aviation medical papers and reports: a bibliography." FAA No. AD613364.

Fanelli, O. 1978. "Carnitine and acetyl-carnitine, natural substances endowed with interesting pharmacological properties." *Life Sciences* 23:2563–70.

FDA Drug Bulletin. 1978. "Liquid protein and sudden cardiac deaths—an update." May-July.

Felig, P. 1971. "Amino acid metabolism in exercising man." *J. Clin. Invest.* 50:2703.

———. 1978. "Four questions about protein diets." *N. Eng. J. Med.* 298:1025–26.

Fiorica, V., et al. 1968. "Contribution of activity in the circadian rhythm in excretion of magnesium and calcium." FAA No. 674416.

Fisher, H., et al. 1969. "Reassessment of amino acid requirements of young women on low nitrogen diets. I. Lysine and tryptotophan." *Am. J. Clin. Nutr.* 22:1190–96

Fisher, H., et al. 1971. "Reassessment of amino acid requirement of young women on low nitrogen diets. II. Leucine, methionine, and valine." *Am. J. Clin. Nutr.* 24:1216–23

Flute, P. T. 1974. "Acquired disorders of blood coagulation. In *Blood and Its Disorders*, R. M. Hardisty and D. J. Weatherall, eds. Oxford: Blackwell Scientific Pub. P. 1081.

Folkers, K., and Yamamura, Y. 1977. *Biomedical and Clinical Aspects of Co-enzyme Q*. Amsterdam: Elsevier North-Holland Press.

——— 1981. *Biomedical and Clinical Aspects of Co-enzyme Q*. Vol. 3, Elsevier Publishing.

Folkers, K., et al. 1972. "Survey and new clinical studies on coenzyme Q in human muscular dystrophy." *Int. J. Vit. Nutr. Res*. 42:139–63.

Folkers, K., et al. 1977. "Biomedical and clinical research on coenzyme Q." In *Biomedical and Clinical Aspects of Co-enzyme Q*,Edited by K. Folkers and Y. Yamamura, eds. Amsterdam: Elsevier North-Holland Biomedical Press. Pp. 299–313.

Forbes, G. B. 1967. "Present knowledge of vitamin D." *Nutr. Rev*. 25:225–28.

Franklin, B. A., et al. 1980. "Losing weight through exercise." *JAMA*, 244:377.

Fraser, D., and Scriver, C. R. 1976. "Familial forms of vitamin D–resistant rickets revisited. X-linked hypophosphatemia and autosomal recessive vitamin D dependency." *Am. J. Clin. Nutr*. 29:1315–29.

Frattali, V. P. 1979. "Deaths associated with the liquid protein diet." FDA, by-lines No. 4.

Frenkel, R. A., and McGarry, J. D., eds. 1980. *Carnitine Biosynthesis, Metabolism and Functions*. New York: Academic Press.

Freund, H., et al. 1978. "The role of the branched-chain amino acids in decreasing muscle catabolism in vivo." *Surgery*. 83(6):611–18.

Freund, H., et al. 1979. "Infusion at the branched-chain amino acids in postoperative patients. Anticatabolic properties." *Ann. Surg*. 190(1):18–23.

Freund, H. R., et al. 1978. "Amino acids derangement in patients with sepsis: treatment with branched-chain amino acid rich infusions." *Ann. Surg*. 188(3):423–30.

Friedberg, W., and Neas, B. R., eds. 1980. "Cosmic radiation exposure during air travel." FAA No. ADA084801/0.

Friedberg, W., and Nelson, J. M. 1971. "Calibration of the Concorde radiation detection instrument and measurements of SST altitude." FAA No. AD732789.

Friedberg, W., et al. 1978. "Radiobiological aspects of high altitude flight: relative biological effectiveness of fast neutrons in suppressing immune capacity to an infective agent." FAA No. ADA053204/4GI.

Friedman, M., et al. 1965. "Effect of unsaturated fats upon lipemia and conjunctival circulation." *JAMA*. 193:110–14.

Fritz, I. B., and Marquis, N. R. 1965. "The role of acylcarnitine esters and carnitine palmityltransferase in the transport of fatty acyl groups across mitochondrial membrane." *Proc. Nat. Acad. Sci*. 54:1226–33.

Fritz, I. B., and Schultz, S. K. 1965. "Carnitine acetyltransferase. II. Inhibition of carnitine analogues and by sulfhydryl reagents." *J. Biol. Chem*. 240:2188–92.

Frnster, L. 1977. "Facts and ideas about the functions of coenzyme Q in mitochondria." In *Biomedical and Clinical Aspects of Coenzyme Q*, K. Folkers and Y. Yamamura, eds. Amsterdam: Elsevier North-Holland Biomedical Press. Pp. 15–21

Frohlich, J., et al. 1978. "Effect of fasting on free and esterified carnitine levels in human serum and urine: correlation with serum levels of free fatty acids and y-hydroxybutyrate." *Metab. Clin. Exp*. 27:555–61.

Frolich, W., and Lyso, A. 1983. "Bioavailability of iron from wheat bran in pigs." *Am. J. Clin. Nutr*. 37:31–36.

Fuller, R. K., and Hoppel, C. L. 1983. "Elevated plasma carnitine in hepatic cirrhosis." *Hepatology* 3:554–58.

Garn, S., et al. 1975. "Does obesity have a genetic basis in man?" *Ecol. Food Nutr*. 4:57.

Garzya, G., and Amico, R. M. 1980. "Comparative study on the activity of racemic and laevoratatory carnitine in stable angina pectoris." *Int. J. Tissue React*. 2:175–80.

Genuth, S. M. 1976. "Effect of high fat vs. high carbohydrate feeding on the development of obesity in weanling ob/ob mice." *Diabetologia*. 12:155–59.

Gerathewohl, S. J. 1977. "Psychophysiological effects of aging: developing a functional age index for pilots: I. A survey of the pertinent literature." FAA No.ADA040322/0GI.
Gerrard, J. 1967. "Milk allergy: clinical picture and familial incidence." *Can. Med. Ass. J.* 97:780.
Girandola, R. N. 1977. "Body composition changes resulting from ingestion and dehydration." *Research Quarterly*. 48(2):301.
Glasgow, A. M., et al. 1980. "Systemic carnitine deficiency simulating recurrent Reye syndrome." *J. Pediatr.* 96:889–91.
Golden, M. H. N. 1982. "Protein deficiency, energy deficiency and the oedema of malnutrition." *Lancet*. 1:1261–65.
Goldrick, R. B., et al. 1970. "An assessment of coronary heart disease and coronary risk factors in a New Guinea highland population." In *Atherosclerosis: Proceedings of the Second International Symposium*, R. J. Jones, ed. Berlin: Springer-Verlag. Pp. 366–68.
Gordon, J. 1963. "Weaning diarrhea." *Am. J. Med. Sci.* 245:129.
Grace, C. S., et al. 1970. "Blood fibrinolysis and coagulation in New Guineans and Australians." *Aust. Ann. Med.* 4:328–33.
Gravine, E., and Gravina-Sanvitale, G. 1969. "Effect of carnitine on blood acetoacetate in fasting children." *Clin. Chim. Acta*. 23:376–77.
Greenberg, I., et al. 1979. "Obesity: facts, fads, and fantasies." *Compr. Ther.* 5:68–76.
Greenberg, J. 1978. "The fat American." *Science News*. 113(12):188–89.
Griggs, R. C., et al. 1981. "Treatment of myopathic carnitine deficiency: quantitation of response to prednisone and carnitine." *Trans. Am. Neurol. Assoc.* 106:199–202.
Grinker, J. 1978. "Obesity and sweet taste." *Am. J. Clin. Nutr.* 31:1078–87.
Gross, C. J., and Henderson, L. M. 1983. "Carnitine absorption by the rat small intestine." Abstract. *Fed. Proc. Fed. Am. Soc. Exp. Biol.* 42:1320.
Guarnieri, G. F., et al. 1980. "Lipid-lowering effect of carnitine in chronically uremic patients treated with maintenance hemodialysis." *Am. J. Clin. Nutr.* 33:1489–92.
Haber, G. B., et al. 1977. "Depletion and disruption of dietary fiber: effects on satiety, plasma glucose and serum insulin." *Lancet*. 2:679–82.
Hahn, P., and Skala, J. P. 1975. "The role of carnitine in brown adipose tissue of suckling rats." *Comp. Biochem. Physiol.* 51B:507–15.
Hahn, P., et al. 1982. "Plasma carnitine levels during total parenteral nutrition of adult surgical patients." *Am. J. Clin. Nutr.* 36:569–72.
Hall, J. A., et al. 1982. "Effects of diet and exercise on peripheral vascular disease (case report)." *Phys. Sportsmed.* 10:90.
Harper, A. 1961. "Some implications of amino acid supplementation." *Am. J. Clin. Nutr.* 9:553.
———. 1972. "Adaptive changes to low nutrient intake, metabolic adaption to adequate and inadequate amino acid supply." *Proc. 9th Int. Congr. Nutr.*, Mexico. 1:1.
Hartroft, W. S. 1960. "The pathology of obesity." In *The Prevention of Obesity*, R. L. Craid, ed. Dallas: American Heart Association. Pp. 32–41.
Hartz, A., et al. 1977. "Relative importance of the effect of family environment and heredity on obesity." *Ann. Human Genet.* 41:185–93.
Hauty, G. T., and Adams, T. 1965. "Phase shifts of the human circadian system and performance deficit during the periods of transition: I. East-West flight." FAA No. AD639637.
———. 1965. "Phase shifts of the human circadian system and performance deficit during the periods of transition: II. West-East flight. FAA No. AD689811.
———. 1965. "Phase shifts of the human circadian system and performance deficit during the periods of transition: III. North-South flight. FAA No. AD689812.
———. 1965. "Pilot fatigue: intercontinental jet flight: Oklahoma City–Tokyo." FAA No. 621433.
"Hazards of overuse of vitamin D." 1974. *Nutr. Rev.* 33:61–62.
Hegsted, C. 1946. "Protein requirements of adults." *J. Lab. Clin. Med.* 31:261.
Hegsted, D. 1955. ""Lysine and methionine supplementation of all-vegetable diets for human adults." *J. Nutr.* 56:555.

Hegsted, D. M. 1968. "Minimum protein requirements of adults." *Am. J. Clin. Nutr.* 21:352–57.
Hegsted, D. M., et al. 1946. "Protein requirements of adults." *J. Lab. Clin. Med.* 31:261–84.
Hegsted, M. 1974. "Energy needs and utilization." *Nutr. Rev.* 32:33–36.
Henderson, L. M., et al. 1982. "Mammalian enzymes of trimethyllysine conversion to trimethylaminobutyrate." *Fed. Proc. Fed. Am. Soc. Exp. Biol.* 41:2843–47.
Higgins, E. A., et al. 1975. "The effects of a 12-hour shift in the wake-sleep cycle on the physiological and biochemical responses and on multiple-task performance." FAA No. ADA021518/GGI.
Higgins, E. A., et al. 1978. "The effects of altitude and two decongestant-antihistamine preparations on physiological functions and performance." FAA No. ADA054793/5GI.
Higgins, E. A., et al. 1979. "Effects of ozone on exercising and sedentary adult men and women representative of the flight attendant population." FAA No.ADA080045/8
Higgins, E. A., et al. 1981. "Physiological, biochemical, and performance responses to a 24-hour crash diet." FAA No. ADA103143/4.
Higgins, E. A., et al., 1970. "Blood alcohol concentrations as affected by combinations of alcoholic beverage dosages and altitudes." FAA No. AD709328.
Higgins, I. T. 1976. "Fatness similarities in adopted pairs." Letter. *Am. J. Clin. Nutr.* 29:1067–68.
Hill, D. 1979. "The spectrum of cow's milk allergy in childhood." *Acta Paediatr. Scand.* 68:847.
Hillman, N. M., et al. 1978. "Protein deprivation in primates. X. Test performance of juveniles born of deprived mothers." *Am. J. Clin. Nutr.* 31:388–93.
Hillman, R. W. 1958. "Tocopherol excess in man: creatinuria associated with prolonged ingestion." *Am. J. Clin. Nutr.* 5:597–600.
Hirokawa, K., and Makinodan, T. 1975. "Thymic involution: effect on T cell differentiation." *J. Immunol.* 114:1659–64.
Holman, R. T. 1978. "How essential are essential fatty acids?" *J. Am. Oil Chem Soc.* 55:774a–82a.
Holme, E., et al. 1982. "Uncoupling in the y-butyrobetaine hydroxylase reaction by d- and l-carnitine." *Biochem. Biophys. Res. Commun.* 107:518–24.
Holt, E. 1960. *Protein and Amino Acid Requirements of Early Life*. New York: University Press. P. 12.
Hoppel, C. L. 1982. "Carnitine and carnitine palmitolytransferase in fatty acid oxidation and ketosis." *Fed. Proc. Fed. Am. Soc.Exp. Biol.* 41:2853–57.
Hoppel, C. L., and Genuth, S. M. 1980. "Carnitine metabolism in normal-weight and obese human subjects during fasting." *Am. J. Physiol.* 238:E409–15.
Hornstra, G., et al. 1979. "Fish oils, prostaglandins, and arterial thrombosis." *Lancet.* 2:1080.
Hosking, G. P., et al. 1977. "Oral treatment of carnitine myopathy." *Lancet.* 1:853.
Howe, J. 1972. "Nitrogen retention of adults fed six grams of nitrogen from combinations of rice, milk, and wheat." *Am. J. Clin. Nutr.* 25:559.
Hoyt, C. S., et al. 1977. "Low-carbohydrate diet and optic neuropathy." *Med. J. Austr.* 1:65–66.
Huang, Y. S., et al. 1982. "Most biological effects of zinc deficiency corrected by gamma-linolenic acid (18: 3 omega 6) but not by linolenic acid (18: 2 omega 6)." *Atherosclerosis.* 41:193–207.
Huenemann, R. L., et al. 1980. "Cultural factors in the development, maintenance, and control of obesity." *Cardiovascular Reviews & Reports.* 1:21–26.
Hultman, E. 1976. "Adverse effects of high fat, low CHO diet on performance." American Heart Association Monograph. 15:106.
"Humans as walking legumes." 1971. *Nutr. Rev.* 29:223–26.
Hunt, S. M., and Schofield, F. A. 1969. "Magnesium balance and protein intake level in adult human females." *Am. J. Clin. Nutr.* 22:367–73.
Huth, P. J., and Shug, A. L. 1980. "Properties of carnitine transport in rat kidney cortex slices." *Biochim. Biophys. Acta.* 602:621–34.

Huth, P. J., et al. 1979. "Stereospecificity and properties of carnitine transport in rat brain and kidney cortex slices" Abstract. *Fed. Proc. Fed. Am. Soc. Exp. Biol.* 38:246.

Huth, P. J., et al. 1981. "The uptake of carnitine by slices of rat cerebral cortex." *J. Neurochem.* 36:715–723.

"Hypervitaminosis E and coagulation." 1975. *Nutr. Rev.* 33:269–70.

Iacono, J. M., et al. 1975. "Reduction in blood pressure associated with high polyunsaturated fat diets that reduce blood cholesterol in man." *Preventive Med.* 4:426–33.

Insull, W., et al. 1969. "Studies of arteriosclerosis in Japanese and American men. I. Comparison of fatty acid composition of adipose tissue." *J. Clin. Invest.* 48:1313–27.

Irwin, M. I., and Hegsted, D. M. 1971. "A conspectus of research on protein requirements of man." *J. Nutr.* 101:385–430.

Jakubczak, L. F. 1976. "Behavioral aspects of nutrition and longevity in animals." In *Nutrition, Longevity, and Aging*, M. Rockstein and M. L. Sussman eds. New York: Academic Press. Pp. 103–22.

Jayarjan, P., et al. 1980. "Effect of dietary fat on absorption of B-carotene from green leafy vegetables in children." *Indian J. Med. Res.* 71:53–56.

Jergensen, K. A., and Dyerberg, J. 1983. "Platelets and atherosclerosis." *Adv. Nutr. Res.* 5:57–75.

Johnson, D., et al. 1977. "Therapeutic fasting in morbid obesity: long-term follow-up." *Arch. Intern. Med.* 137:1381–82.

Johnson, D. D., et al. 1980. "Reactive hypoglycemia." *JAMA*. 243:1151–55.

Johnson, G. O. 1982. "Effects of a 16-week marathon training program on normal college males." *J. Sports Med.* 22(2):225.

Jowsey, J. 1976. "Osteoporosis: its nature and the role of diet." *Postgrad. Med.* 60:75–79.

———. 1976. "Prevention and treatment of osteoporosis." In *Nutrition and Aging*, M. Winick, ed. New York: John Wiley. Pp. 131–44.

Kamikawa, T., et al. 1985. "Effects of Coenzyme Q-10 on exercise tolerance in chronic stable angina pectoris." *Am. J. Cardiol.* 56:247–251.

Kannel, W., et al. 1967. "Relation of adiposity to blood pressure and development of hypertension. Framingham study." *Ann. Intern. Med.* 67:48–59.

Karam, J. H. 1979. "Obesity: fat cells—not fat people." *West J. Med.* 130(2):128–32.

Karim, B., et al. 1972. "A preliminary study of maximal control force capability of female pilots." FAA No. AD753987.

Karpati, G., et al. 1975. "The syndrome of systemic carnitine deficiency." *Neurology.* 25:16–24.

Karpovich, P., and Sinning, W. 1971. *Physiology of Muscular Activity.* Philadelphia: W. B. Saunders.

Keller, W., and Kraut, H. 1959. "Work and nutrition." *World Rev. Nutr. Diet.* 3:65–81.

Kempner, W. 1945. "Compensation of renal metabolic dysfunction; Treatment of kidney disease and hypertensive vascular disease with rice diet." *N. Carolina Med. J.* 6:61, 117.

Kempner, W. 1949. "Treatment of heart and kidney disease and of hypertensive and arteriosclerotic vascular disease with the rice diet." *Ann. Intern. Med.* 31:821–56.

Kempner, W., et al. 1975. "Treatment of massive obesity with rice/reduction diet program." *Arch. Intern. Med.* 135:1575–84.

Kennedy, D., et al. 1978. "Protein diets." *FDA Drug Bulletin.* Jan.–Feb.

Khairallah, E. A., and Wolf, G. 1967. "Carnitine decarboxylase." Abstract. *J. Biol. Chem.* 242:32.

Khan, L., and Bamji, M. S. 1979. "Tissue carnitine deficiency due to dietary lysine deficiency: triglyceride accumulation and concomitant impairment in fatty acid oxidation." *J. Nutr.* 109:24–31.

Khan-Siddiqui, L., and Bamji, M. S. 1980. "Plasma carnitine levels in adult males in India: effects of high cereal, low fat diet, fat supplementation, and nutrition status." *Am. J. Clin. Nutr.* 33:1259–63.

———. 1983. "Lysine-carnitine conversion in normal and undernourished adult men—suggestion of a nonpeptidyl pathway." *Am. J. Clin. Nutr.* 37:93–98.

Kies, C. 1965. "Determination of first limiting nitrogenous factor in corn protein for nitrogen retention in human adults." *J. Nutr.* 86:350.
Kik, M. D. 1962. "Nutritive value of chicken meat and its value in supplementing rice protein." *J. Agr. Food Chem.* 10:59–61
Kirkham, W. R. 1980. "Medical and toxicological factors in aircraft accidents." FAA No. ADA087690/4.
Knapp, J., et al. 1973. "Growth and nitrogen balance in infants fed cereal proteins." *Am. J. Clin. Nutr.* 26:586–90.
Kofranyi, E. 1970. "The minimum protein requirements of humans, tested with mixtures of whole egg plus potatoes and maize plus beans." *Z. Physiol. Chem.* 351:1485.
Kofranyi, E., and Jekat, J. 1965. "Zur Bestimmung der biologischen Wertigkeit von Nahrungsproteinen, XI. Die Wirkung von Methionin auf den Stickstoffbedarf." (The determination of the biological value of dietary protein, XI. The effect of methionine on nitrogen requirement.) *Z. Physiol. Chem.* 342:248.
Kolata, G. B. 1977. "Obesity: A growing problem." *Research News*. Dec. Pp. 905–6.
Kon, S. 1928. "The value of whole potatoes in human nutrition." *Biochemical J.* 22:258.
Korycka, M., et al. 1970. "Influence of fat level in the diet on carotene and Vitamin A utilization." *Acta Physiol. Pol.* 20:662–67.
Kruse, C. A. 1964. "Treatment of fatigue with aspartic acid salts." *Clin. Med.* Jan.
Kudo, Y., et al. 1983. "Study on the risk factors of eschemic heart disease in patients with chronic hemodialysis, with special reference to the role of plasma l-carnitine." *Nippon Jinzo Gakkai Shi.* 25:429–38.
Kuldau, J. M., et al. 1980. "Jejunoi-leal bypass: general and psychiatric outcome after one year." *Psychosomatics.* 21(7):534–39.
Kummerow, F. 1977. "The influence of egg consumption on the serum cholesterol level in human subjects." *Am. J. Clin. Nutr.* 30:664.
Kuthra, A. 1970. "The nutritional, clinical, and economic aspects of vegan diets." *Pl. Fds. Hum. Nutr.* 2:13.
Lacour, B., et al. 1980. "Carnitine improves lipid anomalies in haemodialysis patients." *Lancet.* 2:763–65.
Lala, V. R., and Reddy, V. 1970. "Absorption of B-carotene from green leafy vegetables in undernourished children." *Am. J. Clin. Nutr.* 23:110–13.
Lampman, R. M., et al. 1980. "Type IV hyperlipoproteinemia: effects of a caloric restricted type IV diet versus physical training plus isocaloric type IV diet." *Am. J. Clin. Nutr.* 33:1233–43.
Lantigua, R. A., et al. 1980. "Cardiac arrhythmias associated with a liquid protein diet for the treatment of obesity." *N. Eng. J. Med.* 303:735–38.
Lantigua, R. A., et al. 1980. "Cardiac arrhythmias associated with a liquid protein diet for the treatment of obesity." *N. Eng. J. Med.* 303: 735–38.
Lategola, M. T., et. al. 1980. "Effects of ozone on symptoms and cardiopulmonary function in a flight attendant surrogate population." *Aviat. Space Environ. Med.* 51:237–46.
Lawlor, T., et al. 1969. "Metabolic hazards of fasting." *Am. J. Clin. Nutr.* 22:1142–49.
Lee, C., et al. 1971. "Nitrogen retention of young men fed rice with or without supplementary chicken." *Am. J. Clin. Nutr.* 24:318–23.
Leeper, R. C., et al. 1973. "Study of control force limits for female pilots." FAA No. AD777839.
Leibovitz, B. E. 1984. *Carnitine: The Vitamin Bt Phenomenon*. New York: Dell.
Lemon, P. 1981. "Effects of exercise on protein and amino acid metabolism." *Med. Sci. Sports Exerc.* 13:141.
Lennon, D. L., et al. 1983. "Effects of acute moderate-intensity exercise on carnitine metabolism in men and women." *J. Appl. Physiol.* 55:489–95.
Leto, S., et al. 1976. "Dietary protein, life-span, and physiological variables in female mice." *J. Geront.* 31:149–54.

Levine, L, et al. 1983. "Fructose and glucose ingestion and muscle glycogen use during submaximal exercise." *J. Appl. Physiol.* 55(6):1767–71.
Lewis, M. F., and Ferraro, D. P. 1973. "Flying high: the aeromedical aspects of marihuana." FAA No. AD775889.
Liedtke, A. J., and Nellis, S. H. 1979. "Effects of carnitine in ischemic and fatty acid supplemented swine hearts." *J. Clin. Invest.* 64:440–47.
Liedtke, A. J., et al. 1981. "Effects of carnitine isomers on fatty acid metabolism in ischemic swine hearts." *Circ. Res.* 48:859–66.
Linkswiler, H. M., et al. 1974. "Calcium retention of young adult males as affected by level of protein and of calcium intake." *Trans. N.Y. Acad. Sci.*, ser 2. 30:333–40.
Lopez, de Romana, G. 1980. "Utilization of the protein and energy of the white potato by human infants." *J. Nutr.* 110:1849.
———. "Fasting and postprandial plasma free amino acids of infants and children consuming exclusive potato protein." *J. Nutr.* 111:1766.
Lui, N. S. T., and Roels, O. A. 1980. "The vitamins: A. Vitamin A and carotene." In *Modern Nutrition in Health and Disease*, 6th ed., R. S. Goodhart and M. E. Shils, eds. Philadelphia: Lea & Febiger. P. 156.
Luyken, R., et al. 1964. "Nutrition studies in New Guinea." *Am. J. Clin. Nutr.* 14:13–27.
Maccari, F., and Ramacci, M. T. 1981. "Antagonism of doxorubicin cardiotoxicity by carnitine is specific of the l-diasteroisomer." *Biomedicine.* 35:65–67.
Maccari, F., et al. 1982. "L-carnitine depletion from rat tissues after treatment with d-carnitine." Abstract. 21st Congresso della Societa Italiana di Farmacologia.
Maebashi, M., et al. 1976. "Urinary excretion of carnitine in man." *J. Lab. Clin. Med.* 87:760–66.
Maebashi, M., et al. 1978. "Lipid-lowering effect of carnitine in patients with type-IV hyperlipoproteinemia." *Lancet.* 2:805–7.
Mahalko, J. R., et al. 1983. "Effect of a moderate increase in dietary protein on the retention and excretion of Ca, Cu, Fe, Mg, P, and Zn by adult males." *Ann. J. Clin. Nutr.* 37:8–14.
Margen, S. 1974. "Studies in calcium metabolism, the calciuretic effect of dietary protein." *Am. J. Clin. Nutr.* 27:584.
Marquis, N. R., and Fritz, I. B. 1964. "Enzymological determination of free carnitine concentrations in rat tissues." *J. Lipid Res.* 5:184–87.
Mattson, F. 1972. "Effects of dietary cholesterol on serum cholesterol in man." *Am. J. Clin. Nutr.* 25:589.
Mayhowk, J. C. 1981. "Prediction of body density, fat, weight, and lean body mass." *J. Sports Med.* 21(4):385.
Mazess, R. 1974. "Bone mineral content of North Alaskan Eskimos." *Am. J. Clin. Nutr.* 27:916.
McGarry, J. D., and Foster, D. W. 1973. "Acute reversal of experimental diabetic ketoacidosis in the rat with (+)-decanoylcarnitine." *J. Clin. Invest.* 52:877–44.
———. 1976. "An improved and simplified radioisotopic assay for the determination of free and esterified carnitine. *J. Lipid Res.* 17:277–81.
———. 1980. "Regulation of hepatic fatty acid oxidation and ketone body production." *Ann. Rev. Biochem.* 49:395–420.
McKean, C. M. 1970. Growth of phenylketonuric children on chemically defined diets." *Lancet.* 1:148.
Mclaren, D. 1966. "A fresh look at protein-calorie malnutrition." *Lancet.* 2:485.
Med. Trib. 1979. "Somach-stapling corrects obesity and preserves digestive tissue." 20(Oct. 10).
Med. World News. 1978. "Stapling creates mini-stomach for obese patients." 19(Oct. 16):17–18.
Melton, C. E. 1980. "Effects of long-term exposure to low levels of ozone: a review." FAA No. ADA094426/4.
Melton, C. E., et al. 1973. "Physiological, biochemical, and psychological responses in air traffic control personnel: comparison of the 5-day and 2-2-1 shift rotation patterns. FAA No. AD778214.

Melton, C. E., et al. 1978. "Stress in air traffic controllers: a restudy of 32 controllers 5 to 9 years later." FAA No. ADA065767/6GA.

Melton, C. E., Jr., et al. 1974. "Comparison of Opa Locka Tower with other ATC facilities by means of a biochemical stress index." FAA No. ADA008378.

Metzner, H. L., et al. 1977. "The relationship between frequency of eating and adiposity in adult men and women in the Tecumseh Community Health Study." *Am. J. Clin. Nutr.* 30:712–715.

Michiel, R. R., et al. 1978. "Sudden death in a patient on a liquid protein diet." *N. Eng. J. Med.* 298:1005–7.

Miller, J. D. B., et al. 1977. "Effect of deep surgical sepsis on protein-sparing therapies and nitrogen balance." *Am. J. Clin. Nutr.* 30:1528–32.

Mingardi, G., et al. 1980. "Carnitine balance in hemodialyzed patients." *Clin. Nephrol.* 13:269–70.

Mitchell, M. E. 1978a. "Carnitine metabolism in human subjects. I. Normal metabolism." *Am. J. Clin. Nutr.* 31:293–306.

———. 1978b. "Carnitine metabolism in human subjects. II. Values of carnitine in biological fluids and tissues of 'normal' subjects." *Am. J. Clin. Nutr.* 31:481–91.

———. 1978c. "Carnitine metabolism in human subjects. III. Metabolism in disease." *Am. J. Clin. Nutr.* 31:645–59.

Mohler, S. R. 1965. "Fatigue in aviation activities." FAA No. AD620022.

———. 1966. "Oxygen in general aviation." FAA No. AD645497.

Mohler, S. R., et al. 1968. "Circadian rhythms and the effects of long-distance flights." FAA No. AD672898.

Molstad, P. 1980. "The efflux of l-carnitine from cells in culture (CCL 27)." *Biochim. Biophys. Acta.* 597:166–73.

Molstad, P., et al. 1977. "Specificity and characteristics of carnitine transport in human heart cells (CCL 27) in culture." *Biochim. Biophys. Acta.* 471:296–304.

Moore, C. V. 1973. "Iron." In *Modern Nutrition in Health and* Disease, R. S. Goodhart and M. E. Shills, eds. Philadelphia: Lea & Febiger. Pp. 301–4.

Moorthy, A. V., et al. 1983. "A comparison of plasma and muscle carnitine levels in patients on peritoneal or hemodialysis for chronic renal failure." *Am. J. Nephrol.* 3:205–8.

Morcos, S. R., et al. 1981. "Protein-rich food mixtures for feeding the young in Egypt." *Z. Ernährungswiss.* 20:275–82.

Morris, E. R., et al. 1980. "Trace element nutriture response of adult men consuming dephytinized wheat bran." In *Trace Substances in Environmental Health-XIV.* Columbia: Univ. of Missouri Press. Pp. 103–9.

Nagle, F. J., et al. 1963. "The mitigation of physical fatigue with Spartase." FAA No. AD429001.

Nakamura, R., et al. 1973. "A new enzymatic assay for human deficiencies of coenzyme Q-10, " *Int. J. Vit. Nutr. Res.* 43:526–36.

Nash, D. T., et al. 1979. "Progression of coronary atherosclerosis and dietary hyperlipidemia." *Circulation.* 56:363–65.

National Research Council, Committee on Diet, Nutrition, and Cancer. 1982. *Diet, Nutrition and Cancer.* Washington, D.C.: Nat. Acad. Sci. Pp. 1-5, 5-20, 5-21.

National Research Council, Food and Nutrition Board, Committee on Dietary Allowances. 1974. *Recommended Dietary Allowances*, 8th rev. ed. Washington, D.C.: Nat. Acad. Sci.

———. on 1980. *Recommended Dietary Allowances*, 9th rev. ed. Washington, D.C.: Nat. Acad. Sci.

Neely, J. R., and Morgan, H. E. 1974. "Relationship between carbohydrate and lipid metabolism and the energy balance of heart muscle." *Ann. Rev. Physiol.* 36:413–59.

Nelson, R. A. 1974. In "Are we eating too much protein?" *Med. World News.* Nov. 8, p. 106.

Novak, M., et al. 1981a. "The effects of l-carnitine supplementation of soy bean formula on plasma lipids." Abstract. *Clin. Res.* 29:877A.

———. 1981b. "Carnitine in the perinatal metabolism of lipids. I. Relationship between maternal and fetal plasma levels of carnitine and acylcarnitines." *Pediatrics* 67:95–100.
Nutr. Rev. 1974. "Current status of jejuno-ileal bypass for obesity." 32(11):33–38.
Nutr. Rev. 1975. "Obesity, jejuno-ileal bypass and death." 33(2):38–40.
Nutr. Rev. 1978. "The nature of weight loss during short term dieting." 36(3):72–74.
Nutr. Rev. 1980. "Urinary calculi and dietary protein." 38:9–10.
"Nutrition." 1976. *Metabolism* 25(11):1287–1302.
"Obesity in children: environment or genes?" 1977. *JAMA*. 238:2009.
O'Brien, B. 1980. "Human plasma lipid response to red meat, poultry, fish and eggs." *Am. J. Clin. Nutr.* 33:2573.
O'Connor, W. F., and Pendergrass, G. E. 1966. "Effects of decompression on operator performance." FAA No. AD675774.
Ohtani, Y., et al. 1982. "Carnitine deficiency and hyperammonemia associated with valproic acid therapy." *J. Pediatr.* 101:782–85.
Opie, L. H. 1979. "Role of carnitine in fatty acid metabolism of normal and ischemic myocardium." *Am. Heart J.* 97:375–88.
Osborne, T. B., and Mendel, L. B. 1914. "Amino-acids in nutrition and growth." *J. Biol. Chem.* 17:325–49.
Oski, F. A. 1969. "Red cell 2,3-DPG levels in subjects with chronic hypoxemia." *N. Eng. J. Med.* 280:1165–66.
———. 1971. "The vitro restoration of red cell 2,3-DPG levels in banked blood." *Blood*. 37:52–56.
Pande, S. V., and Parvin, R. 1976. "Characterization of carnitine acylcarnitine translocase system of heart mitochondria." *J. Biol. Chem.* 251:6683–91.
Parfitt, M. D., et al. 1978. "Metabolic bone disease after intestinal bypass for treatment of obesity." *Ann. Intern. Med.* 2:193.
Parish, W. 1960. "Hypersensitivity to milk and sudden death in infancy." *Lancet*. 2:1106.
Patel, M. S. 1977. "Age-dependent changes in the oxidative metabolism in rat brain." *J. Gerontol.* 32:643–46.
Paulson, D. L., and Shug, A. L. 1981. "Tissue specific depletion of l-carnitine in rat heart and skeletal muscle by d-carnitine." *Life Sci.* 28:2931–38.
Pease, C. N. 1962. "Focal retardation and arrestment of growth of bones due to vitamin A intoxication." *JAMA*. 182:980–85.
Pecora, L. J., and Hundley, J. M. 1951. "Nutritional improvement of white polished rice by the addition of lysine and threonine." *J. Nutr.* 44:101–12.
Pediatric Ann. 1978. "Obesity in childhood." June.
Pellett, P. 1980. "Nutritional evaluation of protein foods." *Food and Nutrition Bulletin*, supp. 4. United Nations Univ. Press. Pp. 1–6.
Penn, D., et al. 1981. "Decreased tissue carnitine concentrations in newborn infants receiving total parenteral nutrition." *J. Pediatr.* 98:976–78.
Penn, D., et al. 1982. "Possible carnitine deficiency in parenterally alimented newborn infants." *Acta Pediatr. Scand. Supp.* 296:113–14.
Pennington, J. A. T. 1976. *Dietary Nutrient Guide*. Westport, Conn.: AVI.
Pi-Sunyer, F. X. 1976. "Jejunal bypass surgery for obesity." *Am. J. Clin. Nutr.* 29:409–16.
Pipes, T. V. 1974. "Body composition characteristics of male and female track and field athletes." *Research Quarterly*. 14(2):144.
Pola, P., et al. 1980. "Carnitine in the therapy of dyslipidemic patients." *Curr. Ther. Res.* 27:208–16.
Prasad, J. S. 1980. "Effect of vitamin E supplementation on leukocyte function." *Am. J. Clin. Nutr.* 33:606–8.
Proceedings of the Nutrition Society. 1983. 42:473–87.
Rabinowitz, D. 1970. "Some endocrine and metabolic aspects of obesity." *Ann. Rev. Med.* 21:241–58.

Rebouche, C. J. 1982. "Sites and regulation of carnitine biosynthesis in mammals." *Fed. Proc. Fed. Am. Soc. Exp. Biol.* 41:2848–52.
———. 1983. "Effect of dietary carnitine isomers and y-butyrobetaine on l-carnitine biosynthesis and metabolism in the rat." *J. Nutr.* 113:1906–13.
Rebouche, C. J., and Engel, A. G. 1981. "Primary systemic carnitine deficiency. I. Carnitine biosynthesis." *Neurology* (N.Y.). 31:813–18.
———. 1983. "Carnitine metabolism and deficiency syndromes." *Mayo Clin. Proc.* 58:533–40.
Rebouche, C. J., and Mack, D. L. 1983. "Na + -gradient-stimulated transport of l-carnitine by rat renal brush border membranes." Abstract. *Fed. Proc. Fed. Am. Soc. Exp. Biol.* 42:1053.
Reddy, V. 1971. "Lysine supplementation of wheat and nitrogen retention in children." *Am. J. Clin. Nutr.* 24:1246–49.
Renaud, S., et al. 1982. "Comparative beneficial effects on platelet functions and atherosclerosis of dietary linolenic and gamma-linolenic acids in the rabbit." *Atherosclerosis.* 45:43–51.
Reynolds, H. M., and Allgood, M. A. 1975. "Functional strength of commercial-airline stewardesses." FAA. No. ADA021836/2GI.
Richardson, D. P., et al. 1979. "Quantitative effect of an isoenergetic exchange of fat for carbohydrate in dietary protein utilization in healthy young men." *Am. J. Clin. Nutr.* 32:2217–26.
Rickman, F., et al. 1974. "Changes in serum cholesterol during the Stillman diet." *JAMA*, 228:54–58.
Riopelle, A. M., and Shell, W. F. 1978. "Protein deprivation in primates. XI. Determinants of weight change during and after pregnancy." *Am. J. Clin. Nutr.* 31:394–400.
Rizek, R. L., and Jackson, E. M. 1980. *Current Food Consumption Practices and Nutrient Sources in the American Diet.* Hyattsville, Md.: USDA.
Roberts, S. 1981. "Does egg feeding (i.e. dietary cholesterol) affect plasma cholesterol levels in humans? The results of a double-blind study." *Am. J. Clin. Nutr.* 34:2092.
Robertson, W. G., et al. 1979. "Should recurrent calcium oxalate stone formers become vegetarians?" *Br. J. Urol.* 51:427–31.
Rodgers, S. 1977. "Jaw wiring in the treatment of obesity." *Lancet.* 2:1221–22.
Rodin, J. 1978. "The puzzle of obesity." *Human Nature.* Feb. pp. 38–47.
———. 1984. "Taming the hunger hormone." *American Health.* Jan.-Feb.
Roe, C. R., and Bohan, T. P. 1982. "L-carnitine therapy in propionicacidaemia." *Lancet.* 1:1411–12.
Rose, W. 1955. "The amino acid requirements of man. XIII. The sparing effect of cystine in methionine requirement." *J. Biol. Chem.* 216:763.
———. 1955. "The amino acid requirements of man. XIV. The sparing effect of tyrosine on phenylalanine requirement." *J. Biol. Chem.* 217:95.
Rose, W. C. 1957. "The amino acid requirements of adult man." *Nutr. Abstr. Rev.* 27:631–47.
Rosenberg, H. R., et al. 1959. "Lysine and threonine supplementation of rice." *J. Nutr.* 69:217–28.
Ross, M. 1979. "Cardiovascular complications during prolonged starvation." *West. J. Med.* 130(2):170–77.
Ross, M. H. 1959. "Protein, calories and life expectancy." *Fed. Proc.* 18:1190–1207.
Rossi, C. S., and Siliprandi, N. 1982. "Effect of carnitine on serum HDL-cholesterol: report of two cases." *Johns Hopkins Med. J.* 150:51–54.
Rudman, D., et al. 1977. "Deficiency of carnitine in cachectic cirrhotic patients." *J. Clin. Invest.* 60:716–23.
Rudman, D., et al. 1980. "Carnitine deficiency in cirrhosis." In R. A. Frenkel and J. D. McGarry, eds. *Carnitine Biosynthesis, Metabolism and Functions.* New York: Academic Press. Pp. 307–19.
Sacca, J. 1971. "Acute ischemic colitis due to milk allergy." *Ann. Allergy.* 29:268.

Sacks, J., et al. 1937. "Carbohydrate and phosphorus changes in prolonged muscular contractions." *Am. J. Physiol.* 118:232–40.
Sanders, T. 1978. "Studies of vegans: the fatty acid composition of plasma choline phosphogylcerides, erythrocytes, adipose tissue and breast milk, and some indicators of susceptibility to ischemic heart disease in vegans and omnivore controls." *Am. J. Clin. Nutr.* 31:805.
Schaper, W., et al. 1981. "Protective action of l,carnitine compared with d,carnitine on infarct size area in mongrel dogs." Abstract. *J. Molec. Cell. Cardiol.* 13 (suppl. 1):83.
Schmidt-Sommerfeld, E., et al. 1978. "Carnitine and development of newborn adipose tissue." *Pediatr. Res.* 12:660–64.
Schmidt-Sommerfeld, E., et al. 1982. "Carnitine blood concentrations and fat utilization in parenterally alimented premature newborn infants." *J. Pediatr.* 100:260–64.
Schuette, S. A., et al. 1980. "Studies on the mechanism of protein-induced hypercalciuria in older men and women." *J. Nutr.* 110:305–15.
Schwartz, R. S., et al. 1978. "Increased adipose-tissue lipoproteinlipase activity in moderately obese men after weight reduction." *Lancet.* 1:1230–31.
Seccombe, D. W., et al. 1982. "L-carnitine for methylmalonicaciduria." *Lancet.* 2:1401.
Sedar, A. W., et al. 1978. "Fatty acids and the initial events of endothelial damage seen by scanning and transmission electron microscopy." *Atherosclerosis* 30:273–84.
Seelig, M. S. 1970. "Are American children still getting an excess of vitamin D? Hyperreactive children at risk." *Clin. Pediatr.* 9:380–83.
Seipel, J. H., and Wentz, A. E. 1964. "Unsuspected neurologic disease in aviation personnel: survival following seizures in flight." FAA No. AD453580.
Shagrin, J. W., et al. 1971. "Polyarthritis in obese patients with intestinal bypass." *Ann. Intern. Med.* 75:377–80.
Shaw, R. D., et al. 1983. "Carnitine transport in rat small intestine." *Am. J. Physiol.* 245:G376–81.
Shekelle, R. B., et al. 1981. "Dietary vitamin A and risk of cancer in the Western Electric Study." *Lancet.* 2:1186–90.
Sherr, H. P., et al. 1974. "Bile acid metabolism and hepatic disease following small bowel surgery for obesity." *Am. J. Clin. Nutr.* 27:1369–79.
Shlosberg, A., and Egyed, M. N. 1983. "Examples of poisonous plants in Israel of importance to animals and man. *Arch. Toxicol.* 6:194–96.
Shug, A. L., et al. 1982. "The distribution and role of carnitine in the mammalian brain." *Life Sci.* 31:2869–74.
Siegel, P. V., et al. 1969. "Time-zone effects on the long-distance air traveler." FAA No. AD702443.
Siliprandi, D., et al. 1973. "Restoration of some energy linked processes lost during the ageing of rat liver mitochondria." *Biochem. Biophys. Res. Commun.* 55:563–67.
Simpson, K. M., et al. 1981. "The inhibitory effect of bran on iron absorption in man." *Am. J. Clin. Nutr.* 34:1469–78.
Sinclair, H. M. 1980. "Prevention of coronary heart disease: the role of essential fatty acids." *Postgrad. Med. J.* 56:579–84.
Sinnett, P. R., and Whyte, H. M. "Epidemiological studies in a highland population of New Guinea: environment, culture, and health status." *Human Ecol.* 1:245–77.
Sirkis, J. A. 1972. "The benefits of the use of shoulder harness in general aviation aircraft." FAA No. AD739943.
Slonim, A. E., et al. 1981. "Dietary-dependent carnitine deficiency as a cause of nonketotic hypoglycemia in an infant." *J. Pediatr.* 99:551–56.
Smith, P. W. 1962. "Toxic hazards in aerial application." FAA No. AD421158.
Smith, R. 1966. "Epidemiologic studies of osteoporosis in women of Puerto Rico and southeastern Michigan with special reference to age, race, national origin, and to other related and associated findings." *Clin. Orthop.* 45:31.
Smith, R. C. 1974. "A realistic view of the people in air traffic control." FAA No. ADA006789.

Snow, C. C., et al. 1975. "Anthropometry of airline stewardesses." FAA No. ADA012965.
Snow, C. C., et al. 1970. "Survival in emergency escape from passenger aircraft." FAA No. AD735388.
Synder, A., et al. 1983. "Maltodextrin feeding immediately before prolonged cycling at 62% VO_2 Max increases time to exhaustion." *Med. Sci. Sports Exercise* 15:126.
Snyder, R. G. 1963. "Human survivability of extreme impacts in free-fall." FAA No. AD425412.
Soltesz, G., et al. 1983. "The relationship between carnitine and ketone body levels in diabetic children." *Acta Paediatr. Scand.* 72(4):511–15.
Soufir, J. C., et al. 1981. "Free l-carnitine in human seminal plasma." *Int. J. Androl.* 4:388–97.
Southgate, D. A. T., et al. 1976. "A guide to calculating intakes of dietary fibre." *J. Human Nutr.* 30:303–13.
Sproles, C., et al. 1976. "Circulatory responses to submaximal exercise after dehydration and rehydration." *J. Sports Med.* 16(2):101.
Srivastava, K. C. 1980. "Effects of dietary fatty acids, prostaglandins and related compounds on the role of platelets in thrombosis." *Biochem. Exp. Biol.* 16:317–38.
Stamler, J. 1978. "Lifestyles, major risk factors, proof and public policy." *Circulation* 58:3–19.
Steiguer, de D., et al. 1978. "Aircrew and passenger protective breathing equipment studies." FAA No. ADA051002/4GI.
Stein, M. R., et al. 1976. "Ineffectiveness of human chorionic gonadotropin in weight reduction: a double blind study." *Am. J. Clin. Nutr.* 29:940–48.
Storey, R., et al. 1982. *Popular Diets: How They Rate*. Los Angeles District, California Dietetic Assn.
Stunkard, A. J. 1977. "Obesity and the social environment: current status, future prospects." New York Academy of Science. *Food and Nutrition in Health and Disease*. 300:298–320.
Sumner, E. 1938. "The biological value of milk and egg protein in human subjects." *J. Nutr.* 16:141.
Suzuki, Y., et al. 1981. "Effects of l-carnitine on tissue levels of acyl carnitine, acyl coenzyme A and high energy phosphate in ischemic dog hearts." *Jpn. Cir. J.* 45:687–94.
Takahashi. 1966. "Effect of inosine on white blood cells of radioactivity exposed mice." Lecture at the regular meeting of plastic surgery, Tokyo Jikeikai University Medical School, June.
Tanphaichitr, V., et al. 1980. "Carnitine status in Thai adults." *Am. J. Clin. Nutr.* 33:876–80.
Taube, L. 1978. *Food Allergy and the Allergic Patient.*, 2nd ed. Springfield, Ill.: Charles C. Thomas. P. 22.
Taylor, H. L., et al. 1955. "Maximal oxygen uptake as an objective measure of cardio-respiratory perfume." *J. Appl. Physiol.* 8:73–80.
Teasdale, C., et al. 1976. "Age dependence of T lymphocytes." *Lancet.* 1:1410–11.
Thackray, R. I., and Touchstone, R. M. 1969. "Recovery of motor performance following startle." FAA No. AD704472.
Thomsen, J. H., et al. 1979. "Improved pacing tolerance of the ischemic human myocardium after administration of carnitine." *Am. J. Cardiol.* 43:300–6.
Topping, D. C., et al. 1977. "Synthesis of macromolecules by intestinal cells incubated with ammonia." *Am. J. Physiol.* 233(4):E341–47.
"Toxic reactions of vitamin A." 1964. *Nutr. Rev.* 22:109–11.
Tripp, M. D., et al. 1981. "Systemic carnitine deficiency presenting as familial endocardial fibroelastosis." *N. Eng. J. Med.* 305:385–90.
Trowell, H. 1975. "Dietary changes in modern times." In *Refined Carbohydrate Foods and Disease,* D. P. Burkitt and H. C. Trowell, eds. London: Academic Press. P. 53.
Truelove, S. 1961. "Ulcerative colitis provoked by milk." *Br. Med. J.* 1:154.
Truswell, A. 1962. "The nutritive value of maize protein for man." *Am. J. Clin. Nutr.* 10:142.
Tsai, A. C., et al. 1978. "Study on the effect of megavitamin E supplementation in man." *Am. J. Clin. Nutr.* 31:831–37.
Tuttle, S. 1957. "Study of the essential amino acid requirements of men over fifty." *Metabolism*. 6:564.

U.S. Dept. of Agriculture. 1980. "Nationwide Food Consumption Survey. 1977–78." Preliminary Report No. 2.
U.S. Dept. of Health, Education, and Welfare. 1977. *HEW News*. Nov. 9.
U.S. Senate, Select Committee on Nutrition and Human Needs. 1977. "Dietary goals for the United States," 2nd ed. Washington, D.C.: GPO. P. 41.
"Urinary calcium and dietary protein." 1980. *Nutr. Rev*. 38:9.
Vacha, G. M., et al. 1983. "Favorable effects of l-carnitine treatment on hypertriglyceridemia in hemodialysis patients: decisive role of low levels of high-density lipoprotein-cholesterol." *Am. J. Clin. Nutr.* 38:532–41.
Valette, G., et al. 1984. "Hypocholesterolaemic effect of fenugreek seeds in dogs." *Atherosclerosis*. 50:105–11.
Valkner, K. J., and Bieber, L. L. 1982. "Short-chain acylcarnitines of human blood and urine." *Biochem. Med.* 28:197–203.
Van Hinsbergh, V. W., et al. 1978. "Effect of l-carnitine on the oxidation of leucine and valine by rat skeletal muscle." *Biochem. Med.* 20:115.
Van Itallie, T. B. 1980. "'Morbid'" obesity; a hazardous disorder that resists conservative treatment." *Am. J. Clin. Nutr.* 33:358–63.
Van Itallie, T. B., et al. 1977. "Current concepts in nutrition." *N. Eng. J. Med.* 297:1158–61.
Van Itallie, T. B., et al. 1979. "Appraisal of excess calories as a factor in the causation of disease." *Am. J. Clin. Nutr.* 32:2648–53.
Vary, T. C. and Neely, J. R. 1981. "Characterization of carnitine transport in isolated perfused rat hearts." Abstract. *Fed. Proc. Fed. Am. Soc. Exp. Biol.* 40:1588.
Vary, T. C., et al. 1981. "Control of energy metabolism of heart muscle." *Annu. Rev. Physiol.* 43:419–430.
Van Soest, P. M., and McQueen, R. W. 1973. "The chemistry and estimation of fibre." *Proc. Nutr. Soc.* 32:123.
Walker, A. 1965. "Osteoporosis and calcium deficiency." *Am. J. Clin. Nutr.* 16:327.
Walker, A. R. P., et al. 1948. "Studies in human mineral metabolism. I. The effect of bread rich in phytate phosphorus on the metabolism of certain mineral salts with special reference to calcium." *Biochem. J.* 42:452–62.
Walker, R. 1972. "Calcium retention in the adult human male as affected by protein intake." *J. Nutr.* (102)1297.
Watkins, D. M. 1977. "Aging, nutrition and the continuum of health care." New York Academy of Science. Food and Nutrition in Health and Disease. 300:290–97.
Watt, B. K., et al. 1963. "Composition of foods: raw, processed, prepared," rev. ed. USDA Agriculture Handbook No. 8.
Weisinger, J. R., et al. 1974. "The nephrotic syndrome: a complication of massive obesity." 81:440–47.
Welling, P. G., et al. 1979. "Pharmacokinetics of l-carnitine in man following intravenous infusion of dl-carnitine." *Int. J. Clin. Pharmacol. Biopharm.* 17:56–60.
Weltman, A., et al. 1980. "Caloric restriction and/or mild exercise effects on serum lipids and body composition." *Am. J. Clin. Nutr.* 33:1002–9.
Wentz, A. E. 1964. "Studies on aging in aviation personnel." FAA No. AD456652.
West, K. M., et al. 1966. "Glucose tolerance, nutrition, and diabetes in Uruguay, Venezuela, Malaya, and East Pakistan." *Diabetes*. 15:9–18.
Whitney, E., and Hamilton, E. M. 1979. *Nutrition: Concepts and Controversies*. West Publishing.
Williams, M. H. 1976. *Nutritional Aspects of Human Physical and Athletic Performance*. Springfield, Ill.: Charles C. Thomas. Pp. 44–75.
———. 1983. *Ergogenic Aids in Sport*. Champaign, Ill.: Human Kinetics Publishers. 2:35.
Wilson, P. D. 1973. "Enzyme changes in ageing mammals." *Gerontol*. 19:79–125.
Wilson, P. D., and Franks, L. M. 1975. "The effect of age on mitochondrial ultrastructure." *Gerontol*. 21:81-94.
Winitz, M., et al. 1970. "Studies in metabolic nutrition employing chemically defined diets. I. Extended feeding of normal human adult males." *Am. J. Clin. Nutr.* 23:525–45.

Wolf, G. *Recent research on carnitine, its relation to lipid metabolism*. Cambridge, Mass.: MIT Press. P. 61.
Worthley, L. I. G., et al. 1983. "Carnitine deficiency with hyperbilirubinemia, generalized skeletal muscle weakness and reactive hypoglycemia in a patient on long-term total parenteral nutrition: treatment with intravenous l-carnitine." *J. Parent. Ent. Nutr.* 7:1765–80.
Wotecki, C. E. 1982. "Uses and limits to the use of RDA for diet planning and food selection." Speech delivered to the Food and Nutrition Board, National Research Council, Washington, D.C., December 13.
Wretlind, A. 1982. "Standards for nutritional adequacy of the diet: European and WHO/FAO viewpoints." *Am. J. Clin. Nutr.* 36:366–75.
Wright, R. 1965. "A controlled therapeutic trial of various diets in ulcerative colitis." *Br. Med. J.* 2:138.
Wynder, E. L. 1977. "Nutritional carcinogenesis." New York Academy of Science. *Food and Nutrition in Health and Disease*. 300:360–78.
Yamamura, Y., and Folkers, K. 1980. *Biomedical and Clinical Aspects of Co-enzyme Q*. Vol. 2, I to Y. Amsterdam: Elsevier North-Holland Biomedical Press.
York, C. M., et al. 1983. "Cardiac carnitine deficiency and altered carnitine transport in cardiomyopathic hamsters." *Arch. Biochem. Biophys.* 221:526–33.
Young, J. B., et al. 1977. "Suppression of sympathetic nervous system during fasting." *Science* 196:1473–75.
Zaspel, B. J., et al. 1980. "Transport and metabolism of carnitine precursors in various organs of the rat." *Biochem. Biophys. Acta* 631:192–202.

Stichwortregister

Rezeptübersicht siehe Seite 140f.
Tabellenübersicht siehe Seite 199